［新版］

助産師業務要覧

第4版 2024年版

III アドバンス編

福井トシ子 編
井本　寛子

日本看護協会出版会

はじめに

　日本の少子化は，2019 年末に始まる新型コロナウイルス感染症（COVID-19）の感染拡大，いわゆる「コロナ禍」で加速したといわれ，2022 年の出生数は約 77 万人と，統計開始以来，初めて 80 万人を割り込んだ。

　出生数の減少に伴い，分娩取り扱い施設も年々減少しており，分娩を取り扱う一般病院においては，妊産婦のほかに複数の診療科の患者が産科病棟に入院するという，「混合病棟化」が進んでいる。この状況は，妊産婦へのケアの質を維持することを困難にするほか，助産師が活動する地域や医療施設の偏在化を加速させている。また，助産師の助産実践能力の維持・向上への影響も懸念されている。

　妊産婦・乳幼児を取り巻く環境も，大きく変化している。たとえば，晩婚化・晩産化，地域でのつながりの希薄化などが背景となり，子育てにおいて周囲の支援が得られず，孤立や不安感の増大から，メンタルヘルスの不調を抱える妊産婦も多い。その対応が，社会的課題となっている。

　そうした状況の中，第 8 次医療計画の策定に向けた検討が行われ，その検討に基づいた周産期医療の提供が 2024 年度より開始する。

　第 8 次医療計画では，「目指すべき方向」として，「母子に配慮した周産期医療の提供が可能な体制」が明記された。分娩を取り扱う医療機関は，母子の心身の安定・安全の確保等を図る観点から，産科区域の特定や，安全な無痛（麻酔）分娩の実施などの対応を講ずることが望ましいとして，当該医療機関の実情を踏まえた適切な対応を推進することが記された。なお，「産科区域の特定」には，院内助産・助産師外来や，医療機関における産後ケア事業の実施，母子保健や福祉に関連する事業と連携する機能を包括的に実施する機能を備えた病棟の概念が含まれる（厚生労働省医政局地域医療計画課長通知，令和 5 年 3 月 31 日　医政地発 0331 第 14 号）。

　また，2023 年 3 月に閣議決定された，成育医療等の提供に関する施策の総合的な推進に関する基本的な方針（成育医療等基本方針）の改定においても，産科区域の特定が盛り込まれた。

　さらに，「女性活躍・男女共同参画の重点方針 2023」には，女性の健康に関する理解の増進等を図る方策として，助産師等の活用を進めることが示された。

以上のことから，現代の助産師には，周産期を核とした「マタニティケア」のみならず，女性の生涯を見すえた「ウィメンズヘルスケア」を提供することが求められていると示唆される。

本書『助産師業務要覧』は，助産師業務を実施する上で必要となる法律とその解釈をまとめたものとして，1970年に発刊された。以降，巻構成などを変えながら改訂・増刷を重ね，助産教育・実践・研究の現場にある皆様のご支持を頂戴してきた。

2017年刊行の「第3版」からは，主に助産学生を対象とするⅠ巻〔基礎編〕，助産実践者を対象とするⅡ巻〔実践編〕に加え，中堅・管理者的立場や開業助産師，「アドバンス助産師」を主な読者対象とするⅢ巻〔アドバンス編〕を設け，3巻構成とした。

今回の改訂「第4版」では，収載内容とともに構成から見直しを図り，「第3版」も踏襲しつつ，近年の動向を加えた。なお，Ⅲ巻については，2025年度以降の「助産実践能力習熟段階（CLoCMiP®）レベルⅢ認証制度」の必読本として活用するため，より高度な助産実践の展開に必要なマネジメントや政策の視点を加えている。

また，各巻の中心的な読者層を想定しつつも，全巻を通覧することにより，基本的な知識から具体的な実践内容，そして実践の応用や政策の視点までを理解できるように再構成した。たとえば，本改訂で新たに記載したテーマ，「助産政策」に関しては，概論をⅠ巻〔基礎編〕に，各論をⅢ巻〔アドバンス編〕に分けて収載している。ぜひ，各巻別々にではなく，〔基礎編〕から〔アドバンス編〕まで，通して活用していただきたい。

妊産婦へ切れ目ない支援を提供するための医療・保健・福祉における新たな体制整備は，「待ったなし」の状況である。母子保健，医療・福祉政策が大きく動いていく時機にあって，本書が，助産学生，助産師諸姉に活用され，教育と臨床，研究，政策が一体となってケア環境を整え，母子保健がそのあるべき姿に向かうことを期待している。

2023年9月

編者　**福井トシ子**

井本　寛子

執筆者一覧

編者

福井トシ子	国際医療福祉大学大学院教授・副学院長／前日本看護協会会長
井本　寛子	日本看護協会常任理事

執筆者（執筆順）

福井トシ子	国際医療福祉大学大学院教授・副学院長／前日本看護協会会長
井本　寛子	日本看護協会常任理事
前中　隆秀	厚生労働省医政局地域医療計画課災害等緊急時医療・周産期医療等対策室小児・周産期医療専門官
宮川祐三子	大阪母子医療センター看護部長
岡田　十三	千船病院産婦人科主任部長兼地域周産期母子医療センター長
喜多村道代	中国中央病院看護部長
市川　香織	東京情報大学教授
北岡　　朋	大森赤十字病院看護部／元日本看護協会健康政策部助産師課
松田　咲野	前日本赤十字社医療センター／元日本看護協会健康政策部助産師課
吉川久美子	日本看護協会常任理事
堀内　成子	聖路加国際大学学長／日本助産評価機構理事長
山西　雅子	日本看護協会認定部部長
中根　直子	前日本赤十字社医療センター看護副部長・周産母子・小児センター副センター長
馬目　裕子	日本赤十字社医療センター看護副部長・周産母子・小児センター副センター長
脇本　寛子	名古屋市立大学大学院教授
片岡弥恵子	聖路加国際大学大学院教授
関　　正節	高知医療センター病棟管理看護部長
奥村　元子	日本看護協会労働政策部
唐沢　　泉	岐阜医療科学大学可児キャンパス教授
黒川寿美江	聖路加国際病院ナースマネジャー
佐藤　拓代	母子保健推進会議会長
井村　真澄	日本赤十字看護大学大学院教授
佐山　理絵	上智大学准教授
数間　恵子	前東京大学大学院教授

（2023 年 9 月現在）

目 次

第**3**章 **労務管理**

第**4**章 **助産師に関連する法律・制度・政策の変遷**

第**5**章 **助産政策の実際**

―――――――――――――――――――――― **他巻内容** ――――――――――――――――――――――

Ⅰ巻：基礎編

● 主な読者対象：助産学生

● 助産業務の根拠となる関連法規・文書に基づき，基本的事項を解説

<table>
<tr><td>第1章　助産師とは</td><td>第5章　活動場所の特性と業務</td></tr>
<tr><td>第2章　助産師の教育</td><td>第6章　助産政策</td></tr>
<tr><td>第3章　助産師と倫理</td><td>資料</td></tr>
<tr><td>第4章　助産師の業務と義務</td><td></td></tr>
</table>

Ⅱ巻：実践編

● 主な読者対象：臨床助産師

●「助産師のコア・コンピテンシー」を構成する 4 つの能力を軸に，女性のライフステージ全般を見すえた助産実践に重点を置いて解説

<table>
<tr><td>第1章　助産実践に必須のコンピテンシー</td><td>第5章　専門的自律能力</td></tr>
<tr><td>第2章　倫理的感応力</td><td>第6章　ハイリスク母子への支援</td></tr>
<tr><td>第3章　マタニティケア能力</td><td>第7章　助産師に必要な知識と技術</td></tr>
<tr><td>第4章　ウィメンズヘルスケア能力</td><td>資料</td></tr>
</table>

「アドバンス助産師」の役割

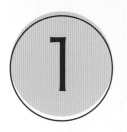

「アドバンス助産師」に期待されること

1 日本の助産師に求められる必須の能力

　日本の出生数は，これまでに類を見ない速さで減少している。また，分娩取り扱い施設は年々減少している。これらのことは，助産師の地域や医療施設における偏在化を加速させ，助産師の実践能力の獲得やそのレベルに影響を及ぼすことが懸念されている。

　長らくローリスク妊産婦を対象としてきた助産師であるが，ハイリスク妊産婦も対象に含め，産科医師との協働のもとにケアを充実させていくことが求められている。出生数は減少しているものの，助産師のケアを必要としている妊産婦や母子，その家族が減少しているわけではない。むしろ，増加しているといっても過言ではない。

　助産師は，就業場所にかかわらず，母子のケアならびに女性の生涯における性と生殖に関わる健康相談や教育活動を通して，家族や地域社会に広く貢献する専門職である。そのため，医療機関においてはもとより，地域で生活している女性にもケアが届けられる能力を獲得し，保持する必要がある。

　そして，日本の助産師は，日本助産師会の「助産師の声明」に基づいて行動する専門職である。

　「助産師の声明」に示される「助産師のコア・コンピテンシー」は，日本の助産師に求められる必須の実践能力で，〈倫理的感応力〉〈マタニティケア能力〉〈ウィメンズヘルスケア能力〉〈専門的自律能力〉という4つの要素から構成される。助産師の実践能力としてこれらの構成要素が必要な理由は，同じく「助産師の声明」に示される「助産師の理念」である，〈生命の尊重〉〈自然性の尊重〉〈智の尊重〉に根拠がある。そしてその具体的内容は，「助産師の声明」の「助産師の倫理綱領」および「助産師の役割・責務」に示された実践内容を反映する。

2 さらに強化された助産実践能力を持つ「アドバンス助産師」

　助産師の多くは病院や診療所に所属し，求められる役割は，各施設の周産期医療機能に応じている。そのため，助産実践能力の習熟過程も異なっ

ている。このような現状において，日本で標準化した助産実践能力を示す，日本看護協会開発の助産実践能力習熟段階（クリニカルラダー；Clinical Ladder of Competencies for Midwifery Practice, CLoCMiP®）は，日本の助産師が習熟すべき実践能力が記された「地図」である。地域で生活する妊産婦とその家族に切れ目ない支援をするには，標準化した助産ケアを提供するための育成と支援が必要である。

　日本の出産環境が激変している状況などを踏まえ，「助産師のコア・コンピテンシー」を主軸にしたこの CLoCMiP® が 2012 年に公表され，CLoCMiP® のレベルⅢに到達していることを評価する助産実践能力認証制度が 2015 年より運用されている。そして本制度に基づき認証を受けた助産師が「アドバンス助産師」である。本制度の意義は，助産師が自身の実践能力を評価し，次の目標設定につなぐことができる点にある。また，社会からの役割期待に応えるべく，助産師自らが主体的に学べる環境の醸成にもつながる。認証に向けて助産師は，自施設の教育理念，役割や機能を踏まえつつ，ポートフォリオを作成し，組織と助産師の双方でこれを共有することで，さらに学びの環境が整備されることが期待される。

　そのためには，助産師と組織の双方が，助産師のキャリアパスを描き，CLoCMiP® を参考に，それを実践能力向上につなぐ必要がある。助産師の実践能力向上を支える仕組みが整備されることで，助産師へのさらなるエンカレッジにつながるのである。そして，このことは，キャリア発達の道筋となり，一人一人の助産師自身のキャリア開発の動機づけとなる。

　また，本認証制度は 5 年ごとの更新制であるため，知識・技術をブラッシュアップし続けることを求められる。これにより，個々の助産師の実践能力の向上はもちろん，中・長期的には助産師全体の質が向上していくことが期待できる。助産師に期待される役割を果たすために，さらに強化された実践能力を持つ助産師が，「アドバンス助産師」であるといえよう。

　加えて，一定水準に達した助産師の能力を第三者機関が保証するという本認証制度の仕組みは，妊産婦やその家族，そして社会に対する職能集団としての責務を果たすことになる。助産師とは，いかなる能力を持ち，社会に対してどのような役割を果たす専門職であるのか。それを社会に表明していくことにつながっている。妊産婦や子どもに提供するケアの質に責任を持つべき組織の管理者にとっても，本認証制度は重要な視点を提供する。

3　「アドバンス助産師」に寄せられている期待

　「アドバンス助産師」は，「助産師のコア・コンピテンシー」のすべてについて体系的に学び，妊産婦や子育て期にある母子のケアを行えることを保証されている存在である。

「アドバンス助産師」は，前述のように 2015 年から認証が開始され，2017 年には医療計画における周産期医療の人材確保の指標，2018 年度の診療報酬改定で新設された「乳腺炎重症化予防・ケア指導料」の算定の要件にも明記された。

　さらに，2020 年度の診療報酬改定で，総合入院体制加算の要件項目に院内助産や助産師外来が入っている。院内助産・助産師外来で自律的にケアができるのは CLoCMiP® のレベルⅢに該当する能力を持つと認められた者，つまり，「アドバンス助産師」である。

　出産環境や子育て環境に対する課題が山積している中，2018 年に，成育過程にある者及びその保護者並びに妊産婦に対し必要な成育医療等を切れ目なく提供するための施策の総合的な推進に関する法律（成育基本法）が制定され，2021 年には母子保健法の一部改正により産後ケア事業が法制化された。また，働き方改革などによって，特に院内助産・助産師外来を開設して妊産婦のケアを充実させることや，産後ケア実施の主体となることなど，助産師が担うべき役割は，広がっている。

　「アドバンス助産師」は，「助産師のコア・コンピテンシー」に基づく系統的な学びと培ってきた実践力をもとに，助産ケアを提供する。また，ケアの質の水準を高めるために学習を継続し，実践能力を高め続ける。

　しかし，いくら学んでも，「これでよい」というところはない。外部環境は変化し続けており，妊産婦を取り巻く環境も子育て環境も変化している。加えて，少子超高齢社会が妊産婦や子育ての環境に及ぼす影響は計り知れない。このような環境の変化に，事が起きてからではなく，先んじた対応を行う。そのためにも，「アドバンス助産師」は，学び続けるのである。

4 「アドバンス助産師」はケア体制を整備し，専門性を発揮する

　ケアの質を向上させるには，体制を整備することが求められる。

　たとえば，産科混合病棟の問題を解決するために，分娩取り扱い施設としての理念を定め，母子のケア環境を整備する。また，すべての妊産婦や子育て中の母子に助産師のケアを提供する場としての院内助産や助産師外来を開設し，実践する。

　また，分娩取り扱い施設が減少していることから，妊産婦へのケア環境を整えるために，医療圏を超えていても，開業助産師と連携する，あるいは，妊婦相談の場を開拓したり，自宅を訪問したりするなどして，妊婦に寄り添い，ケアを提供するシステムを開発し，実装する。分娩取り扱い施設が生活圏にない場合は，分娩取り扱い施設の「アドバンス助産師」と連携するシステムを作り，体制を整える。

これらのために,「アドバンス助産師」は,組織を動かしていく上で必要な組織論(本章の2を参照)を理解しておきたい。そうすることで,必要なケア環境を実装することができるのである。

　分娩後の母子には,産後ケアが受けられる体制を整備し,他の産後ケア施設を利用する母子の場合は,ケアが継続できるようにその施設との連携体制を整える。そして,体制を整えるとともに,助産のケアプロセスを強化する。

　しかし,体制を整えても,ケアを提供する助産師の質が求められるレベルに届いていなければ,対象の不利益になる可能性がある。そこで,ケアの質を上げるために,助産師の教育環境を整えることに尽力する。助産学生はもとより,後輩にも積極的に指導し,「アドバンス助産師」認証取得のための支援を行う。そして自らは,勤務する場所を超え,ケア提供の場を変え,交流しながらケア実践能力を積み上げていく。あるいは,あらゆるライフステージにある女性の健康相談や性教育に主体的に関与し,ウィメンズヘルスケアを実施する。

　また,ケア環境を整えるために取り組んだことや,ケアの提供によって妊産婦の状態に変化をもたらした事例は,学会などで発表し,成果を共有する。

　そして,さまざまな取り組みを行っても改善ができないことに対応するために,法律を変える必要がある場合や,新たな政策が必要な場合は,量的・質的データをもとに政策提言活動を行う。さらに,職能団体に所属するのみならず,職能団体の役割遂行に参加し,妊産婦の置かれている環境や子育て環境を改善していくことに注力する。そして,助産師自身の置かれている状況,すなわち教育環境,職場環境,給与水準などの処遇に対する働きかけなどに参画する。

　また,助産師としての能力を発揮するための活動を行う。たとえば,「助産師のコア・コンピテンシー」の一つ,〈専門的自律能力〉に関連するが,医療機関に勤務する助産師,あるいは開業して地域で活躍する助産師と,それぞれの置かれている状況がどのようなものであれ,自らの働き方は,自らが提案していくことが重要である。「アドバンス助産師」であることの意味や意義を考え,自分の言葉で,「アドバンス助産師」であることを説明したい。

　本III巻〔アドバンス編〕は,「アドバンス助産師」に求められる役割を発揮するために必要な,「ケア環境を創ること」や「助産ケアをマネジメントすること」,そして,助産政策に関する理解を深めるために押さえておきたい要素で構成されている。「アドバンス助産師」に求められる役割を遂行しようとするとき,本書が役立つ。初学者には難しい箇所もあるかもしれないが,本書を読み込んで,実践に活かしていただきたい。

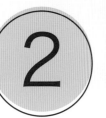

組織の中で助産師が役割発揮するために

1 助産師が組織論を理解する意義

厚生労働省の衛生行政報告例（就業医療関係者）の概況によると，2020年末現在の全国の就業助産師は 37,940 人である。就業場所別に見ると，就業者数の多い順に，病院，診療所，助産所，看護師等学校養成所または研究機関，市区町村，保健所となっており，助産師のほとんどが組織に所属していることがわかる。

つまり，われわれ助産師は，大部分が組織に属して専門性を発揮している。そのため，その成員である助産師一人一人が「組織」の構造や仕組みについて理解していることは必須なのである。

たとえば，助産師が助産ケアの質を向上するために院内助産・助産師外来の一部を変更したいと考えたとしよう。組織論を理解している助産師は，改革を効率的に実行するために，組織構造を念頭に置いて誰から交渉を始めていけばよいかを考え，行動をすることができる。これにより非効率的な活動を最小限にするとともに，組織全体に理解を進めながら改革を行うことにつながる。そのほかにも，本章の 1 で示されたように，助産領域の機能を充実させるために組織外へ活動を広げたいと考えた場合，組織論を理解していれば，協働する関係機関がどのような分業をしているのか，ライン組織を持つ（後述）のかを事前に確認しておくことで，適正部署に交渉を進めることができる。

以上のように，組織論を理解して改革を行うことは，結果として適切な工程管理につながり，改革の原動力となった独創的な技術やアイディアが保たれ，創造的マネジメントを成功させることができるのである。

2 周産期医療体制整備と組織論

周産期医療体制は，1996 年以降，全国規模でその整備が進められてきた。近年の報告では，周産期母子医療センターは，各都道府県に整備され，総合周産期母子医療センターが 112 施設，地域周産期母子医療センターが 295 施設（2023 年）となっている。一方，分娩取り扱い施設数は，年々減少しており，出生人口で見ると，52.9％が病院，46.4％が診療所，0.5％が助産所である（2021 年）。

つまり，現在の周産期医療体制における助産サービスの提供に当たっては，他施設との連携が必須であるため，助産師は自分が所属する組織のみならず，周産期医療体制の変遷や全体構造を理解して，自分の所属する組織の助産サービスの位置づけを理解し，運営する必要がある。

　さらには，病院という組織においては，看護師と比較して助産師は非常に人数が少ないという実情がある。そのため，助産サービスに特化したマネジメントについては，看護管理者のみならず，助産師一人一人が担っていく必要がある。

　本巻〔アドバンス編〕は，これらの内容について，助産業務の特性を加味しながら編集されている。助産師一人一人が本巻の内容を熟知しながら，助産サービスを展開することを期待する。

3 ｜「組織」の構造と仕組み

1）組織の成立と存続

　「組織」という概念については，諸説あるが，「一定の共通目標を達成するために，成員間の役割や機能が分化・統合されている集団」と定義できよう。

　組織が維持されるには，その成立と存続が必要不可欠である。バーナード[1]によれば，組織の成立には，相互にコミュニケーションをとることができ，協働意思を持ち，共通目的を達成する意思を有する人々の存在が必要である。すなわち，「コミュニケーション」「協働意思」「共通目的」が組織成立の基本的な要素となるとしている。さらに，組織が存続するには，構成員がその組織のために提供する「貢献」と，組織がその貢献に対して提供する「誘因」の均衡を保たなければならないと提唱している。

　たとえば，周産期医療体制の中での産科医師と助産師を思い浮かべてみてほしい。われわれ周産期医療チームは，対象者である妊産婦が妊娠から出産・育児までを安全・安心に経過してほしいという「共通目的」を有している。そして，その目的を達成するために，それぞれの役割を遂行し協働するという「協働意思」を持ち，協働するために，「コミュニケーション」をとっている。そして，この場合の「貢献」は，対象者へ適切なケアを行うことで，両者にとって職務満足につながるというような非物理的「誘因」と，給与など物理的「誘因」の双方を得ることができる。

2）組 織 理 念

　組織理念とは，その組織の持つ価値観を表明したものである。

　組織の価値をすべての職員で共有することは，各医療施設の社会的役割や自己に与えられている業務の意味を理解することになる。その結果，1つの目的に組織全体が向かうことにつながり，社会的使命を実感できる。

1

表 1-1　組織理念

種類	表現しているもの
ミッション	組織の存在目的や社会的使命
ビジョン	組織の目指す姿や願望
バリュー	組織活動の価値観

　公益財団法人日本医療機能評価機構の実施している「病院機能評価」（第2章の2を参照）においても，病院組織の運営の第1項で，「理念および基本方針が明文化されている」を評価指標としている。解説集[2)]には，「理念は病院の設立趣旨，運営上の信念，基本精神を表現したもので基本方針は理念を達成実現するために守るべき重要事項である」とある。

　また，明文化したものは，組織に属する成員としての職員のみならず，地域住民にも周知する必要がある。そのためには，理念がわかりやすい表現で記述される必要があると記されている。しかし，病院機能においては，疾患を有する患者を対象とすることが多いことから，組織理念が妊産婦にふさわしくない表現となっている施設もある。先に述べたように，組織理念や基本方針は，組織にとって向かうべき道しるべとなるため，周産期医療施設においては，妊産婦への医療提供も念頭に置いた理念となるよう検討し，提言する必要がある。

　なお，組織理念は，その表現方法により，ミッション，ビジョン，バリューの3種類に分けられる（表 1-1）。

3）組織の構造
（1）分業と調整

　組織理念や目標に到達するためには，多くの成員（メンバー）が集合し，協働作業を行う。たとえば，病院も，「分業と調整という手段を用いて体系化された協働のシステム」ととらえることができる。分業とは，広範で複雑な仕事を，より小さな集団あるいは個人の手に負える範囲に設定し，それぞれがその仕事をこなすことで統合を図ろうとするものである。しかし，個人がバラバラなことをしていてはまとまらないので，成員同士が良好なコミュニケーションをとり，これを調整する。病院の分業の特徴として，多くの業務独占資格によって分業が固定されていることがある。

　われわれ助産師がよく経験する分業の一例としては，「チームナーシング」があげられる。この機能を活用することで，個人だけでは発揮しえない集団の能力で，対象者にケアを提供することができる。具体的には，1人の助産師が24時間にわたり継続的ケアを提供することは，看護職の勤務体制が交代制であるという特徴から難しい。しかし，何人かのチームで継続ケアを提供することは可能である。また，チームナーシングにおいては，助産師一人一人の能力や専門性が異なることで個人の能力の限界を超

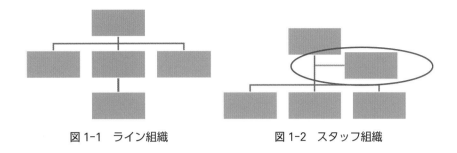

図 1-1　ライン組織　　　　　　　　　図 1-2　スタッフ組織

えたケアの提供が可能になる。

(2) ライン職能とスタッフ職能

　ライン職能とは，組織の目的を達成するために直接責任を負う職能であり，スタッフ職能とは，ライン職能を補佐したり，支援したり，促進したりする職能である。

　ライン組織（図 1-1）とは，トップの指揮命令によって動く組織である。その一例として，病院の看護部門の一般的な組織図をもとに考えてみる。看護部門の指揮命令は，看護部長 → 看護師長 → 副看護師長といったような流れで指示が降りていく組織構造を呈している。これらの組織では，ピラミッド型の組織図になることが特徴で，トップに権限が集中するという特徴がある。

　一方，スタッフ組織（図 1-2）とは，組織の目的を果たすために必要となる職能の専門性を活かした組織である。2 人以上の上位者から命令を受けることが多く，メリットとしては，専門性を活かした運営が可能となり，情報伝達や共有が容易になって，管理者の管理負担の軽減と管理者の養成が容易になることがあげられる。デメリットとしては，複数の命令を受けることで混乱が生じやすいことがある。

　これらの特徴を加味して，多くの病院組織では，両者の長所を併せ持つライン＆スタッフ組織の形態をとり，専門化を妨げないように配慮している。たとえば，院内助産・助産師外来を，産科に関連したいくつかのユニットに所属する人材で運営するような場合には，所属するユニットのライン職能としての指揮命令と，院内助産・助産師外来に関するスタッフ職能としての専門性の両側面を担いながら職務に従事することになる。

(3) 権　　　限

　組織の規模が大きくなると，業務の一部の決定を下位に委ねて，迅速な決定を行う。このことを「権限の委譲」という。下位者の意思決定の自由裁量を認めることを分権化（decentralization）と呼び，逆に，下位に委譲せず権限を上位に集中することを集権化（centralization）と呼ぶ。組織では，業務はこの分権化と集権化の組み合わせで運営されている。

助産業務においては，先に述べたように，ライン職能として指揮命令を受けて行動する側面と，スタッフ職能として専門性を活かして行動する側面が混在する。そのため，組織で決定された助産業務の内容に合わせて立場を意識することで，指揮命令系や権限を区別して業務を行うことが必要になる。

4）医療安全管理者に見る組織構造の理解

（1）医療安全管理者とスタッフ職能

前述したライン組織とスタッフ組織は，医療施設ではよく活用されている組織構造である。

スタッフ組織における代表的なスタッフ職能に，医療安全管理者がある。組織における医療安全管理については，2007年4月1日，医療法の一部改正によって医療機関に対する医療安全対策が条文化され，義務化された。これに加えて，医療安全管理者の配置については，診療報酬上で評価されている。

医療安全管理者の業務指針によれば，医療機関における医療安全管理者の位置づけとして，各医療機関の管理者から安全管理のために必要な権限の委譲と，人材，予算およびインフラなど必要な資源を付与されて，管理者の指示に基づいて，その業務を行う者と定義されている。つまり，医療安全管理者は，病院管理者から権限を委譲され，病院管理者の直接の指揮命令下で部門を問わず組織横断的に活動している。

したがって，職種，部門に関係なく，医療安全管理者は，医療機関の管理者から委譲された権限に基づいて，安全管理に関する医療機関内の体制の構築に参画し，委員会などの各種活動の円滑な運営を支援する。また，医療安全に関する職員への教育・研修，情報の収集と分析，対策の立案，事故発生時の初動対応，再発防止策立案，発生予防および発生した事故の影響拡大の防止などに努める。そして，これらを通し，安全管理体制を組織内に根づかせ，機能させることで，医療機関における安全文化の醸成を促進するのである。

（2）医療安全と助産管理

助産業務における医療安全の特徴として，① 母子双方の生命に関わる，② 正常と思われる経過でも，一転して緊急事態に移行する場合がある，③「母子ともに安全に出産できて当たり前」という認識が対象者にある，④ 医師だけではなく助産師が医療行為の一部を担う，がある。

われわれ助産師は，この特徴を踏まえて施設の管理者や医療安全管理者に情報を伝達したり，安全対策，再発防止対策を提言したりしていく必要がある。

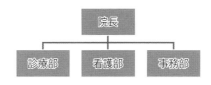

図 1-3　職能別組織

5）病院組織の特徴と組織図

　病院の基本構造は，ウェーバー[3]の提唱する官僚制組織である。

　病院組織の特徴として，働く医療専門職者は国家資格を必要とする助産師，看護師，医師，薬剤師など多岐にわたり，その活動は 24 時間維持され続けるということがあげられる。また，その活動を維持し続けるために看護部職員数が多いという特徴も有する。

　ほかにも，病院で働く職員が一般企業の場合と異なる点として，医師や看護師など，配置人数の基準が医療法などによって定められていること，多くの職種について，法律に基づいた資格ごとの業務範囲が定められているということがあげられる。

　そのため，職員への指揮命令系統や職務責任の所在を表すものである組織図においても，企業の場合との違いが見られる。具体的には，医療資格ごとの機能別構成を基本とする医療専門職者の部門と事務職者の部門の 2 つの指揮命令系統を持ち，上から下へ裾広がりとなる階層性の組織構造的特性を持つことによって，多くの職員を統括している。

　看護部組織は，他の部門のように上から下への職員の職階による指揮命令系統が示されているだけではなく，病棟，外来，手術部など，患者への医療活動が行われる場と一組になって示されていることも，特徴の一つである。

　以上から，多くの医療施設の組織構造は，職能別組織（図 1-3）となっている。職能別組織とは，職能によって区別された部門を下位組織に置きながら，それぞれの職能領域ごとに責任を持つ形態をいう。

　助産師は，専門領域を有する資格者として活動の場を広く持つが，現在では多くが看護部の成員に位置づけられていることから，組織活動においては指揮命令系統や，活動の場としての広がりに合わせて，関連する各部署の看護管理者，医師や薬剤師，臨床心理士，ケースワーカーなど，他職種にコンセンサスを得る必要がある。

4 | 組織変革

　医療を取り巻く環境が変化する中，その変化に応じた組織変革が必要である。周産期医療体制を見ても，分娩の集約化，分娩施設の閉鎖や縮小など，ここ四半世紀での変化は著しい。組織は，常に環境の変化を先取りし

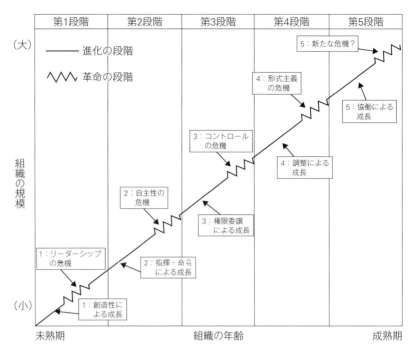

図1-4　グレイナーの組織の成長モデル：進化の段階と革命の段階
（文献[5]，p.2 より）

て戦略を立てる必要がある。戦略を立てるためには，組織の発達段階や変革のプロセスを理解しておく必要がある。

　組織の成長については，グレイナーの組織の成長モデルがある（図1-4）。この理論によれば，組織の成長には5段階があり，1つのステージから次のステージに上がる際には必ず「革命」の危機が訪れ，その革命の危機をうまく乗り越えられれば次のステージに進め，失敗すれば成長がストップするという。そして，この革命の危機の際には変革が求められる[4]。

　広く知られている変革理論の一つに，社会心理学者・レビンの変革プロセスがある。レビンは，変革過程には，下記3段階のプロセスがあるとしている。

　① 解凍：変革に対する抵抗を弱め，変革の準備を整える。

　② 移動（変化）：望むべき新しい水準に変化する。

　③ （再）凍結：変化に向けて移動が行われた後に新しい水準を維持する。

　われわれ助産師が所属する組織は，その多くが成熟期に近い。しかし，一般的には，組織が成熟化すると，環境の変化に対応する能力や，組織能力が低下するといわれ，組織に要請される俊敏性が低下することから，衰退傾向に陥りやすいことが知られている。実際，病院の閉鎖や分娩取り扱いの中止など，かつては予想もしなかった事態に遭遇した助産師もいるだろう。われわれ助産師は，職能としては各施設に少人数であるがゆえに，環境の変化を敏感に察知し，組織のあり方に危機感を持ちながら専門性を発揮する必要があるのだ。

引用・参考文献

1) Barnard, C. I.(1938)：The Functions of Executive, Cambridge, MA, Harvard University Press；山本安次郎, 他訳（1968）：新訳 経営者の役割, ダイヤモンド社.
2) 日本医療機能評価機構：病院機能評価機能種別版評価項目解説集.
3) ウェーバー, マックス（阿閉吉男, 他訳）（1987）：官僚制, 恒星社厚生閣.
4) Greiner, I. E.(1972)：Evolution and revolution as organizations grow. *Harvard Business Review*, 50（4）：37-46.
5) 笠原英一（2005）：企業の成長ステージ別経営支援体制をどのように構築・強化していくか. APRIM マネジメントレビュー, vol. 1：1-7.
6) 我部山キヨ子, 毛利多恵子編（2016）：助産学講座 10（助産管理）, 第 5 版, 医学書院.
7) 井部俊子監修, 勝原裕美子編（2023）：看護管理学習テキスト第 3 版 2023 年版第 4 巻（組織管理論）, 日本看護協会出版会.
8) 蒲生智哉（2012）：チームを動かすコンサルテーション. *JIM*, 22（3）.
9) 菅原浩幸（2015）：病院における組織開発のススメ. 病院管理学会誌, 52（2）：1.
10) 久米和興, 久米龍子, 村川由加里（2010）：病院看護部の組織構造の特徴に関する一考察. *Yamagata Journal of Health Sciences*, 13.

1

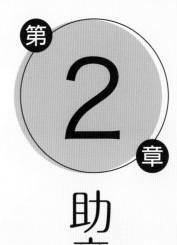

助産サービスのマネジメント

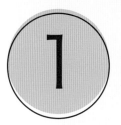

助産サービスの提供体制

1 周産期医療体制の現状

1) 周産期医療体制の整備と都道府県の医療計画

　日本の医療体制は，医療法に基づいて整備される仕組みであり，特に，1985（昭和60）年の医療法改正で導入された「医療計画制度」では，都道府県ごとに医療機関の適正な配置や医療資源の効率的な活用，病院の機能分化などを図るため，二次医療圏の設定や病床数，病院や救急医療体制の整備についての現状と方針が医療計画に記載されている。

　都道府県では，2024（令和6）年度に開始する第8次医療計画に向け，医療法（昭和23年法律第205号）の規定に基づき，現行の第7次医療計画で策定した5疾病（がん，脳卒中，心筋梗塞等の心血管疾患，糖尿病，精神疾患）・5事業（救急医療，災害時における医療，へき地の医療，周産期医療および小児医療（小児救急医療を含む），居宅等における医療）に加え，6事業目として今回追加された新興感染症発生・まん延時における医療について，医療連携体制に関する事項等を記載した医療計画を策定している（表2-1，2-2）。

　周産期医療体制は，充実した周産期医療への需要に対応するため，都道府県において，地域の実情に応じ，保健・医療関係機関や団体の合意に基づき，その基本的方向を定めた上で，周産期に係る保健・医療の総合的なサービスを提供するものとして整備される必要がある。したがって，厚生労働省において周産期医療対策事業の充実を図るとともに，都道府県において医療関係者等の協力のもと，限られた資源を有効に活かしつつ，将来を見すえた周産期医療体制の整備を図ることが求められる。

2) 周産期医療提供体制の整備における近年の動向

① 周産期母子医療センター等の設置

　周産期医療については，人的・物的資源を充実し，高度な医療を適切に供給する体制を整備するため，各都道府県において，総合周産期母子医療センター，地域周産期母子医療センターおよび搬送体制等に関する周産期医療体制の整備が進められている。

　総合周産期母子医療センターは，原則，三次医療圏に1か所整備されている。常時の母体および新生児搬送受け入れ体制を有し，合併症妊娠（重

表 2-1　医療計画に係る医療法の改正の主な経緯

改正年	改正の趣旨など	主な改正内容など
1948 年 医療法制定	終戦後，医療機関の量的整備が急務とされる中で，医療水準の確保を図るため，病院の施設基準等を整備。	○病院の施設基準を創設
1985 年 第 1 次改正	医療施設の量的整備が全国的にほぼ達成されたことに伴い，医療資源の地域偏在の是正と医療施設の連携の推進を目指したもの。	○医療計画制度の導入 ・二次医療圏ごとに必要病床数を設定
1992 年 第 2 次改正	人口の高齢化等に対応し，患者の症状に応じた適切な医療を効率的に提供するための医療施設機能の体系化，患者サービスの向上を図るための患者に対する必要な情報の提供等を行ったもの。	○特定機能病院の制度化 ○療養型病床群の制度化
1997 年 第 3 次改正	要介護者の増大等に対し，介護体制の整備，日常生活圏における医療需要に対する医療提供，患者の立場に立った情報提供体制，医療機関の役割分担の明確化および連携の促進等を行ったもの。	○診療所への療養型病床群の設置 ○地域医療支援病院制度の創設 ○医療計画制度の充実 ・二次医療圏ごとに地域医療支援病院，療養型病床群の整備目標，医療関係施設間の機能分担，業務連携を記載
2000 年 第 4 次改正	高齢化の進展等に伴う疾病構造の変化等を踏まえ，良質な医療を効率的に提供する体制を確立するため，入院医療を提供する体制の整備等を行ったもの。	○療養病床，一般病床の創設 ○医療計画制度の見直し ・基準病床数へ名称を変更
2006 年 第 5 次改正	質の高い医療サービスが適切に受けられる体制を構築するため，医療に関する情報提供の推進，医療計画制度の見直し等を通じた医療機能の分化・連携の推進，地域や診療科による医師不足問題への対応等を行ったもの。	○都道府県の医療対策協議会制度化 ○医療計画制度の見直し ・4 疾病・5 事業の具体的な医療連携体制を位置づけ
2011 年	「社会保障・税一体改革大綱」に基づき，急性期をはじめとする医療機能の強化，病院・病床機能の役割分担・連携の推進，在宅医療の充実等を内容とする医療サービス提供体制の制度改革に取り組むとしたもの。	○疾病・事業ごとの PDCA サイクル ○在宅医療の医療連携体制に求められる機能の明示 ○精神疾患を追加し，5 疾病に
2014 年 第 6 次改正	社会保障と税の一体改革として，効率的かつ質の高い医療提供体制を構築するとともに，地域包括ケアシステムを構築することを通じ，地域における医療および介護の総合的な確保を推進するため，所要の整備等を行うとしたもの。	○病床機能報告制度の創設 ○地域医療構想の策定 ○地域医療介護総合確保基金の創設 ○地域医療構想調整会議の設置
2017 年 第 8 次改正	医療機関相互間の機能の分担および業務の連携を推進，また，医療法人の経営の透明性の確保およびガバナンスの強化を図るもの。	○地域医療連携推進法人制度創設 ○医療法人制度の見直し
2024 年 第 9 次改正	良質かつ適切な医療を効率的に提供する体制の確保を推進する観点から，医師の働き方改革，各医療関係職種の専門性の活用，地域の実情に応じた医療提供体制の確保を進めるため，長時間労働の医師に対し医療機関が講ずべき健康確保措置等の整備や，地域医療構想の実現に向けた医療機関の取り組みに対する支援の強化等の措置を講ずる。	○医師の働き方改革 ○コロナ禍の経験から，新興感染症発生・まん延時における医療を追加し，6 事業に ○外来機能報告制度の創設

（厚生労働省医政局地域医療計画課作成）

症妊娠高血圧症候群，切迫早産など），胎児・新生児異常（超低出生体重児，先天異常児など）といった母体または児におけるリスクの高い妊娠に対する医療，高度な新生児医療等の周産期医療が行えるとともに，必要に応じて当該施設の関係診療科や他の施設と連携し，脳血管疾患，心疾患，敗血症，外傷などを有する母体に対応することができる医療施設として，都道府県の認定を受けたものである（2023 年 4 月時点で 112 施設指定）。

　地域周産期母子医療センターは，総合周産期母子医療センター 1 か所に対して数か所の割合で整備するものとし，1 つまたは複数の二次医療圏に

表 2-2　周産期医療体制整備の流れ

年度	医療計画	母子保健（雇児局）	周産期（医政局）	都道府県の周産期医療体制
2005 年度		「母子保健医療対策等総合支援事業の実施について」（2005.8.23）【母子保健医療対策等総合支援事業実施要綱】（2005.4.1～適用）	周産期医療は別立て	
2006 年度				
2007 年度		母子保健は継続	【医療計画作成指針】（2007. 7. 20）	
2008 年度	第 5 次医療計画開始（4 疾病・5 事業）		≪周産期医療と救急医療の確保と連携に関する懇談会≫（2008.11～2009.3）「周産期医療対策事業等の実施について」（2009.3.30）	医療計画（周産期）開始
2009 年度			「周産期医療の確保について」【周産期医療体制整備指針】（2010.1.26）	
2010 年度				
2011 年度			「医療計画について」【医療計画作成指針】（2012.3.30）	【周産期医療体制整備計画】開始
2012 年度				
2013 年度	第 6 次医療計画開始（5 疾病・5 事業）			医療計画（周産期）開始
2014 年度				
2018 年度	第 7 次医療計画開始（5 疾病・5 事業）		【医療計画作成指針】（2017.3.31）	医療計画（周産期）開始
2024 年度	第 8 次医療計画開始（5 疾病・6 事業）	こども家庭庁創設（2023.4.1）	【医療計画作成指針】（2023.3.31）	医療計画（周産期）開始

一体化

（厚生労働省医政局地域医療計画課作成）

1 か所，必要に応じそれ以上整備することが望ましい。産科・小児科（新生児診療を担当するもの）などを備え，周産期に係る比較的高度な医療行為を行うことができる医療施設として，都道府県の指定を受けたものである（2023 年 4 月時点で，295 施設指定）。

② 医師の偏在対策

　近年の周産期医療における集約化・重点化の方針は，小児科・産科の医師偏在問題について医療資源の集約化・重点化の推進が当面の最も有効な方策であることを示した「小児科・産科における医療資源の集約化・重点化の推進について[1]」を基本としている。その後，「周産期医療と救急医療の確保と連携に関する懇談会報告書」（2009 年 3 月）を受けた「周産期医療の確保について[2]」の発出，2015（平成 27）年度の「周産期医療体制のあり方に関する検討会」の開催などを通じ，周産期を取り巻くさまざまな課

●1　厚生労働省医政局長・厚生労働省雇用均等・児童家庭局長・総務省自治財政局長・文部科学省高等教育局長連名通知，平成 17 年 12 月 22 日　医政発第 1222007 号・雇児発第 1222007 号・総財経第 422 号・17 文科高第 642 号。

●2　厚生労働省医政局長通知，平成 22 年 1 月 26 日　医政発 0126 第 1 号。

題について議論され，周産期医療体制の新たな方針が示された。

　医師の偏在対策については，2018（平成30）年7月，医療法及び医師法の一部を改正する法律が公布され，2020（令和2）年度より医師偏在指標に基づいた対策を行うこととなり，各都道府県は，産科・小児科の医師偏在指標を活用し，医療圏の見直しやさらなる集約化・重点化等の医療提供体制の見直しを含む産科・小児科の医師確保計画を策定した。

③ 妊産婦に対する健康管理の推進・医療体制の充実

　妊産婦に対する健康管理の推進や，妊産婦が安心できる医療体制の充実などについては，2019（平成31）年2月より「妊産婦に対する保健・医療体制の在り方に関する検討会」を開催し，議論の取りまとめ（2019年6月）において，医療提供に関することとして，産科・産婦人科の医療機関とそれ以外の診療科の連携，妊産婦に対する診療の質の向上などに取り組む必要があるとされた。さらに，2018（平成30）年12月成立の成育過程にある者及びその保護者並びに妊産婦に対し必要な成育医療等を切れ目なく提供するための施策の総合的な推進に関する法律（成育基本法：平成30年法律第104号）に基づき，成育医療等の提供に関する施策の総合的な推進に関する基本的な方針（成育医療等基本方針）が2021（令和3）年2月に閣議決定され，成育医療の提供に当たっては，医療，保健，教育，福祉などの各分野の横断的な視点での総合的な推進を行うこととされた。

　以上を受け，第8次医療計画に向け，2022（令和4）年度末に通知「疾病・事業及び在宅医療に係る医療体制について」において，周産期医療の体制構築に係る指針が示された。

◉　厚生労働省医政局地域医療計画課長通知，令和5年3月31日　医政地発0331第14号。

3）周産期医療の現状

　2005（平成17）年に約108万件であった日本の分娩件数は，2021年には約81万件と約25％減少。出生場所は，病院，診療所，助産所がそれぞれ52.9％，46.4％，0.5％を占める（人口動態統計）。分娩取り扱い施設数は，1996（平成8）年には病院1,720施設，診療所2,271施設であったが，2020年にはそれぞれ946施設，999施設と，20年以上一貫して減少している（医療施設調査）。2008〜2020（平成20〜令和2）年の分娩取り扱い医療機関における平均常勤産婦人科医師数には，診療所では1.5人から1.9人と大きな変化はないが，病院では4.3人から7.0人と増加傾向で，勤務環境の整備や分娩体制の維持などのため一定程度の集約化が進んでいる。

　以上より，日本の周産期医療提供体制は，比較的小規模な多数の施設が分散的に分娩を担うという特徴を有するものの，近年では分娩取り扱い病院については重点化・集約化が徐々に進んでいると考えられる。一方で，地域における周産期医療を確保する上で重要となる産科医師については都道府県間・周産期医療圏間で偏在が生じ，産科医師や分娩取り扱い施設が存在しない周産期医療圏が存在しており，その解消が課題である。

① 産婦人科医師・新生児医療を担当する医師の実態

2000～2014（平成12～26）年に医療施設に従事する医師総数は約5.4万人（22％）増加し，産婦人科医師数（産婦人科，産科，婦人科）は，2000年の12,870人が2020年には13,673人と，803人（6.2％）増加した。分娩取り扱い施設の常勤産婦人科医師数は，2008年7,390人，2020年8,932人と，増加傾向である（なお，女性医師の割合は39.8％と増加傾向）。しかし，産婦人科医師の勤務時間は依然として長時間で，さらに，分娩を取り扱う医療機関の約7割が当直医の派遣により医療体制を維持している現状がある。また，新生児医療を担当する小児科医師等は，2000年に2,640人，2010年に3,173人と，増加傾向であったが，2014年は3,289人，2021年は2,523人と，減少に転じた。産婦人科医師と同様，勤務時間が長時間にわたっており，2024（令和6）年度にいわゆる医師の働き方改革が開始される中，周産期医療提供体制の維持が課題である。

② 助産師の実態

助産師数は，1996（平成8）年には約2.4万人であったが，2020年には3.8万人に増加している。助産所数（助産所の開設者である助産師数）は，1996年には947施設で，2006年には683施設にまで減少したが，2014年に902施設，2020年には1,319施設と，増加している。しかし，分娩取り扱い助産所数は，2011年には474施設であったが，2015年には408施設，2020年には341施設と，漸減している。一方，院内助産・助産師外来数は，それぞれ2011年には160，894であったが，2014年には166，947，2020年には179，1025と，増加傾向である。

4）周産期医療体制整備の目指すべき方向性

こうした現状を踏まえ，都道府県は，個々の医療機能，それを満たす医療機関により，下記①～⑦に留意しつつ，対応する分娩のリスクに応じた医療が提供される体制を構築する。また，その際，医療機関間の連携，近隣都道府県等との連携などを推進するとともに，これまでのハイリスク分娩等に対する取り組み以外にも，正常分娩等に対する安全な医療を提供するための体制の確保や，周産期医療関連施設を退院した障害児等が生活の場で療養・療育できる体制の確保について留意する必要がある。

● 広域搬送・相互支援体制の構築など，圏域を越えた母体および新生児の搬送と受け入れが円滑に行われるための措置。

> **構築すべき体制**
> ① 正常分娩等に対し安全な医療を提供するための，周産期医療関連施設間の連携が可能な体制
> ② 周産期の救急対応が24時間可能な体制
> ③ ハイリスク妊産婦に対する医療の提供が可能な体制
> ④ 新生児医療の提供が可能な体制
> ⑤ 母子に配慮した周産期医療の提供が可能な体制
> ⑥ NICUに入室している新生児の療養・療育支援および在宅ケアへの円滑な移行が可能な体制
> ⑦ 医師の勤務環境の改善が可能な体制

たとえば③については，新生児集中治療管理室（neonatal intensive care unit；NICU），母体・胎児集中治療管理室（maternal and fetal intensive care unit；MFICU）や，周産期専門医などの高度専門人材の集約化・重点化などを通じ，総合周産期母子医療センターを中心とした，母体または児のリスクが高い妊娠に対応する体制の整備，総合周産期母子医療センターにおける地域の医療従事者への研修や周産期医療に精通した指導的役割を持つ医療従事者育成，医療資源の集約化・重点化により分娩施設までのアクセスが悪化した地域に居住する妊産婦に対し地域の実情に応じて対策を検討することなどが重要である。MFICU は 1996（平成 8）年に設置が開始され，慎重な経過観察が必要な母体と胎児を管理するユニットであるが，総合周産期母子医療センターはこれを 6 床[1]備えることが望ましいとされる。2002 年に 42 施設・381 床であったが，2014 年に 110 施設・715 床，2020 年に 131 施設・867 床と増加している。

④については，新生児搬送体制や NICU・新生児治療回復室（growing care unit；GCU[2]）の整備を含む新生児医療の提供が可能な体制を整備すること，安定した地域周産期医療提供体制の構築のために新生児医療を担う医師の確保・充足のために必要な方策を検討することが重要である。NICU の病床数は，2002 年に 265 施設・2,122 床であったが，2014 年に 330 施設・3,052 床と，増加している。都道府県は，低出生体重児の割合の増加や長期入院等により病床が不足する傾向にあることから，「子ども・子育てビジョン」（2010 年閣議決定）で設定された出生 1 万人対 25 床から 30 床を目標とし，その配置も含め地域の実情に応じて整備を進めてきた。2017 年度には，全都道府県で目標を達成し，2020 年の医療施設調査では全国平均 40.4 床であった。質の高い新生児医療を効率的に提供できるよう，NICU の集約化・重点化について引き続き検討が求められる。

⑦については，周産期医療に携わる医師の働き方改革を進めつつ，地域において必要な周産期医療を維持・確保するため，地域医療構想や医師確保計画との整合性にも留意しながら，基幹施設を中心として医療機関・機能の集約化・重点化や，産科・小児科の医師偏在対策を検討することが重要である。一方，ハイリスク分娩を取り扱う周産期母子医療センター等に負担を集中させないよう，分娩を取り扱わない医療機関においても，妊婦健康診査（妊婦健診）や産前・産後のケアの実施，オープンシステム・セミオープンシステムの活用を進めるなど，役割を分担し，周産期医療と母子保健を地域全体で支えること，さらに，地域医療介護総合確保基金等を活用し，院内助産・助産師外来の活用を進めることにより，産科医師から助産師へのタスクシフト／シェアを進めることが重要である。

●1　人口の規模などにより 3 床以上でも可。

●2　GCU
NICU で治療を受け，状態が安定した児など，NICU の管理を必要としないものの，輸液，酸素投与等の処置および心拍呼吸監視装置の使用を要する新生児の治療を行う病床。

2 職種間・部門間・地域の連携

　今や医療は，すべての疾患に対するすべてのケア，すべての業務を1人の医療者が担う時代ではない。多職種が協働して行う「チーム医療」の時代である。

　「チーム医療」とは，医療に従事する多種多様な医療スタッフが，各々の高い専門性を前提に，目的と情報を共有し，業務を分担しつつも互いに連携・補完し合い，患者の状況に的確に対応した医療を提供すること[1]である。それぞれの医療スタッフは患者の状況をどうとらえているのか，患者本人や家族はどう考えているのか，医療，看護，介護，心理など，多くの専門職種の視点と知識を統合してアプローチしていく。そして，何より，患者本人と家族をチームに含めることを忘れてはならない。

　チーム構成メンバーが，同じ目的のために協力し，行動することが連携である。

1）職種間の連携

　産科医療においても，チーム医療の推進が求められている。特に，助産師と産科医師との協働は，2008年6月に厚生労働省で取りまとめられた「安心と希望の医療確保ビジョン」の報告書の中で，「助産師については，医師との連携の下で正常産を自ら扱うよう，院内助産所・助産外来の普及等を図るとともに，専門性の発揮と効率的医療の提供の観点から，チーム医療による協働を進める。またその際，助産業務に従事する助産師の数を増やすとともに，資質向上策の充実も図る」とされている。さらに，産科医師の減少により，助産師と産科医師との協働は以前とは違ったものとなってきている。ローリスクの対象に対し，助産師が責任を持って役割を発揮し，ハイリスクの対象者にも対応できる能力が求められている。

　しかし，周産期医療体制には，地域差があり，助産師は各施設の機能に求められる能力を発揮できるようにしなくてはならない。そのためには，「エビデンスに基づく助産ガイドライン―妊娠期・分娩期・産褥期2020」（日本助産学会），「産婦人科診療ガイドライン―産科編2020」（日本産科婦人科学会・日本産婦人科医会），「助産業務ガイドライン2019」（日本助産師会）などを熟読し，各対象のリスクに合わせて産科医師と協働することが望ましい（図2-1）[2,3]。

　産科医師以外にも，多くの職種との連携が重要である。特に新生児科医師（小児科医師）とは，入院中の新生児の診察，新生児の1か月健診，呼吸障害や黄疸などの異常発生時には迅速な連携が求められる。そのほかの職種では，薬剤師，栄養士，ケースワーカーなどとの連携が必要である。薬剤師は，病棟での服薬指導，薬剤の母乳への移行についての専門的知識の提供を行っている。栄養士とは，悪阻（つわり）の妊婦への食事対応や

● 2022年度診療報酬改定においても，チーム医療の重要性が評価され，成育連携支援加算，養育支援体制加算が新設された。

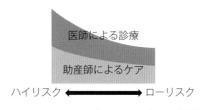

図 2-1　リスクに合わせた医師との協働

（文献[3]，p.6 より）

妊娠糖尿病妊婦への栄養指導，ケースワーカーとは，特定妊婦ケースにおけるチームでの協働が増加している。

　チームで患者へのアプローチを行う上で，医療施設では阻害要因が多い。チームメンバーが集まれば，チームアプローチが自然と展開されるわけではない。それぞれの専門性が高ければ高いほど，仕事は複雑で，時間的な圧力も強く，結果として他職種の仕事に関心を持つ余裕が薄れていくという現実がある。チームアプローチを展開するためには，連携，協働のスキルを意識して学習し，実践していくことが必要である。

2）部門間の連携

　日常業務で連携が必要な各部門とは，定期的に意見調整を行うこと，具体的には，定期的に会議を開催し，関連する部門の代表者とともに問題点や課題を検討することが望ましい。

　産科医療の特性は，緊急搬送や搬送の受け入れ，分娩に関連する急変事態に日々対応しているということである。緊急に帝王切開へ変更となる，大量出血により呼吸管理が必要となり ICU 収容となるなど，短時間に多くの職種との協働を迫られる場面が生じる。手術室部門，集中治療部門，検査部門などと，定期的な会議だけでなく，日々のケースでのフィードバックを行い，それぞれの強みを活かし，より安全で質の高いケアを提供できるためのコミュニケーションが不可欠である。

3）地域との連携

　質の高い医療を提供するには，地域の産科医療施設との連携が必要である。具体的には，総合周産期母子医療センター，地域周産期母子医療センターが一次〜三次医療施設と連携することである。医師は地域医療協議会など，行政が開催する会議で連携がとれているが，助産師にはそのような機会は少ない。都道府県看護協会，助産師会などが主催する研修や，自施設の地域連携部門が主催する研修会などに参加して，コミュニケーションをとり，「顔の見える」関係作りをすることが必要である。

　施設間連携において，産科には，オープンシステム，セミオープンシステムが存在する（Ⅰ巻の図 5-1 参照）。これは，2005 年に厚生労働省に

よって実施された「周産期医療施設のオープン病院化モデル事業」におい
て推進されたシステムである。産科医師の減少，分娩取り扱い施設の減少
の中で，ハイリスク分娩などを受け入れることができる産科オープン病院
を中心に，安全で安心な周産期医療体制の確保を目的としている。

　オープンシステムとは，妊婦健康診査（妊婦健診）は診療所や助産所で
受け，分娩時はオープンシステム連携病院に入院し，診療所の医師や助産
所の助産師が出向いて分娩を行うことである。セミオープンシステムと
は，妊娠34週ごろまでは妊婦健診を診療所や助産所で受け，以降は提携
病院で受診し，分娩もその病院で行うことである。システム導入施設間で
は，双方の医療方針を理解し，より密度の高い連携が重要である。

　地域行政との間では，特定妊婦に対する妊娠中からの支援における連
携，産後の要支援家族への対応における連携が行われている。2003年に厚
生労働省社会保障審議会児童部会により報告書「児童虐待への対応など要
保護児童および要支援家庭に対する支援のあり方に関する当面の見直しの
方向性について」が取りまとめられ，妊娠中からの支援について言及され
た。2009年の児童福祉法改正では，養育支援訪問事業を行う対象の中の
「出産後の養育について出産前において支援を行うことが特に必要と認め
られる妊婦」が「特定妊婦」と規定された。特定妊婦に対しては，医療・
保健・福祉が連携し，切れ目ない支援が望まれる（図2-2）。

　訪問看護ステーションとの連携を始める施設も増えており，妊産婦，新
生児を対象とした訪問看護指示書が発行され，保険診療が行われるケース
がある。精神疾患合併妊産婦や，産後うつ，低出生体重児，多胎への支援，
悪阻に対する点滴治療などが行われており，今後も積極的な活用が期待さ
れる（Ⅱ巻の第3章の4で，訪問看護による育児支援事例が紹介されてい
る）。

　ここで紹介したように，他職種・他部門・地域と連携し，支援の質を高
めるために重要なのは，コミュニケーションを十分にとること，情報の共
有化を工夫すること，チームをマネジメントする役割を適切な職種が担う
ことである。

3 院内助産・助産師外来

　産科医療機関の減少により，分娩施設の確保が重要課題となっている。
その一方で，妊産婦の妊娠・分娩に対するニーズの多様化に伴い，安全性
の担保を前提とした満足度の高い周産期管理が求められている。この現状
を打開するべく，2006年ごろから助産師活用のための体制整備が重要課
題となり，院内助産の開設整備事業が推進された。

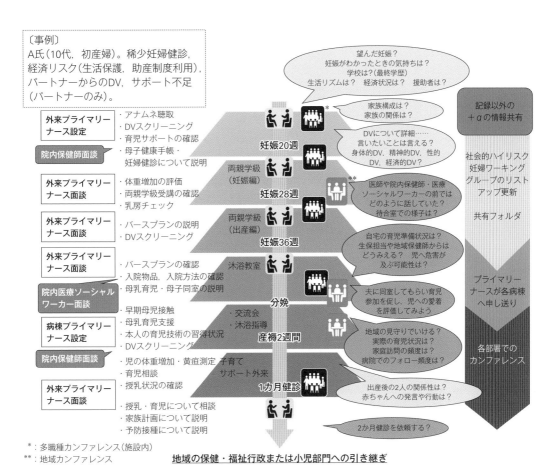

〔事例〕
A氏（10代，初産婦）。稀少妊婦健診，
経済リスク（生活保護，助産制度利用），
パートナーからのDV，サポート不足
（パートナーのみ）。

| 外来プライマリー
ナース設定 | ・アナムネ聴取
・DVスクリーニング
・育児サポートの確認
・母子健康手帳，
妊婦健診について説明 |
| 院内保健師面談 |

望んだ妊娠？
妊娠がわかったときの気持ちは？
学校は？（最終学歴）
生活リズムは？経済状況は？援助者は？

家族構成は？
家族の関係は？

妊娠20週

DVについて詳細……
言いたいことは言える？
身体的DV，精神的DV，性的
DV，経済的DV？

| 外来プライマリー
ナース面談 | ・体重増加の評価
・両親学級受講の確認
・乳房チェック |

両親学級
（妊娠編）

妊娠28週

医師や院内保健師・医療
ソーシャルワーカーの前では
どのように話していた？
待合室での様子は？

| 外来プライマリー
ナース面談 | ・バースプランの説明
・DVスクリーニング |

両親学級
（出産編）

妊娠36週

自宅の育児準備状況は？
生保担当や地域保健からは
どうみえる？児へ危害が
及ぶ可能性は？

| 外来プライマリー
ナース面談 | ・バースプランの確認
・入院物品，入院方法の確認
・母乳育児・母子同室の説明 |
| 院内医療ソーシャル
ワーカー面談 |

沐浴教室

分娩

夫に同室してもらい育児
参加を促し，児への愛着を
評価してみよう

| 病棟プライマリー
ナース設定 | ・早期母児接触
・母乳育児支援
・本人の育児技術の習得状況
・DVスクリーニング |
| 院内保健師面談 |

・交流会
・沐浴指導

産褥2週間

地域の見守りでいける？
実際の育児状況は？
家庭訪問の頻度は？
病院でのフォロー頻度は？

| 外来プライマリー
ナース面談 | ・児の体重増加・黄疸測定
・育児相談
・授乳状況の確認 |

子育て
サポート外来

1カ月健診

出産後の2人の関係性は？
赤ちゃんへの発言や行動は？

・授乳・育児について相談
・家族計画について説明
・予防接種について説明

2か月健診を依頼する？

記録以外の
＋αの情報共有

社会的ハイリスク
妊婦ワーキング
グループのリスト
アップ更新

共有フォルダ

プライマリー
ナースが各病棟
へ申し送り

各部署での
カンファレンス

＊：多職種カンファレンス（施設内）
＊＊：地域カンファレンス

地域の保健・福祉行政または小児部門への引き継ぎ

図 2-2　院内連携の流れ（大阪母子医療センターの例）

1）社会的背景

　2002年および2004年の厚生労働省の通知では，医師の指示があっても看護師は内診をしてはならないとの見解で，警察が複数の産科開業医を検挙した（刑事処分は起訴猶予として終了）。この問題はマスコミでも大々的に取り上げられ，社会的関心を集めた。その結果，助産師を雇用できない産科医療機関は次々と分娩の取り扱いを中止していった。

　2004年4月，医師の新臨床研修制度が開始。従来は大学医学部卒業後すぐに産科医師として勤務可能であったが，この制度により医学部を卒業した医師にはまず2年間の初期研修が義務化されたため，この2年間は新規登録産科医師が見込めない状況になった（図 2-3）[8]。

　2004年12月，福島県立大野病院で前置胎盤（癒着胎盤）の帝王切開を受けた妊婦が出血多量のため死亡した。執刀した産婦人科医師が2006年に逮捕，起訴されたが，2008年に無罪判決が下された。

　2006年8月，奈良県にある町立大淀病院で分娩時に脳出血を発症した妊婦が死亡した事例が，大きく報道された。

　これらの社会的背景の中で，新規産科医師の減少と分娩取り扱い施設の

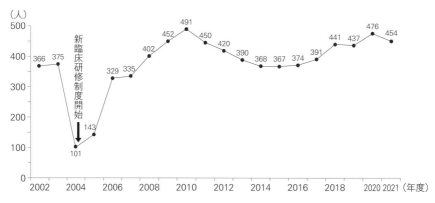

図 2-3　日本産科婦人科学会新規入会者数の推移
（文献[8]を一部改変。2017 年度以降のデータは，産婦人科医登録数）

閉鎖に伴う産科医療崩壊が起こり，妊産婦が分娩施設を確保できない「お産難民」という言葉も生まれた。

　このような状況に対し，厚生労働省は 2006 年 8 月 31 日付けで地域医療に関する関係省庁連絡会議において，新医師確保総合対策の中で緊急に取り組む対策として，「地域において安心・安全な出産ができる体制を確保する上で，産科医師との適切な役割分担・連携のもと，正常産を扱うことのできる助産師や助産所を活用する体制の整備を進める（以下略）」ことを通達した[9]。

　さらには，2007 年 8 月 30 日付けの厚生労働省の地域医療に関する関係省庁連絡会議において，2008 年度の概算要求として院内助産所・助産師外来設備整備事業に 2,500 万円，院内助産所・助産師外来開設のための助産師等研修事業に 3,800 万円，助産師養成所開校促進事業として 1,700 万円，看護師等養成所運営費（助産師養成所の充実）に 5,500 万円，助産師確保地域ネットワークづくり推進事業に 4,400 万円など，助産師養成および院内助産開設を積極的に推進した[10]。

2) 院内助産と助産師外来の用語の定義

　助産師が主体となって分娩を取り扱ったり，外来で妊産婦指導を実施したりすることを，院内助産や助産師外来という。「院内助産」「院内助産院」「院内助産所」「助産外来」など，さまざまな表記があるが，2018 年に日本看護協会が公表した「院内助産・助産師外来ガイドライン 2018」では，以下のように定義している[3]。

> **院内助産とは**
> 　緊急時の対応が可能な医療機関において，助産師が妊産褥婦とその家族の意向を尊重しながら，妊娠から産褥 1 か月ごろまで，正常・異常の判断を行い，助産ケアを提供する体制をいう。
> 　旧ガイドラインでは，院内助産を，「分娩を目的に入院する産婦及び産後の母子に対して，助産師が中心となってケア提供を行う方法・体制をいう。殊に，ロー

病院や診療所において
● **院内助産**：助産師が主体となって行う妊婦・分娩管理
● **助産師外来**：助産師が主体となって行う妊婦健診

連携

産婦人科医師

図 2-4　院内助産・助産師外来のイメージ

リスクの分娩介助は助産師によって行われる」*と定義している。また，注釈として，「厚生労働省の事業で使用している"院内助産所"も"院内助産"と同義であり，この場合の"院内助産所"は，医療法でいう"助産所"ではない」としている。

　本ガイドラインでは，「院内助産所」という名称が，医療法でいう「助産所」を想起させ，正常分娩のみを扱うイメージや，特別に「場所の確保」が必要ということを思い浮かべるため，「所」を削除し，「院内助産」とした。また，今回の定義では，妊産褥婦にケアを提供する期間を示した。

助産師外来とは

　緊急時の対応が可能な医療機関において，助産師が産科医師と役割分担をし，妊産褥婦とその家族の意向を尊重しながら，健康診査や保健指導を行うことをいう。ただし，産科医師が健康診査を行い，保健指導・母乳外来等のみを助産師が行う場合はこれに含まない。

　旧ガイドラインでは，外来における実践内容を示す標記が望ましいため，「助産師外来」の「師」はあえてつけず，「妊婦・褥婦の健康診査並びに保健指導が助産師によって行われる外来をいう」*と定義している。

　本ガイドラインでは，「助産師」が実施している外来であることが，妊産褥婦等の対象者に明確にわかるよう，「助産師外来」とした。また，対象者を中心に産科医師と助産師が連携・協力することを示した。

*中林正雄（2008）：厚生労働科学研究補助金（特別研究事業）分担研究報告書「院内助産ガイドライン　医師と助産師の役割分担と協働」。

　図 2-4 に，院内助産・助産師外来のイメージを示す。

　「産婦人科診療ガイドライン―産科編」においては，2011 年版に初めて記載され，日本産科婦人科学会と日本産婦人科医会の定義する助産師主導院内助産システムは，「予め当該病（医）院常勤医師との間で策定されたルールに基づき，助産師が医師の同席・立会なしに妊娠・分娩管理ができる体制，かつ必要に応じて速やかに医師主導に切り替えられる体制」とされている[11]。

　ここでは，「院内助産」「助産師外来」の用語で統一して使用する。

3）分娩取り扱い施設数の推移

　厚生労働省の医療施設（静態・動態）調査によると，1993～2020 年において分娩を取り扱った医療施設（医療法に定める病院・診療所）数の推移は，図 2-5 に示すように，半数以下に減少している。

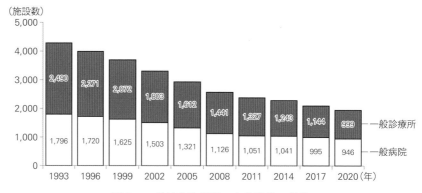

図 2-5　分娩を取り扱った施設数の推移
（厚生労働省：医療施設（静態・動態）調査により作成）

4）院内助産と助産師外来の開設状況

　医療施設調査および衛生行政報告例によると，院内助産および助産師外来の開設施設数は，2011年で160および894であり，2017年にはそれぞれ214および1,001と，いずれも増加した。しかし，2020年には179および1,025と助産師外来数は増加したものの，院内助産開設数は減少した。これは，前述した分娩取り扱い施設数の減少と関連している可能性がある。

5）院内助産と助産師外来に関する課題

（1）担当助産師の養成

　院内助産や助産師外来であっても，従来の医師主導の妊婦健診や分娩管理と同等の安全性が求められるのは当然である。そのためには，助産師主体の外来や分娩においても適切な対応と判断が必要であり，助産師の知識や技術の向上はもちろんのこと，医師に相談すべきか否かの判断能力を身につけることも重要な課題である。

　助産師の人材育成のために，日本看護協会では，助産実践能力習熟段階（クリニカルラダー；CLoCMiP®）を用いて，助産師に必要な実践能力を段階的に評価する制度を導入した。この制度では，レベル新人 → レベルⅠ → レベルⅡ → レベルⅢ → レベルⅣの順にキャリアラダーが上昇していく。院内助産や助産師外来を担当するためには，レベルⅢ以上が求められている。詳しくは，「2　助産サービスの質保証」および日本看護協会ホームページを参照されたい。

● https://www.nurse.
or.jp/nursing/josan/cloc
mip/index.html

（2）助産師数の確保

　新人助産師の養成以外に，すでに助産師の資格を持っている人の活用も重要な課題である。助産師としての労働意欲を持っていても，自身の妊娠・出産・育児などを契機に離職せざるをえない場合がある。妊娠中や育児中でも助産師として活動できる労働環境の整備も重要である。

(3) 産科医師や他部署との連携

　院内助産や助産師外来を行うに当たって，産科医師の理解と協働は必須である。医療は医師や助産師などの医療従事者のためではなく患者のために存在するのであるから，妊産婦の安全が担保されることが前提であることはいうまでもない。そのためには，院内助産や助産師外来の対象症例の選択や緊急時の対応などについて，十分な事前の取り決めと振り返りを行うことが必要である。提供できる医療内容は施設によって異なるため，その施設に合った体制を整えることが重要である。

　助産師主導型の院内助産・助産師外来においても，従来の医師主導型妊婦健診や分娩と同様に，一定の割合で経過が思わしくない症例が発生する。「ローリスク妊婦＝安全な分娩」とは限らないことを，院内助産や助産師外来に関わるすべての人が認識しておく必要がある。

　産科の一事業として行う場合には，理解を得られない部署が出てくる可能性があり，開設や運営の障害となることがあるが，病院全体の事業の一つとして行えば，他部署の理解も得られ，推進しやすくなる。そのためには，看護部上層部の理解と病院全体への働きかけが非常に重要である。

6）院内助産の実際

　ここで，筆者の勤務する社会医療法人愛仁会千船病院（以下，当院）における院内助産の実際について紹介する。

(1) 開設の背景

　1998 年に助産師外来を開設し，助産師の継続事例の受け持ち制度やフリースタイル分娩などを実施した。2007 年の法人事業計画の重点事業として，当院における院内助産の開設が盛り込まれ，同年 1 月に院内助産のプロジェクトチーム（助産師，医師，看護部長，事務部長）が発足し，体制を整備。9 年間の助産師外来の経験をステップに，同年 5 月に院内助産を開設した。開設に当たって，産科医師や看護部長の強い推進力と事務部長の設備や広報に関する全面的な協力に後押しされる形で，助産師の院内助産への強い情熱が 5 か月の準備期間で実を結ぶことになった。

(2) 院内助産による分娩の件数と全分娩件数に対する割合

　院内助産による分娩件数と全分娩件数に対する割合を図 2-6 に示す。開設当初から院内助産による分娩件数は徐々に増加し，開設 3 年後には 283 例となり，全分娩件数の 18.5％を占めたが，以後はほぼ横這いの状況が続いている。2022 年までに院内助産で取り扱った分娩数は，累積で 4,200 件を超えた。

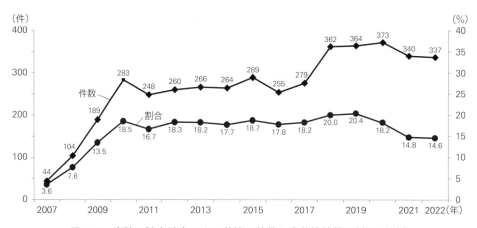

図2-6 当院の院内助産による分娩の件数と全分娩件数に対する割合

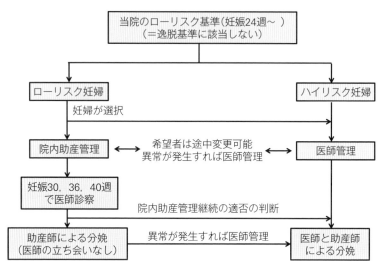

図2-7 当院の院内助産の流れ

(3) 当院での院内助産管理

　当院での院内助産運用フローチャートを図2-7に示す。妊娠23週までの妊婦健診は産婦人科医師が行い，当院の除外基準（表2-3）に当てはまらない妊婦をローリスク妊婦とし，以降の健診について医師管理か院内助産による管理かの選択を妊婦自身が行う。

　院内助産管理では，助産師による妊婦健診と院内助産対象基準を満たしているか否かの評価を毎回行う。妊娠28週以降は，胎児心拍数モニタリングを毎回実施し，正常経過の場合でも，妊娠30週，36週，40週で医師診察と超音波検査を行い，そのたびに妊娠・分娩のリスク評価を実施する。なお，院内助産管理症例の分娩には，異常が発生しない限り，医師は立ち会わない。

表 2-3　当院の院内助産対象外条件

A. 合併症またはその既往を有する妊婦	D. 検査において正常範囲を逸脱した妊婦
・気管支喘息（妊娠中に症状が出現している場合） ・糖尿病 ・甲状腺異常（亢進症，低下症など） ・肝機能障害，腎機能障害 ・心疾患（不整脈など） ・膠原病（関節リウマチ（RA），全身性エリテマトーデス（SLE），特発性血小板減少性紫斑病（ITP）など） ・神経筋疾患 ・骨盤骨折 ・子宮筋腫（多発性，頸部，核出後など） ・子宮悪性腫瘍（子宮頸部上皮内腫瘍（CIN）含む） ・卵巣奇形腫 ・てんかん ・精神科疾患 ・その他，問題と認める疾患	中期および後期採血で下記の場合 ・白血球≧20,000/μL または＜3,000/μL ・Hb＜8.5 g/dL ・血小板≦10 万/μL ・肝機能異常，腎機能異常 ・耐糖能異常
	E. 異常妊娠経過を有する妊婦
	・若齢妊娠（16 歳未満） ・過期妊娠（42 週以降） ・妊娠週数不明 ・前置胎盤 ・常位胎盤早期剝離 ・多胎妊娠 ・切迫早産 ・胎位異常（妊娠 30 週以降） ・妊娠高血圧症候群 ・妊娠糖尿病疑い（尿糖 2＋が 2 回持続） ・胎児奇形 ・胎児発育不全（＜－1.5 SD） ・巨大児（＞1.5 SD） ・羊水過多，羊水過少 ・子宮内胎児死亡 ・胎児水腫 ・血液型不適合妊娠
B. 感染症のある妊婦	**F. その他**
・肝炎（HBV，HCV） ・HIV ・梅毒 ・性器クラミジア ・淋菌 ・外陰部ヘルペス ・腟トリコモナス ・トキソプラズマ抗体 IgM 陽性 ・風疹抗体 IgM 陽性	・定期健診を受けていないもの
C. 産科的既往を有する妊婦	
・既往帝王切開 ・頸管無力症の既往 ・重症妊娠高血圧症候群の既往 ・子癇の既往 ・HELLP 症候群の既往 ・先天性心疾患を有する児の分娩歴 ・血液型不適合妊娠の既往	

（4）院内助産による管理と医師による管理の母児の周産期予後の比較

　2009 年 1 月〜2010 年 12 月の間に当院で分娩した 2,864 例のうち，医師管理のローリスク妊婦（以下，医師管理群）937 例と院内助産管理の妊婦（以下，院助管理群）444 例における妊産婦と児の周産期予後の違いを比較した。妊娠管理中に何らかの理由により院内助産管理から医師管理へ移行し，分娩した妊婦については，院内助産対象外としたが，分娩時に医療介入した院内助産管理症例は，院助管理群としてデータの解析を行った。出血量は t 検定で，その他の統計解析は χ^2 検定で行い，$p＜0.05$ を有意とした。その結果を表 2-4 に示す。

　分娩週数，分娩時出血量，帝王切開率，児の出生体重，アプガースコア，臍帯動脈血 pH において，両群間の差は認めなかった。これらの結果から，

表 2-4　当院における医師管理のローリスク妊婦と院内助産管理の妊婦の予後比較

	医師管理群 937 例	院助管理群 444 例	p 値
平均年齢	30.0 歳	30.2 歳	N. S.
初産	501 例 (53.5%)	197 例 (44.4%)	<0.01
経産	436 例 (46.5%)	247 例 (55.6%)	
帝王切開	38 例 (4.1%)	19 例 (4.3%)	N. S.
補助経腟分娩	120 例 (12.8%)	32 例 (7.2%)	<0.01
出血量平均値	447 g	455 g	N. S.
1,000 g 以上	62 例 (6.6%)	34 例 (7.7%)	N. S.
会陰裂傷　　無	193 例 (20.6%)	113 例 (25.4%)	N. S.
第 1／第 2 度	574 例 (61.3%)	275 例 (61.9%)	N. S.
第 3 度	34 例 (3.6%)	8 例 (1.8%)	N. S.
第 4 度	5 例 (0.5%)	0 例 (0%)	N. S.
腟壁裂傷	47 例 (5.0%)	29 例 (6.5%)	N. S.
頸管裂傷	15 例 (1.6%)	5 例 (1.1%)	N. S.
会陰切開	60 例 (6.4%)	12 例 (2.7%)	<0.01
縫合	620 例 (66.1%)	225 例 (50.7%)	
分娩週数	39.7 週	39.7 週	N. S.
死産	0 例 (0.0%)	0 例 (0.0%)	N. S.
アプガースコア 7 未満 (1分)	41 例 (4.4%)	15 例 (3.4%)	N. S.
(5分)	5 例 (0.5%)	0 例 (0%)	N. S.
臍帯動脈血 pH 7.1 未満	16 例 (1.7%)	10 例 (2.3%)	N. S.
pH 7.2 未満	83 例 (8.9%)	32 例 (7.2%)	N. S.
児体重 3,500 g 以上	124 例 (13.2%)	55 例 (12.4%)	N. S.
2,500 g 未満	45 例 (4.8%)	22 例 (5.0%)	N. S.

N.S.：検出なし。

院内助産管理で医師管理と同等に周産期管理を行うことは可能であると考えられる。しかし，これらの結果は，院内助産管理症例で正常から逸脱した場合には，速やかに医師管理に移行し，管理した上での結果であることに留意する必要がある。ローリスク妊婦であったとしても，分娩時出血量が 1,000 g を超える症例や，臍帯動脈血 pH<7.2 となる症例などの母児の異常が発生するため，異常発生時の対応やシステムの構築が重要である。

7) 今後の課題

　助産師には，分娩介助のみならず，妊産褥婦および新生児に対して看護や保健指導を行う役割がある。その専門性が最大限に活かされる場の一つが院内助産・助産師外来である。助産師一人一人が知識や技術などの専門性を高めることが必須であることはいうまでもなく，医師や患者も含めたチームとしての成果を発揮するためのトレーニングも重要である。

　今後も院内助産および助産師外来を推進していくためには，医師および助産師ともに，互いに対する理解を深め，より効果的に協働するためにはどのような形が望ましいのかを検証する必要がある。

4 産科混合病棟におけるユニットマネジメント

1) 産科混合病棟の現状

　産科の混合病棟化の背景には，日本の医療政策や社会の変化が大きく関与している。

　2000年以降，医療費抑制政策のもと，診断群分類包括評価（diagnosis procedure combination；DPC）制度の導入により，病床利用率を上げるため，専門病棟は混合病棟化した。2006年度には診療報酬改定による「7対1一般病棟入院基本料」の新設に伴い，配置基準がない助産師は，看護職員7対1配置に含まれて配置される事態が生じている。

　日本看護協会の調査では，分娩取り扱い施設のうち混合病棟は2012年度80.6%，2016年度77.4%と報告されている[12]。また，少子化が進む中で，2020年以降は新型コロナウイルス感染症（COVID-19）が蔓延し，出生数減少はさらに加速している。そして，COVID-19対応として，多くの病院が病棟再編や分娩取り扱いを休止せざるをえない状況となった。このような現状を踏まえ，産科混合病棟化は，今後もさらに進んでいくことが予想される。

　少子化，晩婚化，不妊，産後うつなどによるハイリスク妊婦が増加する中，出産する場所は母子にとって安心・安全・安寧な環境でなければならない。ここでは，広島県のT病院の実例を示しつつ，産科混合病棟の課題とその対策について述べる。

2) 産科混合病棟の課題

(1) 感染対策管理

　産科混合病棟の課題の一つとして，感染対策があげられる。北島[13]は，「危険性の最も高いものとしては婦人科・内科病棟の成人保菌者からの新生児へのMRSA病院感染である」と述べている。2020年厚生労働省の感染症モニタリング調査では，メチシリン耐性黄色ブドウ球菌（methicillin-resistant *Staphylococcus aureus*；MRSA）の保菌者の85%は，高齢（60歳以上）であり，その診療科としては，内科，外科がそれぞれ約半数を占めている[14]。

　また，日本看護協会の調査によると，婦人科との混合病棟が最も多く，2012年度では19.3%，2016年度では27.8%と増加している。婦人科以外では，整形外科，内科，外科，小児科，眼科が多い。産科空床時の対応としては，「産科患者と他科患者の入院状況によって，他科患者を産科病床に入院させる」が最も多く，2012年度では52.4%，2016年度では63.9%と有位に増加している[12]。

　他科患者と同室になることや，助産師が産科以外の患者を同時に受け持つことにより，新生児のMRSA感染のリスクが高まる。母子への交差感染

には，十分な注意と対策が必要である。

(2) 安全対策

　分娩は，ローリスクであっても，いつ急変するかわからない。日本看護協会の調査によると，分娩介助時に常に他科患者を受け持つ助産師は，2012年度では10.4％だったのに対し，2016年には43.7％にまで急増している[12]。他科患者のケアと並行して分娩時のケアを行うことは，継続した母子の観察を困難にし，異常の発見が遅れるリスクが高まる。助産師が常に母子に寄り添い，異常を早期発見し，対応ができるよう，患者の状態把握と役割分担，業務整理など，安全性を重視したマネジメントを行う必要がある。

　産科緊急時には，早急な対応が必要となる。すべての勤務帯に助産師を複数配置することが望ましい。また，勤務する看護職員全員の協力が必要となるため，産科救急に対応するための知識や技術を定期的に訓練しておく必要がある。

(3) ケアの質の担保

　ハイリスク患者を除き，産科患者の多くは，生命の危険が少なく，自律している。しかし，産褥期は「育児行動の獲得」という新たな経験に直面しており，助産師はゆっくりとていねいに関わることが重要である。育児行動の一つ一つに対し，助産師が肯定し，承認することが必要であり，その積み重ねが母親としての自信につながる。混合病棟だからこそ，母子に対する助産師のケアが重要なのである。

　一方で，産科混合病棟では，急性期や認知症の患者が優先されやすく，産科患者は必要なときに必要なケアを受けられないことも多い。産褥期は，心と体に急速な変化が生じる。対応が先延ばしになることで，乳房ケアの遅れや，育児に戸惑い，自信を喪失するなどのトラブルにつながる。メンタル不調を抱える母親も多い中，短い入院期間に助産師のケアを十分に受けて育児不安の減少を図ることが求められており，それが虐待防止にもつながっていく。

(4) 助産師の働き方

　産科混合病棟化は，助産師の働き方にも影響を及ぼしている。複数の科があることで，助産師であっても看護師と同様に急性期や認知症患者のケアを行う，産科と他科の患者を同時に受け持つという現状にある。

　助産師は，助産以外の業務に携わることが多くなるとモチベーションが下がり，離職にもつながりやすい。混合病棟の中で，助産師が助産師として力を発揮できる労働環境の整備が必要である。

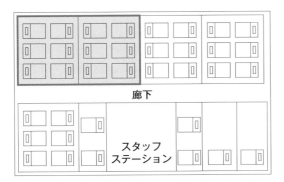

一続きになっている病棟の一部（灰色部分）を産科専用のユニットとして使用。

図 2-8　病棟のユニット化の例
（文献[15], p.10 より）

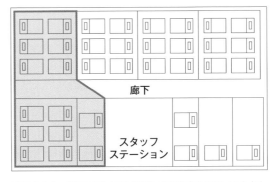

廊下を含む一塊の区域（灰色部分）を産科専用のユニットとして使用。

図 2-9　病棟のゾーニングの例
（文献[15], p.10 より）

3) 対　　策

　出生数減少に伴い，周産期医療の環境は大きく変化している。地域医療構想を含めた地域における自施設の役割を見すえた上で，病院全体で産科混合病棟のあり方を検討し，整備することが望まれる。

　課題への対策として，まずは現状把握が必要となる。各病院の産科混合病棟で何が起こっているか，どのような課題があるか，具体的な事項を把握する。それらを踏まえ，産科混合病棟が母子にとってどのような場所であるべきか，病院としての理念，病棟としての理念を策定し，院内全体で共有した上で，病床管理，病棟運営に活かすことが重要である。

(1) ユニットマネジメントの導入

　ユニットマネジメントとは，産科と他科患者とが別室となるように「ユニット化」と「ゾーニング（区域管理）」を行うことであり，日本看護協会は「産科混合病棟ユニットマネジメント導入の手引き」[15] において，以下のように定義している。

・ユニット化：一続きになっている病棟の一部を産科専用の「ユニット」として使用すること（図 2-8）
・区域管理（ゾーニング）：廊下を含む一 塊 の領域を産科だけのための区域とし，その区域を産科専用の「ユニット」として使用すること（図 2-9）

　ユニットマネジメントの導入により，① 他科患者との同室あるいは助産師が他科患者を同時に受け持つことによる感染リスクが回避される，② 母子を継続的に観察し，異常の早期発見を行う，③ 助産師が継続的に母子に寄り添い，ケアを提供する，④ 他科患者は，育児中心の生活リズムや新生児を気にすることなく生活できる，などの効果が期待できる。また，業務効率化の面からも，動線が短く，緊急時の迅速な対応が可能となる。

　実際にユニットマネジメントを導入している T 病院の例を示す（図 2-10）。

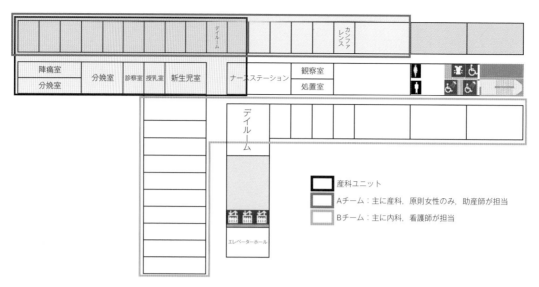

					デイルーム					カンファレンス				

陣痛室		分娩室	診察室	授乳室	新生児室		ナースステーション	観察室					
分娩室								処置室					

デイルーム

エレベーターホール

□ 産科ユニット

□ Aチーム：主に産科，原則女性のみ，助産師が担当

□ Bチーム：主に内科，看護師が担当

図 2-10　T 病院における産科混合病棟の構造

ユニットマネジメントの運用例

T病院：産婦人科と，男性患者を含む消化器内科からなる混合病棟，病床数44床。

　分娩室・陣痛室・新生児室などを含む 10 床をゾーニングし，産科ユニット（濃い紫色の枠の部分）として管理している。産科ユニット 10 床を含む北側の区域（灰色の枠部分）は原則，女性のみの入院とし，助産師のいる A チームが，その他の区域（薄紫色の枠の部分）は主に内科の B チーム（主に看護師）が担当している。

　「産科区域」を特定する上での工夫として，床板の色を変える，看板を用いるなど，妊産婦や他科患者，職員への周知を図っている。

　産科混合病棟では，感染症患者や他科患者，男性患者がユニット内に入らないことで安心・安全にケアを提供できる。出産・育児の場所として安寧な入院環境の整備のためにユニットマネジメントの導入が推奨される。

(2) 病床管理

　空床は，1 日 1 床につき数万円の損失となり，病院経営に大きく影響する。経営上，空床があれば入院を受け入れるべきであり，それに伴う混合病棟化は避けられないのが現状である。その中で出産環境を整備するには，各病院に適した「他科患者受け入れ基準」を決める必要がある。基準作成にあっては，院内全体で検討し，決定することが重要である。

　基準の例として，「産科ユニット以外の病室」「男性を除く」「感染症がない」「重症患者・終末期・認知症がない」「日常生活動作（ADL）が自立している」「検査入院や短期入院，パス適応である」などがあげられる。

　T 病院では，院内の統一基準として，「産科ユニットには原則，産科以外入院しない」こととしている。病棟内の運用として「分娩が多いときは内科の個室を借り，少ないときは婦人科ベッドを提供して，女性の入院を受

ける」「やむをえず，病棟内に感染症患者が入院する場合は，産科ユニットから遠い個室にする」など，他科・他病棟とも協力し，母子の安心・安全を確保している。

産科混合病棟の空床を，産後ケア入院に活用する施設も増えている。ハイリスク妊婦が増加する一方で，産後ケア入院の受け皿は不足している。空床の有効利用として検討する施設が増えることを期待する。

COVID-19 罹患妊産婦への対応

COVID-19 罹患妊婦も増加しており，病院の構造や助産師数によっては，コロナ病棟での対応が困難な状況が生じている。産科混合病棟におけるさらなるユニット化，隔離病棟での助産師のケアも必要となる。

T病院では，産科混合病棟内に COVID-19 産婦対応ユニットを設け，陽性産婦は入院から分娩後（帝王切開も含む），歩行確認までを産科病棟で助産師が対応する。その後，コロナ病棟に転室し，1日1回訪室のほか，リモート（オンライン）による面談や新生児との面会，育児指導を行う。初経産にかかわらず，隔離解除後は産科病棟に転室し，実際に育児を経験した後，退院としている。

COVID-19 に罹患した母親は，隔離期間中，予想を超える不安とストレスを抱えている。コロナ病棟にあっても，混合病棟同様，重症者や認知症患者が優先される傾向にあり，専門的知識を持った助産師が寄り添い，ケアすることが重要となる。

---

(3) 人員配置

ハイリスク妊産婦の増加に伴い，妊娠期から子育て期のすべてにおいて，助産師の関わりはますます必要とされている。しかし，助産師の配置人数には，医療法や診療報酬上の規定がない。それゆえ，「分娩件数が減少しているのだから，助産師も減らしてもよいのではないか」などという言葉を耳にすることがある。助産師外来など，助産師の活動実績を明らかにし，分娩件数や妊産褥婦のリスク，ケアに応じた助産師の必要配置人数を算出し，確保することが重要である。また，診療報酬では新生児は入院患者には含められていないが，実際にはケアの対象となるため，病院内への周知と新生児を含めた人員配置を考慮する。

助産師の必要配置人数については，2015年3月に日本看護協会から出されている「助産師の必要人数算出に関する提案」[16]および**第3章の2**を参考にされたい。

(4) 業務の明確化と協働

産科混合病棟では，助産師と看護師が一緒に働くことが多い。しかし，互いの業務を理解できていなければ，両者の間に軋轢が生じ，看護職同士がうまく連携できない。それぞれの業務内容や業務量を明確にし，分担した上で助産師が母子に関わることができるよう調整する。

分娩待機者がいる場合や入院した場合は，そちらに専念できるよう事前に調整をしておくことも重要である。反対に，分娩待機者がいないときには，助産師は産科だけでなく，他科患者の疾患や看護を理解して応援体制

をとることを忘れてはならない。

　T病院では，新人の助産師・看護師は，自チームの看護を身につけた2年目末に2〜4か月間，チームを異動している。互いのチームが「どのようなときに」「何が大変で」「どのような応援が必要か」を経験することで，分娩時や産科危機的出血などの緊急時，内科患者の吐下血や急変時にも協力し合うことが可能となる。勤務異動者についても，夜勤前には必ず，他チームを経験することとしている。また，定期的に勉強会を行い，互いのチームを理解し，協働できる体制を整えている。

　「産科危機的出血」や「超緊急帝王切開」については，病棟内にとどまらず，管理当直，手術室看護師，臨床検査科，薬剤部などの職種も含めた合同研修会を行い，人員が少ない夜間の緊急時にも備えている。

（5）助産師のモチベーション維持

　前述のように，助産師が助産以外の業務に携わることが多くなると，モチベーションの低下や離職につながりやすい。助産師として働くことの喜びや達成感を得られる環境を整えることが重要である。

　T病院では，「産み育てる力を育み，妊産婦主体のお産を導きます」を理念とし，2013年から助産師外来を開始した。2017年からは「アドバンス助産師」が中心となり，産後2週間健診を，2019年からは院内助産を行っている。

　分娩件数が減少する中，ハイリスク妊産婦は増加しているものの，帝王切開率は42.3％（2011年度）から27.4％（2021年度）に減少している。助産師として妊産婦に関わり，ていねいにケアをしている結果である。助産師外来，2週間健診は，医師と同じ健診費用とし，収益にも貢献している。その他，病院外講師依頼，出前授業など，助産師として活躍できる機会の活用や「アドバンス助産師」認証など，キャリアサポートにも力を入れている。

　T病院では，職位・職種によってユニフォームの色を変えており，看護師は白色ベース，助産師はピンク色のものを着用している。妊産婦からも，わかりやすいと好評である。また，助産師はネームプレートもピンク色で，「アドバンス助産師」は認証シールを貼っている。このように，助産師が助産師として認識されて働く環境を整備し，モチベーション維持につなぐことは，管理者の重要な役割でもある。

1) 産後ケアが必要な社会の変化

(1) 家族支援が得られないケースの増加

　産褥期とは，産後6～8週間の時期を指し，特に産褥早期は，体の回復を促すために，安静を保ち，養生する必要がある。日本には，「床上げ21日」という言葉に表された「産後21日間はできる限り体を休める」「水を使ってはいけない」「眼を使ってはいけない」といった昔からの習慣，禁忌があった。また，「里帰り出産」という文化もあり，妊娠末期あるいは出産直後から実家に戻り，産褥1か月程度の間，親など家族から支援を受けて，床上げまでの安静を保ち，体を回復させながら，育児を一緒に行ってもらい，安心して過ごしてきた。この文化が当たり前に機能していた間は，出産施設も，地域の母子保健活動も，産後は家族の支援があることを前提として褥婦への対応を行ってきた。

　しかし，徐々に妊婦の出産年齢が高齢化し，その家族も高齢化してきたことから，家族の支援が受けられないケースも増えてきた。親が高齢のため頼れない，親が介護や仕事で忙しくて頼れない，親との関係性が悪くて頼れない，親の介護と育児のダブルケアが必要など，頼れない理由も多様化している。里帰りしたとしても，実質的な支援が受けられず，頼られる親としても「支援したいが負担が大きすぎる」という声もある。出産そのものの負荷も高齢出産の産婦には大きく，産褥期のケアを社会的に支える仕組みが必要になった。

　このような背景の中，産後ケア専門の施設が開設されたり，医療施設の空床を利用した産後ケアが始まったりするなど，産後ケアへの取り組みが積極的になってきた。

(2) 産後ケア事業の法制化

　厚生労働省は，2014年度に妊娠・出産包括支援モデル事業を実施し，産後ケア事業を含めた市町村への補助が始まった[17]。2015年度には，本格事業化されたが，産後ケア事業は任意事業であったため，実施する市町村は多くなかった。国は，少子化対策にとって重要施策である産後ケア事業を，身体的なケアのみならず，産後うつや児童虐待の防止のためにも重要なケアと位置づけ，普及を後押しした。

　そして2019年，母子保健法が改正され，産後ケア事業は市町村の努力義務として法制化され，2021年4月施行となった[18]。さらに，第4次少子化社会対策大綱（2020年5月29日閣議決定）には，「産後ケア事業について，2024年度末までの全国展開を目指す」ことが明記され[19]，市町村は産後ケア事業の体制整備を急ぐこととなった。

　また，法制化により，産後ケア事業の対象は出産後1年までの女性と乳

児と明記されたことから，産後ケアを行う助産師には，産褥早期のケアはもちろん，産後1年までのアセスメントおよびケアを実践する能力も求められるようになったといえる。

2）産後ケアを実践するための基本的な考え方
(1) 産後ケアの種類
　産後ケア事業が開始される前から，有床助産所では他施設で出産した人でも産褥入院として受け入れ，産後のケアを行ってきた。

　助産所で行われる産褥入院は，家庭的な施設の中で，産後の女性の体を癒やし，食事や身のまわりの援助，育児のアドバイス，母子の愛着形成の促進を行うものである。

① 宿泊型（ショートステイ）
　現在，産後ケア事業として宿泊型で実施される産後ケアは，いわゆる産褥入院として提供されていたケアである。宿泊型で産後ケアを実践するには，母子が安全に宿泊できる場所の確保，夜間も対応する助産師の確保が必要である。現状では，産後ケア専用施設や有床助産所あるいは産科医療施設で空床を活用した産後ケアが展開されている[20]。

② 日帰り型（デイサービス）
　宿泊を伴わず，日帰り型で個別に産後ケアを実施する場合もある。その際にも，ケアを実施する場所の確保，昼食など食事提供，児の預かりなどを考慮する必要がある。

③ 訪問型（アウトリーチ）
　訪問型は，家庭訪問により産後ケアを実施するものである。既存の母子訪問事業(新生児訪問指導や乳児家庭全戸訪問)との違いを明確にする必要があり，産後ケアとしての訪問だからこその効果が求められるといえる。

(2) 産後ケアの特殊性
　宿泊，日帰り，訪問いずれの産後ケアであっても，母体へのケアと乳児へのケア，育児に関する指導や相談などが行われるが，場合によっては家族への支援や調整，保健師などの他職種との連携なども行われ，助産師の幅広い知識と対応が求められる。産後の女性のニーズは多様であり，出産施設で本人が習得してきた育児技術などにも差があるため，産後ケアを実施する助産師は，各自に合わせたケアプランを立て，実施していく。すなわち，産後ケアはより個別性の高いケアであり，クリニカルパスのように標準的な経過に基づくケアを実践する方法とは違うことを心得ておく必要がある。

　たとえば，出産による身体的疲労感が強い人には，児を一時的に預かり，十分な睡眠をとってもらうことが優先的なケアになる。また，乳房ケアのニーズも高い。

授乳は，手技に慣れて児がうまく吸いつくまでに時間がかかる。授乳がうまくいくと母親としての自信につながるため，母親と児に合った授乳方法の支援は，産後ケアの中でも重要である。

さらに，産後うつをはじめとしたメンタルヘルスケアも求められている。メンタルヘルスケアには，周産期メンタルヘルスの基礎知識は必須だが，家族関係の洞察や対象者の感情の機微に気づくためのスキルも必要と考えられる。

(3) ケア実践の基本

産後ケア実践の基本は，産後の女性をまずは受容し，女性の考えや希望を尊重すること，心身両面が癒やされるようにすること，そして何よりも，女性自身が育児について少し先までのイメージが持て，一般的な育児方法ではなく，自分の子どもを自分で育てることに自信が持てるよう支援することである。親になる過程において，誰かにていねいに優しく寄り添って支援されることは，育児への自信や前向きな気持ちにつながっていく。

産後の女性は，出産という大仕事を終えた後で，「皆に助けてもらいたい」「優しくしてもらいたい」という思いがある。しかし一方で，「産後は子どもの世話を何よりも優先しなくてはならないから，自分のことは後回し」と過剰に思い込みがちでもある。出産施設は短い入院期間の中で，退院後，授乳や育児に困らないように，保健指導を急がざるをえない状況になっている。褥婦本人も，出産は病気ではないため，産後の安静の必要性を感じず，周囲からも育児に早く慣れることを要請されれば，動いてしまうだろう。

また，自分のことより子どものことを優先するのが親というものだとも思いがちである。おそらく昔から，褥婦にはそう考えて動いてしまう人も多かったであろう。そこで，冒頭で示したように，あえて禁忌を設け，強制的に休ませたとも考えられる。

「産後ケアで休ませてもらって，初めて自分がどれだけ疲れていたか気づいた」ということも多い。褥婦はとにかく体を休める，授乳以外は横になって体の回復に努めることが，ここから長く続く育児への準備になる。体の回復は心の安定にもつながり，子どもへの愛情や絆も深まり，親としての自信も育みやすくなる。

女性に寄り添う専門職も，「母親は子どものことを第一に考えるもの。母親は自分のことより育児を優先的に行わなければならない」というイメージを持っていないか。また，たとえば，専門職が産後の女性に対して「お母さん」と呼ぶことも依然として多いようだが，母親役割を過剰に強いることになっていないか。産後ケアの場面では，見直す必要もあるのではないだろうか。

産後ケアを受けるのはぜいたくや甘えだと社会的な批判が出たり，女性

2

自身も「自分は（正常分娩だったので）産後ケアを受ける対象ではない」と思い込んでいたりする。産後は，体の回復のための安静と，ゆったりとした気分で自分の子どもに向き合える時間が必要であるということを考えれば，産後ケアは受けることが当たり前のケアであり，ぜいたくでもないし，女性の甘えでもない。親になることを急がせず，社会全体で支えるための仕組みとして，提供されるべきである。

3）分娩施設と産後ケアの連携

　産後ケア事業は市町村の事業であり，実施主体は市町村である。しかし，事業の実施は助産所や産科医療機関に委託されることが多く，ケア提供者は助産師が中心である。ケア提供者である助産師は，自分のケアに責任を持つ必要があり，医療・保健・福祉分野との連携は責務の一つである。

　そこで，分娩施設と連携をとり，産後ケアを効果的に行うことが求められる。分娩形態，分娩所要時間，分娩時出血量，児の状態などの情報は，産後の回復を左右するため，重要である。また，家族の支援の有無やパートナーとの関係性など，家族の情報も入院時には得やすく，地域では求められている。自施設で分娩し，その後の産後ケアを実施している場合は，すでに情報共有ができているが，施設が変われば情報共有がしにくくなる。できれば分娩施設からの情報を得て産後ケアを実施したいが，必ずしも情報が得られるとは限らず，母子健康手帳と利用者本人からの情報，市町村の担当保健師や子育て世代包括支援センターが得ている情報のみでケアを実施している場合が少なくない。分娩施設と産後ケア実施施設が直接的に情報共有できない場合は，産後ケア事業の実施主体である市町村が中心になり，必要な連携を図るということも有効である。分娩施設からは，より積極的な市町村への情報提供が望まれる。

　また，分娩施設が対象者に産後ケア事業を紹介し，利用につなぐことも多い。入院期間が限られているため，退院後の育児などに不安のある母子については，積極的に産後ケア事業の利用に結びつけたい。自施設で産後ケア事業を行い，市町村からの委託を受けている場合はもちろん，他施設での産後ケア事業の利用，新生児訪問などの母子保健事業の利用は，分娩施設の助産師からの後押しがあると，利用のハードルが下がり，適切な支援につながりやすくなる。母親のメンタルヘルストラブルや児童虐待などの予防の観点からも，専門職である助産師が産後ケア事業の利用をすすめたい。

4）多様な支援の方向性
（1）ケースに合わせた連携

　母親となる女性の背景は多様化している。晩婚化が進み，不妊治療や高齢出産が増え，妊娠中のリスクだけでなく，出産時のリスクや産後の回復

にも影響が出る人が増えている。また，精神疾患の既往歴や心療内科受診歴がある人も少なくない。さらに，自身の親との関係性に悩んでいたり，夫婦関係に問題を抱えていたり，経済的な問題を抱えている人も少なからずいる。

すでに診断がついて産科以外の診療科に受診している場合はその診療科と，メンタルヘルスケアが必要な場合は新たに精神科や心療内科，カウンセリングなど専門外来との連携，継続的な支援が必要な場合は訪問看護との連携も必要となる。経済的な問題は，福祉部署につなぐ必要もある。地域における一人一人のケースに合わせた相談や連携は，子育て世代包括支援センターがその中核となって機能することが望まれる。

(2) 児の状態に応じた母子へのケア

生まれてくる子ども側に支援が必要なケースもある。双胎や品胎（ひんたい）など多胎児の育児は，それだけで負荷がかかる。物品の準備に加え，出産後の支援者(家族も含む)の手配については，妊娠中から準備しておく必要がある。

特に，実際に多胎児育児をしている先輩の状況を，妊娠中から見たり聞いたりでき，困ったときどこに相談したらよいのか知っておくことが，実際の育児を始めるに当たっては参考になるため，市町村や子育て支援を行うNPO法人，多胎児育児サークルなどが発信している情報を適切に入手できるよう，助産師からも助言したい。中でも，市町村に対して，妊娠中からの情報や出産施設での出産時の情報，新生児の情報が，連絡票などを通じていち早く連絡されれば，退院後早期の家庭訪問であったり，産後ケアであったり，タイムリーな支援につながるだろう。

児がNICUに入院していたりすると，先に退院した母親は，母乳を搾乳してNICUに届けたり，子どもの治療や検査の先行きに不安を覚えたり，その中で自責の念にかられ，気持ちが落ち込むことも多い。まずは産後ケアにおいて母親の心身のケアを行い，生活の中で何が必要かを見ながら助言していくことが求められる。

単胎であっても子どもの成長・発達の過程で心配ごとは尽きないため，多胎児であればなおさらである。その環境を理解してくれる専門家や仲間がいること，多胎児育児の先輩との接点があることは，大変心強い。多胎児出産，NICU入院児を抱える親に対して，産後ケアは有効な支援となると考えられる。

(3) 父親への支援

最近は，父親への支援も注目される。複雑で閉塞感のただよう社会情勢の中，メンタルヘルスの不調を抱えるのは，女性のみならず男性も同様である。産後うつのリスクを持つ父親は，母親と同程度である[21]。

父親にとっても育児は初めてであればなおさら不安が多く，夜間の睡眠

は細切れとなり，身体的にも疲労が蓄積する。さらに，母親のサポートも
しなければならない，家計も支えていかなければならないという重責がか
かるが，弱音は吐けないという人は多い。市町村においても，母親の相談
窓口は明記されているが，父親はどこに相談すればよいかもわからない。
「男性だから，父親だから，自分が頑張らなければならない」というジェン
ダー・バイアスは，女性以上に大きい可能性がある。産後ケアの課題とし
て，女性と同じように男性に対しても支援を行うことと，父親となる男性
も相談してよいこと，その窓口を伝えていくことが必要だといえる。

5）子育て世代包括支援センターとの連携

　産後ケア事業が法制化される前の 2016 年，児童福祉法および母子保健
法の改正において，妊娠や子育ての不安，孤立などに対応し，子ども虐待
のリスクを早期に発見，逓減するため，市町村は子育て世代包括支援セン
ター（法律上の名称は「母子健康支援センター」；2024 年 4 月より「こど
も家庭センター」）を設置するよう努めなければならないとされた[22]。

　子育て世代包括支援センターでは，保健師や助産師の専門職がすべての
妊産婦などの状況を継続的に把握し，情報の一元化を図り，必要に応じて
関係機関と協力して支援プランを策定する[22]ことにより，妊産婦などに対
しきめ細かな支援を行うとされている。地域の母子保健の要であり，出産
施設との連携，産後ケア事業との連携が重要となる。

　特に，産後ケアが必要になりそうな妊婦に対しては，妊娠中から産後ケ
アの利用を促すなど，切れ目ない支援が進められている。市町村の産後ケ
ア事業を実施する助産師は，妊娠中の情報を得ながら産後ケアを実施し，
産後ケアでの助産師のアセスメントや実施したケアを子育て世代包括支援
センターへフィードバックすることで，より切れ目ない支援につながって
いく。継続的な支援と長期的な視野を持って女性と家族に関わること，子
育て世代包括支援センターと連携するスキルを持つことが，助産師の産後
ケアの実践には必要である。

　また，子育て世代包括支援センターに勤務する助産師も必要である。母
子健康手帳交付時の面談から妊婦と接点を持ち，支援の必要性をアセスメ
ントしながら，産前産後の継続した支援のためには，地域の中でいつでも
相談できる場所に助産師が存在することが重要である。

6 ｜「母子のための地域包括ケアシステム」の推進

　社会保障・税一体改革では，高齢化が一段と進む 2025 年において，ど
こに住んでいても，その人にとって適切な医療・介護サービスが受けられ
る社会を実現するべく，できる限り住み慣れた地域で在宅を基本とした生
活の継続を目指す「地域包括ケアシステム」の構築に取り組むことが示さ

れた。各地でも，具体的な取り組みが始まっている（図2-11）。

「2025年の医療・介護提供体制構築」に向けた，医療機関の機能分化が進められる中，早期の在宅復帰を目指した体制の整備などが診療報酬改定の大きなポイントとなり，2014年度の診療報酬改定では，地域包括ケア病棟が特定入院料の対象となる病棟として新設された。

日本看護協会では，産科混合病棟の問題や課題解決のマネジメントの方法として，また，妊娠期から産褥・産後ケアまで一体的にケアを提供する包括的母子支援を推進する上で，この地域包括ケア病棟がヒントになるのではないかと考えている。

そこで，ここでは，現状の産科混合病棟の問題や課題を解決し，かつ，一体的に母子支援を行うケア提供の場として，この地域包括ケア病棟からヒントを得た，母子と地域をつなぐ「母子のための地域包括ケアシステム」の考え方について述べる。まず，地域包括ケア病棟とはどのような役割を担う病棟なのかを概説した上で，日本看護協会が推進する「母子のための地域包括ケアシステム」および関連事業について解説する。

1）地域包括ケア病棟とは

地域包括ケア病棟とは，急性期治療を経過した患者および在宅において療養を行っている患者などの受け入れや，患者の在宅復帰支援などを行う機能を有し，地域包括ケアシステムを支える役割を担う病棟（病室）のことである。本来は，一般病棟で症状が安定すると，早期に退院をすることになっているのだが，在宅での療養に不安があり，もう少しの入院治療で社会復帰ができるという患者のために，在宅復帰に向けて療養支援を行い，いわゆる，急性期と在宅の橋渡しの役割を担う。

地域包括ケア病棟は，複数の受け入れ経路と機能を持つ。

1つ目は，急性期後の治療や回復期のリハビリテーションを要する患者を，予定入院で受け入れる機能。

2つ目は，慢性期の定期的な悪性腫瘍治療や緩和ケア，短期滞在手術，医療必要度の高いレスパイトケアなどを要する患者を受け入れる機能。

3つ目は，軽～中等度の急性期患者を，緊急入院で受け入れる機能。

さらに4つ目として，在宅・生活復帰支援機能がある。

院内多職種協働で，リハビリや摂食機能療法，口腔ケア，栄養指導，減薬調整，服薬指導，退院支援・調整などを提供し，医療ソーシャルワーカー（MSW）や介護支援専門員（ケアマネジャー）が，地域内多職種協働による在宅サービスを調整し，最高60日を目安に在宅・生活復帰を目指すものである。

2018年度の診療報酬改定において，地域包括ケア病棟入院料，入院医療管理料を，「基本部分」（看護職員配置，重症度，在宅復帰やリハビリテーションに係る人員配置など）と，在宅医療の診療実績に係る「実績部分」

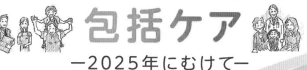
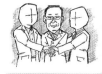

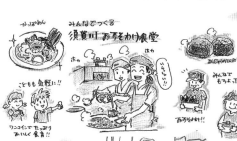
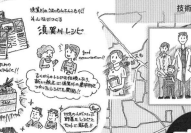

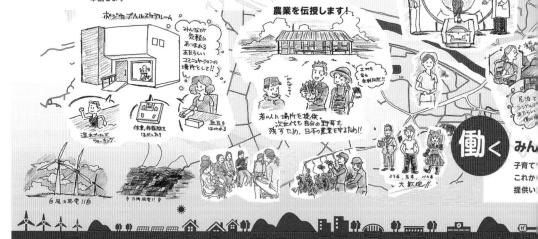

図 2-11　各地で始まりつつある地域包括ケアシステム構築の取り組み（福島県須賀川市の例）
（元公立岩瀬病院院長・三浦純一氏の許可により掲載）

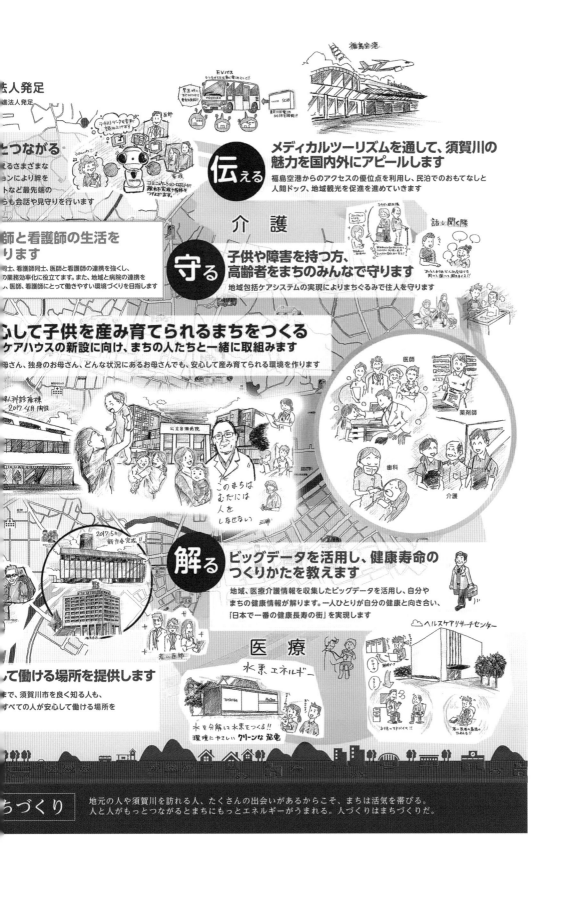

伝える　メディカルツーリズムを通して、須賀川の魅力を国内外にアピールします

福島空港からのアクセスの優位点を利用し、民泊でのおもてなしと
人間ドック、地域観光を促進を進めていきます

介護

守る　子供や障害を持つ方、高齢者をまちのみんなで守ります

地域包括ケアシステムの実現によりまちぐるみで住人を守ります

して子供を産み育てられるまちをつくる

ケアハウスの新設に向け、まちの人たちと一緒に取組みます

母さん、独身のお母さん、どんな状況にあるお母さんでも、安心して産み育てられる環境を作ります

解る　ビッグデータを活用し、健康寿命のつくりかたを教えます

地域、医療介護情報を収集したビッグデータを活用し、自分や
まちの健康情報が解ります。一人ひとりが自分の健康と向き合い、
「日本で一番の健康長寿の街」を実現します

医療

て働ける場所を提供します

まで、須賀川市を良く知る人も、
すべての人が安心して働ける場所を

ちづくり　地元の人や須賀川を訪れる人、たくさんの出会いがあるからこそ、まちは活気を帯びる。
人と人がもっとつながるとまちにもっとエネルギーがうまれる。人づくりはまちづくりだ。

（自宅からの入棟患者割合，在宅医療の提供，看取りに関する指針など）とを組み合わせた体系に見直すとともに，在宅医療や介護サービスの提供などの多様な役割・機能を果たしている医療機関を評価している。また，夜間の看護職員の配置に係る評価（看護職員夜間配置加算）も新設された。

　地域包括ケア病棟入院料（入院医療管理料）1および2は在宅復帰率7割以上が基準となっており，在宅復帰を目的とした診療報酬であることがよくわかる。さらに，2020年度の診療報酬改定では，「重症度，医療・看護必要度」の引き上げやB項目の評価方法の変更，在宅復帰に向けたリハビリテーションの実施が必要になった。2022年度の診療報酬改定では，地域包括ケア病棟の役割を一層求める改定となり，受け入れに備える病棟への減算ルールが導入されるなど，基準や要件の見直しが行われている。

　地域包括ケア病棟における在宅復帰支援担当者には，患者・家族を中心に，多職種で実践する在宅復帰というゴールを共有し，切れ目ない支援と連携を行うためのコーディネーターとしての役割を担うことが求められる。たとえば，在宅復帰を目的としたリハビリテーションのために，けがの具合や症状から自宅で生活ができるようになるまでの目標を立て，入院早期から患者の退院後の生活に目を向けた看護に，より一層取り組む必要がある。

　また，今後は，自宅や施設でも，医療機器や医療用具を必要とするような医療依存度の高い患者が増えることが予想される。そのため，看護職一人一人が，訪問看護ステーションなどの在宅サービス事業所や，介護施設などの地域の資源を把握しておくこと，患者がスムーズに在宅へ移行できるように，訪問看護師などとの情報共有にも努めることが必要となる。

2) 妊娠・出産・育児を取り巻く現状

(1) 妊娠・出産・育児を取り巻く現状と課題—産科混合病棟—

　日本看護協会は，2015年に公表した「看護の将来ビジョン」において，地域包括ケアシステム構築への参画や，暮らしの場における看護機能の強化について述べている。また，「健やかに生まれ育つことへの支援」として，住み慣れた地域で母子が安全に，安心して出産・育児ができる母子保健体制・周産期医療体制の構築，全世代型の地域包括ケアシステム構築を推進している。

　妊娠・出産・育児を取り巻く現状は，大きく変化している。現在の特徴を下記に示す。

妊娠・出産・育児を取り巻く現状
- 核家族化・関係性の希薄化などによる，支える力の低下
- 分娩施設減少による，医療機関へのアクセシビリティの低下
- 晩婚化・晩産化による，ハイリスクの増加
- ハイリスクに対する，より専門的なケアニーズの高まり
- 周産期医療機能分化を背景とする，ケアニーズとケア提供の不均衡

・助産師に対する専門性の発揮への期待の高まり
・産科混合病棟の増加

　産科混合病棟については，日本看護協会が2012年度に行った調査では，産科単科の割合が19.4％，混合病棟は80.6％で，2016年度に行った調査では，産科単科は22.5％，混合病棟は77.4％であった[12]。

　混合病棟の割合だけを見ると，改善傾向にあるように思えるが，助産師の患者の受け持ち方を見ると，「他科患者と産婦を同時に受け持つ」割合が10.4％から43.7％と増加傾向にあり，「常に他科患者は受け持たない」割合は55.2％から16.3％と減少傾向にあった[12]。

　つまり，産科混合病棟で働く助産師は，患者の受け持ち方を含めた働き方が変化しており，分娩介助のときなども含め，他科患者を同時に受け持っているケースが生じているのである。施設によっては，分娩のケアが死亡患者のケアと並行して行われているという報告もある[23]。また，助産師が他科患者を同時に受け持つ環境のため，妊産褥婦と新生児が十分な助産ケアを受けることができなかったり，プライバシーの確保が困難であったりする場合もある。

(2) 産後ケア事業と周産期メンタルヘルスケアへの期待

　前述のように，核家族化や地域のつながりの希薄化などにより，地域において妊産婦やその家族を支える力が弱くなっており，妊娠・出産・育児を行う妊産婦の不安や負担が増えている。これらを背景とし，出産後間もない退院直後の母子に対して，心身のケアや育児のサポートなどを行い，産後も安心して子育てができる支援体制の整備・確保が求められている。

　厚生労働省では，地域レベルでの妊娠・出産・育児期にわたる切れ目ない支援の強化を図ることを目的とし，2014年に「妊娠・出産包括支援モデル事業」を実施した。

　2015年度の島田ら[24]による調査結果によると，産後ケアの利用動機としては，産後のサポート不足や授乳にまつわる不安があり，周囲からのすすめなどを受けて利用を決めていた。産後ケア内容としては，母親への身体回復の支援や母乳・母乳以外の育児支援，家族間調整などに加え，母親への心理的支援もあげられており，ケア事業の利用者は，受けたケアに対して助産師ならではの関わりを感じ，満足を得ていた。

　周産期のメンタルヘルスケアについては，厚生労働省の「周産期医療体制のあり方に関する検討会」意見の取りまとめ[29]において，精神科疾患を合併した妊産婦に対応可能な体制整備が必要である旨が述べられている。特に，産後うつ予防や新生児への虐待予防などの観点から，厚生労働省は2017年度より，産後2週間，産後1か月の時期の褥婦に対する健康診査の費用を助成することを示した。また，平成28年度子ども・子育て支援

推進調査研究事業の一環として「妊産婦メンタルヘルスケアマニュアル」[30]が作成され，助産師として学んで身につけておくべき知識や技術の基本が示された。

　マタニティブルーズ，産後うつ，愛着形成障害といった産後のメンタルヘルスにおけるトラブルは，産科医療の現場から家庭へ戻る移行期に好発する。そしてこの時期は，専門的な支援が手薄になる時期でもある。つまり助産師は，メンタルヘルスに関しても適切なアセスメント能力を持ち，多領域と連携しながら妊娠期から切れ目ない産後ケアを行うことが重要なのである。なお，2019年に母子保健法の改正に伴い，産後ケア事業として法定化され，市町村の努力義務として規定された。詳細は，Ⅱ巻の第4章の5や本書のp.39～を参照されたい。

3）母子の包括的支援を推進する「母子のための地域包括ケアシステム」と「母子のための地域包括ケア病棟」

　妊産婦・母子を取り巻く状況により，母子保健施策はさまざまな法制度が整えられ，随時見直しが行われてきた。母子保健法の改正による，子育て世代包括支援センターの設置や産後ケア事業の法制化などは記憶に新しい。しかし，制度間で必ずしも十分な連携がなされているとはいえず，必要な支援が受けられない場合もある。特に，前述のような周産期メンタルヘルスの不調は，妊産婦の孤立や不安などにも影響を及ぼすと考えられる。

　一方で，周産期医療の現状としては，分娩取り扱い施設の減少や混合病棟化により，分娩取り扱い施設においても母子に十分な支援を提供することが難しい状況にある。

　このように，身体的・心理的・社会的課題を抱えるすべての母子に，妊娠・出産・育児期において継続した切れ目ない助産ケアの提供を実現するために，地域包括ケア病棟の仕組みを活用し，医療機関における「母子のための地域包括ケア病棟」の開設を提案したい。

　「母子のための地域包括ケア病棟」とは，助産師をはじめとする看護職が妊産婦と新生児に集中してケアできる体制が整備され，妊娠・出産・子育て期における切れ目なく継続したケアが提供できる場と機能を持つ病棟をいう[32]。この病棟では，妊娠・分娩・産褥期における一般的なケア提供と，社会的ハイリスクにある場合の母子の生活復帰支援が，関係機関と連携しながら行われる。

　「母子のための地域包括ケア病棟」は，（1）院内助産・助産師外来，（2）産科関連病棟におけるユニットマネジメント，（3）医療機関における産後ケア事業，（4）地域連携，の4つの機能を併せ持ち，これらを一体的に実施することで切れ目ない支援が実現できるのである（図2-12）。

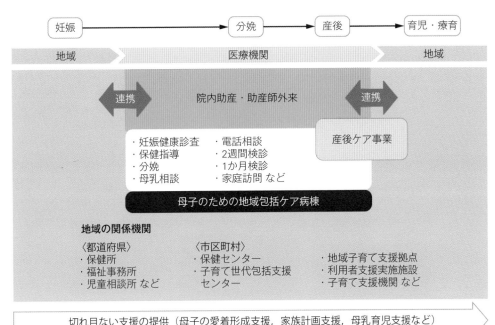

図 2-12 「母子のための地域包括ケア病棟」の機能
（文献[32], p.10 より）

4) 「母子のための地域包括ケア病棟」における 4 つの機能
(1) 院内助産・助産師外来

　院内助産・助産師外来の推進は，チーム医療の強化，ことに国が推進する「働き方改革」における医師の業務負担に貢献することができる。産婦人科は，ハイリスク妊産婦の増加により，医療介入を必要とする対象が増加していることなどを背景に，他診療科と比較して医師の長時間労働の割合が高いとされている[33]。

　2024 年 4 月から，改正医療法により，医師の労働環境改善と健康確保を目的として，医師に対する時間外労働の上限が設けられる。医師を含む医療従事者の働き方改革と，地域分娩環境の確保の両立を目指し，医師と助産師が協働し，タスク・シフト／シェアを効果的に推進していくことが国から求められているのである。

　助産実践能力習熟段階（クリニカルラダー：CLoCMiP®）レベルⅢの認証を受けた「アドバンス助産師」が中心となり，院内助産・助産師外来を運営することで，医師がよりハイリスクな対象に専念することができるだけでなく，医師の負担軽減が図られることが期待される。さらに，医師・助産師のそれぞれの専門性を活かし，役割分担を効率よく行うことで，より強固な周産期医療提供体制の構築にもつながる。

(2) 産科関連病棟におけるユニットマネジメント

　前述のとおり，日本の医療機関では，産科関連病棟の混合化が進んでい

る。新型コロナウイルス感染症（COVID-19）の流行により，感染症患者受け入れのための病棟編成が行われ，混合化が加速した施設も多いのではないだろうか。

産科混合病棟では，他科患者の入床基準やルールが十分に守られない，助産師が他科患者のケアも担い，母子のケアにじっくり専念することができないなどの課題がある。

このような課題を解消するために日本看護協会が提案するのが「ユニットマネジメント」である。これは，産科と他科患者が別室となるように「ユニット化」（一続きになっている病棟の一部を，産科専用のユニットとして使用すること）と「ゾーニング」（廊下を含めた領域を産科のための区域とし，その区域を産科専用のユニットとして使用すること）を行うことである（図2-8, 2-9参照）。産科関連病棟におけるユニットマネジメントは，周産期部門だけではなく，病院内全体でそのあり方を検討することが重要である。

(3) 医療機関における産後ケア事業

近年は核家族化が進み，自分の親などの親族から距離的に離れた場所で妊娠・出産することは珍しくない。さらには，高齢出産の増加や，地域のつながりの希薄化などの社会的要因も複雑に絡み合い，孤立から来る不安がメンタルヘルスの不調や，虐待につながるケースもある。

また，医療費適正化の推進や医療技術の進歩により，入院日数の短期化が図られている。産後の入院期間も同様の傾向にあり，これは，産後の心身疲労の回復，授乳をはじめとするセルフケア能力をベースにした育児手技の獲得が不十分なまま退院を余儀なくされるということでもある。

産後ケア事業では，そういった対象者に対してきめ細かい心身のケアや育児サポートなどを行うことで，産後も安心して子育てができる支援体制を提供することにつながる（p.39〜も参照）。

(4) 地域連携

既知のとおり，子育ては医療機関内だけでは完結しない。妊娠期から子育て期に至るまで，母子への支援は多様であり，生活に根差した，つまり，地域に根差した継続的なケア提供が必要である。

入院中に気がかりな対象がいても，医療機関の産科部門だけでは，時間的にもマンパワー的にも十分に対処しきれないことがある。そのような場合には，地域の関係機関（表2-5）と連携・協働することが重要となる。妊娠期から，地域の関係機関の担当者と情報共有を目的とした会議を設定する，「妊婦・母子支援連絡票」を活用して必要な情報を確実につないでいくなど，助産師の役割は地域連携の中でも重要なものになる。

なお，ここで示す「地域連携」とは，医療機関が必要な保健・福祉につ

表 2-5　地域の関係機関

都道府県	市区町村
・保健所 ・児童相談所 ・福祉事務所　など	・保健センター ・子育て世代包括支援センター* ・子ども家庭総合支援拠点* ・地域子育て支援拠点（保育所，児童館など） ＊：2024 年 4 月より「こども家庭センター」へ 　　一本化。

（文献[32]，p.10 により作成）

なぐ拠点となることである。病院間で実施する「地域医療連携」の定義とは異なるものであるため，留意していただきたい。

　医療機関と地域の関係機関，両者の間で十分な関係性を構築することで，支援を必要とするすべての母子に，切れ目ない支援を提供することができる。

　周産期医療は，日本の母子保健と児童福祉を支える重要な基盤である。医療機関と地域の連携により，すべての国民が安心して安全な出産に臨める環境の実現が求められている。母子が孤立することなく，医療機関と地域の適切な連携による切れ目ないケアが受けられる「母子のための地域包括ケアシステム」が推進されることを，また，助産師にはその一助となるマネジメントを期待したい。

5）日本看護協会「母子のための地域包括ケア病棟」関連事業

　日本看護協会は，母子支援体制作りとして，院内助産・助産師外来開設の推進[3]，産科関連病棟におけるユニットマネジメントの提案[15]，ケア環境を支える助産師の必要人数算出に関する提案[16]などを行ってきた。2018年に実施した「院内助産・助産師外来の開設による効果に関する調査」[35]では，助産師数の確保，人材育成，産科医師の理解・協力の 3 点が，院内助産・助産師外来開設の課題であると明らかとなった。

　これまでにも述べてきたとおり，母子を取り巻く環境やケア提供体制は変化している。そこで，母子に集中してケアできる体制構築を目指し，2019～2020 年度，かねてより推進してきた「院内助産・助産師外来」「産科関連病棟におけるユニットマネジメント」「医療機関における産後ケア事業」「地域連携」の 4 つの機能を一体的に提供する「母子のための地域包括ケア病棟（仮称）モデル事業」（以下，モデル事業）に取り組んだ。モデル事業は，日本看護協会が表明する「2025 年に向けた看護の挑戦 看護の将来ビジョン～いのち・暮らし・尊厳を まもり支える看護～に寄せて」[36]の「健やかに生まれ育つことへの支援」の一つとして，看護職による一体的なケアを提供する体制構築を目指して提案するものである。

　2019 年度のモデル事業は，8 分娩取り扱い医療機関に委託した。2020年度のモデル事業は，推進パターン●¹ 6 か所，構築パターン●² 3 か所の計 9 分

●1　すでに 4 つの機能を有している産科混合病棟を持つ分娩取り扱い医療機関が，各機能の継続・拡大に向け，行政や地域の関係機関である子育て世代包括支援センターなどと協議の場を持ち，地域における産後ケア事業のあり方，方向性を共有するなど，医療・助産ケア提供体制のさらなる構築や推進に取り組む。

●2　産科混合病棟を持つ分娩取り扱い医療機関が中心となって，4 つの機能すべての開設・実施（すでに実施しているいくつかの機能の継続と，新たな機能の実施を含む）に向け，医療・助産ケア提供体制の構築に取り組む。

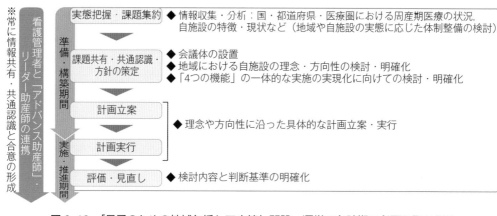

図 2-13 「母子のための地域包括ケア病棟」開設・運営の各時期に必要な取り組み
（文献[32]，p.11 より）

娩取り扱い医療機関に委託した。その結果，4つの機能を一体的に提供する構築プロセスや，4つの機能をすべて整備して一体的に取り組むことが，母子のための切れ目ない包括的な支援体制の提供となることが明らかとなった。

モデル事業と並行し，2020 年度は「母子のための地域包括ケアシステム推進に向けた院内助産・助産師外来の促進に関する調査」[37]を実施した。本調査から，院内助産・助産師外来の推進には，「院内助産・助産師外来ガイドライン 2018」[3]の定義を踏まえ，院内助産・助産師外来の目的や効果，開設までのプロセス，運営の具体策などの周知・普及を図ること，助産師の育成や人材確保が課題であることが明らかとなった。

モデル事業を経て，「母子のための地域包括ケア病棟」を全国的に推進するため，2021 年度には「『母子のための地域包括ケア病棟』推進に向けた手引き」[32]を作成した。2022 年度には，これまでの取り組みをまとめ，母子保健の充実に向けて，分娩取り扱い医療機関の看護管理者，医師，助産師，看護師，都道府県・市町村行政の周産期医療・母子保健担当者などを対象に，「日本のお産をまもれ第 2 弾　院内助産・助産師外来推進フォーラム」を開催した。

モデル事業における具体的な取り組み

「母子のための地域包括ケア病棟」開設・運営の流れと，それぞれの段階における必要な取り組みは，図 2-13 のとおりである。

準備・構築期間では，4つの機能の一体的な実施を検討するに当たり，現在の社会全体および自施設における周産期医療やケア提供の状態（設備，人員など），組織の理念や特徴を確認し，共通認識と合意形成を図る。

実施・推進期間では，4つの機能の一体的な実施の実現に向けた仕組みづくりや体制整備，ケアの標準化を行う。

2 年間のモデル事業により，「母子のための地域包括ケア病棟」開設・運

営には，以下の4点が要となることがわかった。特徴の見られたモデル事業参加施設の取り組みを踏まえて紹介する。

1点目は，4つの機能の推進に当たり，準備・構築期間の早期より，統括責任者（看護部長など）が意図的に事務部門を含む他部門を巻き込み，プロジェクトチームを編成し，組織化することである。

モデル事業に参加したA病院（兵庫県）は，その前に，市の地域開発計画の一環である事業に参加しており，新築移転する計画があった。産科病棟を備えていなかったが，出生率が高く，地域から産科開設に期待が寄せられていた。モデル事業参加に当たり，組織内合意を得る上で院内調整会議を運営主体とし，決定事項は幹部会に報告し，決議した。外来・病棟会，看護師長会では決定内容を運用し，課題の抽出と改善に向けて協議した[32]。このように，施設内で共通認識・合意形成を図るプロセスを明文化することで，組織内の理解と協力が得られる。

2点目は，産科医師と十分に協議し，切れ目ない支援提供体制に向けた役割分担や協働のあり方を見直すことである。

モデル事業に参加したB病院（広島県）は，2004年よりユニットマネジメントを導入した。当該病棟は，産婦人科と消化器内科の混合病棟であり，産科をユニット化して運営している。モデル事業参加を機に，「産科混合病棟ユニットマネジメント導入の手引き」をもとに，これまで行っていなかった入室基準などの明文化を行い，施設内に周知を図った。明文化した入室基準は，① 産科ユニットには原則，産科患者以外は入院しない，② 分娩が多いときは内科の個室を借りて産科病室にし，少ないときは婦人科ベッドを他科の女性患者用にして，入院を受ける，③ やむをえず感染症患者が入院する場合は，産科ユニットから遠い個室にする，などであり，他病棟・他科とも協力体制をとって調整した[32]。また，安全・安心な病床管理に向けて，産科危機的出血などの事例は，産科医師や助産師だけではなく，看護管理者，手術室看護師，検査技師，薬剤師，助産師学生などと合同研修会を実施した[38]。このように，産科医師や他部署・多職種と十分に協議・検討することは，それぞれの専門性を活かした役割分担や協働のあり方を見直す一助となる。

3点目は，医療機関が地域の関係機関と定例会議を設け，地域の関係する多職種による母子支援の実際，その継続の必要性などを共有することである。

モデル事業に参加したC病院（東京都）は，4つの機能を一体的に進める上で，産後ケア事業の取り組みが遅れていたため，重点的に取り組んだ。2019年12月に，母子保健法の一部を改正する法律により産後ケア事業が法的に位置づけられたこと，経営者層の理解を得られたことなどが取り組みの後押しとなった。2006年より，小児科医師・精神科医師・産婦人科医師・外来助産師・病棟助産師・新生児室助産師・小児科外来看護師・看護

部長・医療ソーシャルワーカー（MSW）・公認心理師といった多職種から
なる「ハイリスク親子支援チーム」を結成している。2015年からは，区の
総合センター保健師なども参加し，2020年からは支援時期別に分け，定例
会議を調整した。個別ケースでは，電話やサマリー郵送，事例会議を行い，
地域の関係機関と連携している[39]。分娩取り扱い医療機関が拠点となるこ
とで，妊産婦の生活する自治体と母子保健に関わるすべての関係者が，妊
娠期より，メンタルヘルスケア介入の必要性などの情報を共有できる体制
へつながる。

　4点目は，国の動きや他施設の取り組みを知ることにより，自施設の課
題が明確になることである。

　以上4点を，「母子のための地域包括ケア病棟」準備・構築期間の初期
より念頭に置くことが重要である。その際には，「アドバンス助産師」をは
じめとする看護職，看護管理者がマネジメント力とリーダーシップを発揮
することが求められる。

引用・参考文献
1）厚生労働省（2010）：チーム医療の推進について（「チーム医療の推進に関する検討会」
報告書）.
2）日本看護協会（2015）：平成26年度安全・安心な出産環境提供体制の推進に関する検
討委員会報告書.
3）日本看護協会（2018）：平成29年度厚生労働省看護職員確保対策特別事業「院内助産・
助産師外来ガイドライン2018」.
　〈https://www.nurse.or.jp/home/publication/pdf/guideline/innaijosan_2018.pdf〉
4）福井トシ子編（2017）：新版助産師業務要覧，第2版2017年版，I巻（基礎編），日本
看護協会出版会，p.157-163.
5）鈴木真編（2016）：周産期のチーム医療サクセス8 case—今こそ助産師の専門性を発揮
する．ペリネイタルケア，35（12）：15-66.
6）手島恵，藤本幸三（2015）：看護管理学，南江堂，p.178-190.
7）佐藤拓代（2015）：特定妊婦の概念とその実際．助産雑誌，69（10）：804-807.
8）日本産科婦人科学会（2018）：日本産科婦人科学会年度別入会者数（産婦人科）の推移，
2017年度末の状況.
9）地域医療に関する関係省庁連絡会議（2006）：新医師確保総合対策.
10）地域医療に関する関係省庁連絡会議（2007）：「緊急医師確保対策」に関する取組につい
て.
11）日本産科婦人科学会，日本産婦人科医会編集・監修（2020）：「助産ケア中心の妊娠・出
産支援システム」の対象にできる妊娠および分娩とその管理は？　産婦人科診療ガイド
ライン—産科編2020，p.241-244.
12）日本看護協会（2017）：平成28年度分娩取扱施設におけるウィメンズヘルスケアと助
産ケア提供状況等に関する実態調査報告書，p.24-25，150-152.
13）北島博之（2006）：総合病院産科混合病棟の問題．インフェクションコントロール，15
（10）：947.
14）厚生労働省：院内感染対策サーベイランス事業公開情報2020年1月～12月年報（全集
計対象医療機関），p.10，13.
　〈https://janis.mhlw.go.jp/report/open_report/2020/3/2/zen_Open_Report_202000.pdf〉
15）日本看護協会（2013）：より充実した母子のケアのために産科混合病棟ユニットマネジ
メント導入の手引き.
　〈https://www.nurse.or.jp/home/publication/pdf/guideline/sankakongo.pdf〉
16）日本看護協会（2015）：助産師の必要人数算出に関する提案.
　〈https://www.nurse.or.jp/nursing/josan/oyakudachi/kanren/2014/pdf/hitsuyoninzu.pdf〉

17）厚生労働省：妊娠・出産包括支援モデル事業の取組事例集.
　　〈https://www.mhlw.go.jp/file/06-Seisakujouhou-11900000-Koyoukintoujidoukateikyoku/h26nshm.pdf〉

18）厚生労働省子ども家庭局長通知「『母子保健法の一部を改正する法律』の施行について（通知）」，令和 2 年 8 月 5 日　子発 0805 第 3 号.
　　〈https://www.mhlw.go.jp/content/000657398.pdf〉

19）内閣府：少子化社会対策大綱（令和 2 年 5 月 29 日閣議決定）.
　　〈https://www8.cao.go.jp/shoushi/shoushika/whitepaper/measures/w-2020/r02pdfhonpen/pdf/s2-2.pdf〉

20）厚生労働省：令和 3 年度産後ケア事業事例集.
　　〈https://www.mhlw.go.jp/content/000815654.pdf〉

21）竹原健二（2021）：父親の産前・産後のうつの実態とその支援. 週刊医学界新聞（看護号），第 3405 号.
　　〈https://www.igaku-shoin.co.jp/paper/archive/y2021/3405_02〉

22）厚生労働省雇用均等・児童家庭局長通知「子育て世代包括支援センターの設置運営について（通知）」，平成 29 年 3 月 31 日　雇児発 0331 第 5 号.
　　〈https://www.mhlw.go.jp/web/t_doc?dataId=00tc2680&dataType=1&pageNo=1〉

23）齋藤いずみ（2016）：産科を含む混合病棟における死亡時の看護と分娩時の看護が重複する深刻な実態. 第 61 回日本新生児成育医学会.

24）島田真理恵（2016）：平成 27 年度子ども・子育て支援推進調査研究事業「より効果的な妊娠出産包括支援事業としての産後ケアのあり方に関する研究」.

25）大橋優紀子，他（2014）：出産後のメンタルヘルス　マターニティ・ブルーズと産後うつ病. 周産期医学，44（7）：957-961.

26）地域包括ケア病棟協会ホームページ.
　　〈https://chiiki-hp.jp〉

27）（2016）：特集　病棟再編で病院が変わった！〜地域包括ケア病棟の実力〜. みるみる，2016 年 Vol. 1（通巻 3 号）.

28）（2016）：特集 1　地域包括ケア病棟の現状と課題. 看護，68（1）.

29）厚生労働省（2016）：「周産期医療体制のあり方に関する検討会」意見の取りまとめ.
　　〈https://www.mhlw.go.jp/file/05-Shingikai-10801000-Iseikyoku-Soumuka/0000145749.pdf〉

30）日本産婦人科医会（2017）：妊産婦メンタルヘルスケアマニュアル〜産後ケアへの切れ目のない支援に向けて〜.

31）日本看護協会編（2022）：2022 年度診療報酬改定対応「重症度，医療・看護必要度」解説書，日本看護協会出版会.

32）日本看護協会編（2021）：「母子のための地域包括ケア病棟」推進に向けた手引き.

33）厚生労働省第二回医師の働き方改革に関する検討会(2017)：医師の勤務実態について.

34）日本看護協会（2022）：看護の専門性の発揮に資するタスク・シフト／シェアに関するガイドライン及び活用ガイド.

35）日本看護協会：平成 30 年度厚生労働省看護職員確保対策特別事業「院内助産・助産師外来の開設による効果に関する調査」報告書.

36）日本看護協会（2015）：看護の将来ビジョン.

37）日本看護協会：令和 2 年度厚生労働省 看護職員確保対策特別事業「母子のための地域包括ケアシステム推進に向けた院内助産・助産師外来の促進に関する調査事業」報告書.

38）第 25 回日本看護管理学会学術集会インフォメーション・エクスチェンジ19「地域・社会のニーズを見据えた安全・安心な産科病棟の病床運営を考える」講演資料.

39）山本智美（2021）：地域全体で母子とその家族の生活をさせていくためのシステムの構築. 看護，73（7）：40-43.

参 考 文 献
・日本看護協会（2023）：助産師の専門性発揮のあり方に関する実態調査報告書.

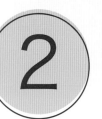

2 助産サービスの質保証

1 質保証のためのガイドラインやマニュアルの活用

1）助産ケアにおけるガイドラインやマニュアル

　ガイドラインは，「診療上の重要度の高い医療行為について，エビデンスのシステマティックレビュー（系統的レビュー）とその総体評価，益と害のバランスなどを考量して，患者と医療者の意思決定を支援するために最適と考えられる推奨を提示する文書」と定義される[1]。

　助産ケアに関連したガイドラインとしては，「院内助産・助産師外来ガイドライン 2018」（日本看護協会），「助産業務ガイドライン 2019」（日本助産師会），「エビデンスに基づく助産ガイドライン—妊娠期・分娩期・産褥期 2020」（日本助産学会），「乳腺炎ケアガイドライン 2020」（日本助産師会，日本助産学会），「産婦人科診療ガイドライン—産科編 2020」（日本産科婦人科学会，日本産婦人科医会編集・監修），「科学的根拠に基づく快適で安全な妊娠出産のためのガイドライン」（厚生労働省），「根拠と総意に基づくカンガルーケア・ガイドライン（完全版）」（カンガルーケア・ガイドラインワーキンググループ編），「産前・産後サポート事業ガイドライン 産後ケア事業ガイドライン」（2019，厚生労働省）などがある。

　また，ガイドライン以外にも，助産ケアを行う上で留意が必要な文書として，マニュアルや基準などがある。マニュアルは，物事を適切に扱うための手順書であり，基準は行動における規則を記述している。マニュアルや基準については，各医療施設で作成しているものから職能団体が作成しているものまで幅広く存在するが，看護職として知っておきたい標準的な内容が収載されているものには，「看護業務基準」（日本看護協会）[2]がある。

　先に述べたようなガイドラインやマニュアルは多くの場合，対象者にも公開されている。われわれ助産師は，専門領域に関わるガイドラインやマニュアルなどを理解して，助産ケアを提供する責務がある。

2）「看護業務基準」

　上述のガイドラインなどのうち，ここでは，「看護業務基準」について記述する。他の内容については，Ⅰ巻の第4章や，EBM 普及推進事業 Minds や助産師関連専門団体のホームページを参照されたい。

　「看護業務基準」は，看護職の責務を記述したものであり，保健師助産師

看護師法（保助看法）で規定されたすべての看護職に共通の看護実践の要求レベルを示すものとして，1995年に作成され，2006年，2016年，2021年に改訂された。「看護実践の基準」と「看護実践の組織化の基準」で構成されており，看護職が活躍する領域や場の多様化が進んでいることを踏まえて，保健師，助産師，看護師，准看護師すべてが活用できるような表現で作成されているため，助産師も理解しておく必要がある。

本基準の「看護実践の基準」には，「看護職は，看護実践において看護を必要とする人の安心と安全を第一に考え，その人が持っている力を最大限引き出すように，専門知識に基づき支援する。また，自己の看護実践の質の向上に努め，社会から信頼される専門職であり続けるよう研鑽に努める」と，看護職個人が質保証に努めることが記されている。一方，「看護実践の組織化の基準」には，「看護管理者は，看護を提供する組織の目的に即して，看護実践を評価する体制や仕組みを整え，常に質の保証と向上に努める」と記され，実践者と看護管理者の双方でケアの質保証をすることが謳われている。

3）医療の質評価

「医療の質」を評価するための視点として，アメリカのドナベディアンが示した3分類がしばしば用いられる。すなわち，「ストラクチャー（構造）」「プロセス（過程）」「アウトカム（成果，結果）」である。

1つ目の「ストラクチャー」には，施設や設備の構造といった側面や人的資源といった点の評価が含まれる。2つ目の「プロセス」は，実施されたケアが理想的な手順で実施されているかといった点を評価する。3つ目の「アウトカム」は，帝王切開率や母乳率など，治療や看護ケアの結果としての患者の状態を評価する（後掲の表2-6も参照）。現在，助産ケアに対してこれらの枠組みで標準化されたものはないが，助産ケアの評価に活用できるマニュアルをあげて紹介する。

(1) 助産実践能力習熟段階（クリニカルラダー；CLoCMiP®）：ストラクチャーの視点

「助産師のコア・コンピテンシー」を構成する4つの能力をレベル新人〜レベルⅣの5段階で評価する仕組みである。レベルⅢ（「アドバンス助産師」）に認証されることにより，助産師本人のみならず，所属組織の提供する医療の質も保証されることになる（p.80〜参照）。

(2) 「助産業務ガイドライン」：ストラクチャーの視点

2014年の改訂で，助産業務は活動の場（地域，病院など施設内）にかかわらず，重要事項は同じであり，妊産婦管理はチーム医療として実施されるものであるという概念から，開業助産師だけでなく，院内助産，助産師

外来などを導入している施設に勤務する助産師も活用できることが目的とされた。名称も,「助産所業務ガイドライン」から変更され,2019年に改訂されている。

本ガイドラインでは,助産師が管理できる対象者について,医師に相談すべき状況が記述されている。活用に当たっては,助産ケアを提供する環境や体制により,各施設でより詳細な基準を作成する必要がある。

(3)「医療機関における助産ケアの質評価—自己点検のための評価基準—第2版」(日本看護協会):プロセスの視点

本評価票(巻末資料1)は,大きく2つに分かれている。

1つ目は,各助産師が自己点検を行うためのもので,「ケアリング」「妊娠期の診断とケア」「分娩期の診断とケア」「産褥期の診断とケア」「新生児期の診断とケア」「母子訪問」で構成される49項目を自己評価する。

2つ目は,教育担当者および看護(助産)師長などが実施するもので,助産ケアの機関・施設の機能21項目を評価する。「妊産褥婦・家族へのケア方針の周知」「妊産褥婦・家族へのサービス」「サービスに関する機能」「組織の理念・目標」「人事・労務管理」「教育・研究」の項から構成されており,この部分はストラクチャーの部分についても評価可能である。

(4) 患者満足度調査など:アウトカムの視点

少子高齢社会においては,医療サービスに対する国民のニーズは非常に大きなものとなる。それゆえに,個々の病院は,医療を取り巻く状況変化を踏まえながら,医療サービスの質向上とともに,患者ニーズを的確にとらえる「患者指向の病院経営・運営」(以下,患者指向経営)が不可欠となる。患者指向経営を実現するためのツールの一つとして,患者満足度調査があるとされる[3]。昨今では多くの医療施設が本調査を実施しているが,助産サービスの視点を入れた調査を実施している施設は少ないため,工夫や仕組み作りが必要である。

助産ケアに関連したアウトカム指標としては,「妊産婦ハイリスク割合」「周産期死亡率」「新生児死亡率」「帝王切開率」「自然分娩率」「妊産婦ハイリスク割合」「母乳率」などもよく用いられている。

そのほかに参考になる指標として,2023年3月に公表された「成育医療等基本方針に基づく評価指標」や,日本看護協会が2012年度から取り組んでいる「労働と看護の質向上のためのデータベース(Database for improvement of Nursing Quality and Labor;DiNQL)事業」がある。評価指標は10のカテゴリーで計170項目あり,2017年度から産科病棟に関する評価指標も追加され,2023年より全医療機関が無料で活用できるように改正されたので,ぜひ活用されたい。

● https://www.mhlw.go.jp/content/11908000/000872573.pdf

4）質保証と第三者評価と施設の取り組み

　日本においては，1990年代から医療の質の評価を制度として行うようになった。日本医療機能評価機構による病院機能評価，日本科学技術連盟による医療の質奨励賞，品質マネジメントシステム（ISO 9001）などである。

　2016年度の診療報酬改定により，総合入院体制加算（十分な人員配置及び設備等を備え総合的かつ専門的な急性期医療を24時間提供できる体制及び病院勤務医の負担の軽減及び処遇の改善に資する体制等を評価した加算）の要件に，第三者評価が加えられたことによって，各施設ではさらに取り組みが推進されている。

　助産分野では，日本助産評価機構が個人の認証，助産所の認証，専門職大学院の機能評価を行っている。看護職専門団体の中で，第三者による評価を実施しているのは，助産分野のみである（p.68〜参照）。

　また，施設内活動としてTQM（total quality management；総合的品質管理）やQCC（quality control circle；小集団改善活動）の考え方を導入している施設が増えている。

5）質保証としての助産記録

　助産記録，看護記録は，診療情報に位置づけられている。中でも助産録は，保健師助産師看護師法に記載および保存が義務づけられている。助産記録を適切に記述できることは助産ケア提供の証でもあるため，質保証に該当する。

　「第2回産科医療補償制度―再発防止に関する報告書」によると，公表した事例のうち，行った診療行為等について診療録等の記載不足を指摘された事例があり，中には，胎児徐脈等の異常出現時の記載が不足していた事例，分娩誘発・促進の処置や急速遂娩施行等の判断と根拠や内診所見の記載が不足していた事例，新生児の蘇生状況の記載が不足していた事例などがあったとしている[4]。

　診療情報は患者の個人情報であることを認識して，正確で速やかな記録に努めなければならない。また，適切な記録が実施されているかという点だけではなく，保管・管理にも注意を向け，診療記録の開示請求などにも迅速に対応できる必要がある。

2　医療機能評価

1）医療・看護の質評価の歴史

　少子超高齢社会による疾病構造などの医療を取り巻く状況や患者の権利，説明責任など患者・国民の意識の変化から，医療の質の向上は，国民にとっても医療提供者にとっても大きな関心事となっている。そのため，医療機関は，国の医療費抑制政策のもと，コストを抑制しながら医療の質

を改善することが必要とされ，看護サービスについても，サービスの質を向上させ，専門職からケアを受けるメリットの明示が求められている。

　医療の質評価については，1985年に当時の厚生省と日本医師会が「病院機能評価研究会」を設置して検討を開始し，1987年に「病院機能評価マニュアル」が公表された。

　看護の質評価では，1987年に日本看護協会が「病院看護機能評価マニュアル（64項目）」を，1993年には「新・病院機能評価マニュアル」を公表し，自己評価型の評価が始まった。1989年には，看護QA研究会（後の看護QI研究会，現在の一般社団法人日本看護質評価改善機構）が発足し，「看護ケアの質の測定用具の開発」を行った。1995年には，第三者評価として財団法人日本医療機能評価機構が発足し，1997年より病院機能評価を開始した。また，2015年には，看護職の労働環境の改善と看護の質向上に向け，日本看護協会は「労働と看護の質向上のためのデータベース（DiNQL）事業」を開始した。

　2019年度からは，公益財団法人日本医療機能評価機構が厚生労働省の委託により「医療の質向上のための体制整備事業」を開始し，日本の全病院において，データに基づく医療の質向上の取り組みの推進と人材育成などに向けた事業が行われている。

2）医療・看護の質評価の目的は「改善」

　「医療・看護の質」という言葉はよく使用される。医療・看護はサービスといわれるが，商品であれば品質のよしあしはわかりやすく，国際標準化機構（ISO）において，製品やサービスの品質を継続的に向上させるための品質マネジメントシステムがあるが，医療・看護においても質を評価するシステムが必要となる。

　医療の質評価については，前述したドナベディアンの提唱による「ストラクチャー（構造）」「プロセス（過程）」「アウトカム（結果）」の3つの枠組みがよく用いられる（表2-6）。この3つの側面は密接に関係しており，

表2-6　ドナベディアンによる医療の質を評価する3つの側面

ストラクチャー（構造）	医療が提供される前提条件を構成する因子 ① 施設や設備などの物的資源 ② 専門職の数，多様性，資格などの人的資源 ③ 医師・看護職などの組織，医療費の支払い方法などの組織的特徴
プロセス（過程）	医療がどのようにして提供されたのかという側面・内容 ① 診断，治療，リハビリテーション，患者教育など，専門職によって行われる医療活動 ② 患者や家族などの医療への参加や，医療者と患者の関わり方，接遇
アウトカム（結果）	提供された医療に起因する個人や集団における変化・成果 ① 健康状態の変化 ② 患者または家族が得た将来の健康に及ぼしうる知識の変化 ③ 将来の健康に影響を及ぼしうる患者または家族の行動の変化 ④ 医療およびその結果に対する患者や家族の満足度

その関連を分析することにより，改善の手がかりが見出せるという点で，ドナベディアンの質評価の枠組みは優れているといわれている[5]。

　看護の質評価の目的は，看護を必要とする人に，必要な質の高い看護を提供するための「改善」であり，評価結果の分析により改善ポイントを明確にし，看護の質向上に向けた改善を行い，看護の質向上につなぐことである。看護の質評価については，多くの医療機関が受審する日本医療機能評価機構の「病院機能評価」評価項目第1領域の1.5に「看護の質評価事業への参画」が盛り込まれ，「看護においては，継続的質改善のための取り組みとして看護の質評価事業へ参画し，データを活用した分析を行い，積極的に改善活動に取り組んでいれば適切である」と，看護の質向上への取り組みについても評価項目とされている[6]。

3）医療・看護の質評価の方法

　医療・看護の質評価方法はいくつかあるが，代表的なものとしては，次の3つがある。

① **患者・利用者・家族などのケアの受け手からの評価**：この視点の評価で最も多く用いられるのが，「患者の満足度」を指標とした「患者満足度調査」である。医療技術やケアの内容については，専門的なものであるため，患者や利用者が評価するのは難しいが，医療者が提供するサービスの内容について，患者の満足度で評価するものである。

② **自己評価**：自己評価は，サービスを提供する医療者・看護職が，自分たちが提供したサービスを評価する方法であるが，甘く評価する傾向があり，妥当性，信頼性，客観性に欠けるといわれている。

③ **第三者評価**：医療機関は，自院の理念のもと，質の高い医療サービスを効率的に提供するために，医療・看護の質評価指標を設定し，改善活動を実施している。自病院の提供している医療・看護について，利害関係のない第三者による客観的評価を受け，認証を得ることで，病院の社会的信頼の獲得につながる。

　ここでは，日本の多くの医療機関が受審している代表的な第三者による評価，日本医療機能評価機構が実施している「病院機能評価」について説明する。

4）日本医療機能評価機構「病院機能評価」

　「病院機能評価」は，第三者の立場で，組織全体の運営管理および提供される医療について中立的な立場で評価を行い，明らかになった課題の改善を支援する。医療機関は，病院機能評価を受審することにより，さらなる改善活動を推進し，体制の一層の充実や医療の質の向上につなぐことができる。

　「一般病院1」「一般病院2」「一般病院3」「リハビリテーション病院」「慢

表 2-7　日本医療機能評価機構「病院機能評価」の評価項目

領域	大項目
第1領域： 患者中心の医療の推進	1.1　患者の意思を尊重した医療 1.2　地域への情報発信と連携 1.3　患者の安全確保に向けた取り組み 1.4　医療関連感染制御に向けた取り組み 1.5　継続的質改善のための取り組み 1.6　療養環境の整備と利便性
第2領域： 良質な医療の実践1	2.1　診療・ケアにおける質と安全の確保 2.2　チーム医療による診療・ケアの実践
第3領域： 良質な医療の実践2	3.1　良質な医療を構成する機能1 3.2　良質な医療を構成する機能2
第4領域： 理念達成に向けた組織運営	4.1　病院組織の運営 4.2　人事・労務管理 4.3　教育・研修 4.4　経営管理 4.5　施設・設備管理 4.6　病院の危機管理

性期病院」「精神科病院」「緩和ケア病院」の7つの機能種別に分かれ，自院の機能に合わせて受審する。認証は5年ごとの更新制であるため，医療の質が継続的に担保されるよう，院内の体制整備を行い，医療の質向上に向け，PDCAサイクルを回していくことが重要になる。

　評価項目は，表 2-7 のとおりで，産科病棟においてもすべて該当する。

　第1領域，第2領域は医療・看護の提供に関連した評価項目，第3領域は医療の提供に関連した薬剤管理や臨床検査，集中治療機能や救急機能に関連した評価項目，第4領域は医療機関全体の組織運営に関する評価項目となっている。特に第1領域，第2領域は，患者中心の医療提供やその実践に関連する領域であり，産科病棟の助産実践にも関連した評価項目となっている。

　第1領域の 1.1 では，患者そして家族の意思，権利を尊重した医療が提供されているか，1.2 では，自院で提供する医療について地域への情報発信をわかりやすく行っているか，また，地域に向けた医療についての教育や啓発を行っているか，1.3，1.4 では，重要な安全管理体制や感染管理体制が整えられているか，1.5 では医療の質の向上に向けた改善の取り組みが行われているかなどを評価する。

　第2領域では，良質な医療の提供について，実際の診療やケアにおける質と安全の確保について評価される。診療記録が適切に記載されているか，患者誤認防止対策，転倒・転落防止対策や医療機器の安全対策が講じられているか，また，患者・家族の倫理的課題などを把握して誠実に対応しているかなども評価する。また，多職種連携，チーム医療が実践されているかなど，さまざまな角度から評価する。

　第3領域は，薬剤管理機能や臨床検査機能，リハビリテーション機能な

ど，良質な医療を実践する上で重要な各種部門の体制の整備や連携，実際の実践状況を評価する。

　第4領域は，病院組織全体の運営に関する評価項目で，病院の組織運営，人事・労務管理，教育・研修・経営管理，施設・設備管理などについて，それぞれの領域が適切に運営されているか，組織として共通の運営管理がされているかなどを評価する。

　　　・S：秀でている
　　　・A：適切に行われている
　　　・B：一定の水準に達している
　　　・C：一定の水準に達していない

の4段階で評価され，B評価以上であれば認定となる。

5）医療機関における助産ケアの質評価
（1）「病院機能評価」

　少子化や妊産婦の高齢化により，1人の女性が出産する子どもの数は少なくなり，安心・安全によりよい出産をしたいと願う女性や家族が医療機関を選択する際，周産期医療の「見える化」は重要事項となる。また，提供している医療・助産ケアの質のよしあしは，妊婦から選ばれる医療機関になれるか否かに大きく関係する。

　周産期医療，特に正常分娩および正常新生児の入院は，自費診療で行われるが，「病院機能評価」の評価項目は，すべて産科病棟にも該当し，医療・看護ケアの質評価については，「第1領域：患者中心の医療の推進」の中の下記「1.5　継続的質改善のための取り組み」の1.5.1〜1.5.3項目において行われるため，これらの項目について説明する[6]。

評価項目と評価の要素
1.5　継続的質改善のための取り組み
　1.5.1　業務の質改善に向け継続的に取り組んでいる
　　・継続的な改善活動の仕組み
　　・体系的な病院機能の評価
　　・各種立入検査の指摘事項への対応
　1.5.2　診療の質の向上に向けた活動に取り組んでいる
　　・症例検討会の開催
　　・診療ガイドラインの活用
　　・クリニカル・パス（クリティカル・パス）の作成・見直し
　　・臨床指標・質指標に関するデータの収集と分析および活用
　1.5.3　患者・家族の意見を活用し，医療サービスの質向上に向けた活動に取り組んでいる
　　・意見・クレーム等の収集
　　・医療サービスの質向上に向けた対応策の検討と実施
　　・患者・家族へのフィードバック
　1.5.4　倫理・安全面などに配慮しながら，新たな診療・治療方法や技術を開発・導入している
　　・新たな技術導入に対する組織としての方針・基準

・新規治療の定期的な評価と効果・安全性の判定
・人を対象とする医学系臨床研究の適切な実施プロセスとその確実なチェック機能

「1.5.1　業務の質改善に向け継続的に取り組んでいる」では，まず，病院が主体となって継続的に取り組む改善活動の仕組み・取り組みの状況が評価される。

病院運営においては，職員の応対や施設などのアメニティで評価される「医療サービス」と，日常診療での人員体制や設備などの整備状況，診療・ケアの適正なプロセス，具体的な実績などから判断・評価される。診療の質を良好に担保・維持し続けるためには，組織の整備や仕組み作りが重要になる。

そのため，継続的な改善活動の仕組みがあるか，具体的には，医療機関の自己評価のみではなく第三者評価を受けているか，業務改善委員会などが設置され，継続的に質改善活動が実施されているか，各部署においても個別の課題に対しての取り組みが行われているかが確認され，評価される。

産科病棟，あるいは区域特定などで産科の患者，新生児を受け入れている病棟も同様の評価が行われ，組織的に継続的な質改善活動が行われていない場合は，C評価となる。

「1.5.2　診療の質の向上に向けた活動に取り組んでいる」では，症例検討会，診療ガイドラインの活用，臨床指標・質指標に関するデータ収集と分析および活用，診療内容の標準化など，診療の質の向上に向けた活動の状況が評価される。

診療・看護の質に関する問題点を発見し，改善のサイクル（PDCAサイクル）を実践するための仕組みが確立していること，多職種による取り組みが行われていること，症例検討などによる振り返りや，診療ガイドラインで推奨されているケアプロセスの実践状況，クリニカルパスのバリアンス分析などにより自病院の課題や問題点を明らかにし，改善策が実践されているかが評価される。

助産ケアにおいても，産科医療に関わる看護職が，ガイドラインを活用し，妊産褥婦に安全に助産ケアを実践していることなどが評価される。さらに，継続的質改善のための取り組みとして，データを活用した分析を行い，積極的に改善活動に取り組むことが求められる。

学会などから発行されているガイドラインを常に参照できる環境にない場合や，臨床指標を定めて診療の質改善に活用する仕組みがない場合は，C評価となる。

「1.5.3　患者・家族の意見を活用し，医療サービスの質向上に向けた活動に取り組んでいる」では，患者・家族の意見・要望を積極的に収集し活用するなど，医療サービスの質向上に向けた活動の状況が評価される。患者・家族の意見・要望に耳を傾けることは，病院運営において重要であ

り，意見やクレームなどを収集するシステムがあるか，定期的に患者満足度調査などを実施しているか，それらの結果をもとに医療サービスの質改善に向けた対応策を検討し，実施し，患者へのフィードバック，職員への周知が重要となる。

周産期医療は基本的に自費診療であり，妊産婦は，どこの医療機関が安全面，サービス面でよいのか，特にソーシャル・ネットワーキング・サービス（SNS）が発達している現在では，妊産褥婦はさまざまな方法で情報収集するとともに，自分たちが受けた医療やケアについての情報を発信している。発信された情報はすぐに広まることから，選ばれる病院になるためには提供しているケアの質を向上させるとともに，自分たちの医療機関で提供している助産ケアに関する情報を，国民へ広く発信していく必要がある。

患者や家族からの意見収集のシステムがなかったり，収集した意見が改善に活用されていなかったりする場合は，C評価となる。

(2) 産科医療補償制度

日本医療機能評価機構では，2009年より産科医療補償制度の運営事業を行っている。この事業は，分娩に関連して発症した重度脳性麻痺児とその家族の経済的負担を速やかに補償するとともに，産科医療補償制度へ登録された事例から，脳性麻痺発症の原因分析を行い，再発防止のための医療機関への情報提供などを行うことにより，紛争の防止・早期解決および産科医療の質の向上を図ることを目的としている[7]。

2011年の「第1回再発防止に関する報告書」の発行以来，「遷延分娩について」「胎児心拍数陣痛図の判読について」「新生児管理について」「羊水量の異常について」などのテーマを選定し，分析した結果を再発防止策の提言として取りまとめている。

さらに，これらのテーマから，妊娠・分娩管理や新生児管理の観点および医療の質と安全の向上の観点から，医師，看護スタッフなど，産科医療従事者にとってきわめて重要であるとした「胎児心拍数聴取について」「子宮収縮薬について」「新生児蘇生について」「診療録などの記載について」の分析対象の事例の動向を集計している[8]。

周産期医療の質を向上させるには，産科医療補償制度運営委員会から各医療機関に発出される再発防止についての情報を熟読し，自院の周産期医療提供体制を見直し，安全な出産体制の整備につなぐ必要がある。そして，再発防止について発出される情報の提供体制を整備することは，助産ケアの質向上につながるのである。

3 | 助産分野の機能評価

1）日本助産評価機構の成り立ちと事業

　助産師は，新しい家族の誕生に寄り添い，支援する専門職である。そして，専門職には，その教育と実践の双方において定期的に第三者の評価を受けることにより，その質を保持し，評価の過程を広く社会に公表することが求められる。

　一般財団法人日本助産評価機構（以下，当機構）は，助産師を育成する助産教育に関する「固有の評価基準」を持つ団体として，2008年に文部科学省から「専門職大学院のうち助産分野の評価を行う認証評価機関」の認証を得て，活動している団体である。主に，以下の4つの事業を展開している。

> **当機構の主な事業内容**
> ① 助産専門職大学院認証評価事業
> ② 助産教育第三者評価事業（専門学校，短期大学，大学，大学院）
> ③ 助産実践評価事業（助産所・助産師個人）
> ④ 広報・普及啓発事業

　ここでは，① 助産専門職大学院の認証評価事業，③ 助産実践評価事業のうち助産所についての2つの事業の概要を解説する。なお，③のうち助産師個人については，後述する。

　教育における認証評価には，機関別認証評価と専門分野別認証評価とがあり，当機構は後者を担う。専門職大学院を置く大学は，当該専門職大学院の設置の目的に照らし，教育課程，教員組織，その他の教育研究活動の状況に関し，5年ごとに，認証評価機関の実施する評価を受けることが義務づけられている（学校教育法第109条，第123条など）。

　認証評価制度の目的は，評価結果を公表することにより，大学・短期大学・高等専門学校・専門職大学院が社会による評価を受けるとともに，評価結果を踏まえて大学等が自ら改善することを促し，教育研究活動などの質を向上させることである。

　専門分野別評価は，欧米を中心に国際的な潮流になっており，日本においても国際社会の一員として必要不可欠なものとなりつつある。国際助産師連盟（International Confederation of Midwives；ICM）は，2010年に「助産師教育の世界基準」を定め，質の高い，エビデンスに基づく医療サービスを女性，新生児，家族に提供するために十分な資格のある助産師を育成することが，世界中の助産師を強化することにつながると謳っている（最新は，2021年改訂）。

　日本の助産師教育は多様な形態をとり，専修学校・専門学校・短期大学専攻科・大学・大学専攻科・大学院等で展開されている。専門分野別認証評価の受審義務はないが，公正・中立な第三者機関による専門的・客観的

立場からの評価を受けることは，よりよい教育を実施・評価・改善していくという好循環を作る。助産専門職大学院以外の教育機関も，専門分野別評価に取り組むことを推奨する。

さらに当機構は，助産実践（助産所）の第三者評価を実施している。第三者評価を通じて，自己評価と点検に努め，社会への説明責任を果たすことは，助産実践の質保証につながる。実践の根拠となる研究のエビデンスが変化し，医療システムが刷新・変動を遂げていく現代において，定期的な第三者評価は，母子・家族をはじめとした利用者の願いであり，グローバルスタンダードになっている。

当機構の使命は，母子の健康・福祉の向上に寄与することができるように，助産分野の評価活動を誠実に積み重ねていくことである。

2）助産専門職大学院認証評価事業
（1）大学評価基準および評価方法
（ⅰ）評価および評価基準

評価基準は，章，基準，解釈指針で構成されている。評価は，以下の7つの章立てに沿い，43の基準を満たしているかどうかの評定を行う。

大学評価基準
第1章　教育の理念・目的
第2章　教育課程
第3章　入学者選抜
第4章　学生への支援体制
第5章　教員組織
第6章　施設，設備および図書館等
第7章　管理運営の仕組み

助産専門職大学院全体として，当機構の基準に適合しているか否かの評価判定を行う。

（ⅱ）評価基準の変更手続き

評価基準の変更は，以下の手続きに従って行う。

① 公表および意見照会

当機構は，評価基準を変更しようとする場合，その検討段階において，事前に変更案を公表するとともに，評価対象の助産専門職大学院（以下，評価対象専門職大学院）へ送付して，意見を求めるものとする。

② 文部科学大臣への届出など

当機構は，評価基準を変更しようとする場合，あらかじめ文部科学大臣に届け出るとともに，変更後，速やかに評価対象専門職大学院に通知するものとする。

③ 適用時期

変更後の評価基準は，文部科学大臣への届出とともに，評価対象専門職大学院への通知がなされた年度（毎年4月～翌年3月）の翌年度に，評価

対象専門職大学院が作成する自己評価報告書に係る評価に対して適用される。ただし，評価対象専門職大学院が同意した場合には繰り上げて適用することができるものとする。

（iii）評価の方法

当機構は，別途定めるところにより，評価基準に従い，評価対象専門職大学院の教育活動などを評価する（詳細は，助産専門職大学院認証評価手続規則を参照）。評価対象専門職大学院が作成した自己点検評価報告書，その他当機構が必要と認めて入手した資料の分析・検討，および評価対象専門職大学院に関する面談調査，授業・施設の視察および関連資料の閲覧調査などを内容とする現地調査を実施する。

（2）評価の実施体制

（i）体制

当機構は，以下の体制により，評価対象専門職大学院の評価を実施する。

大学評価体制
① 認証評価評議会
② 評価委員会
③ 評価チーム
④ 異議審査委員会
⑤ 事務局

（ii）利害関係人

認証評価評議会，評価委員会，評価チーム，異議審査委員会，事務局の構成員のうち，評価対象専門職大学院に専任として在職し（就任予定を含む），または，過去3年以内に所属したことがある者，役員であった者は，当該評価対象に係る評価に関与することができない。

（iii）守秘義務

当機構，認証評価評議会，評価委員会，評価チーム，異議審査委員会，事務局の構成員は，評価の遂行に関して取得した助産専門職大学院およびその関係者に関する情報について守秘義務を負う。ただし，評価の実施・公表のために必要がある場合を除く。

（3）評価結果の公表

当機構は，評価対象専門職大学院について確定した評価報告書を，文部科学大臣に提出するとともに評価対象専門職大学院に送付し，かつ刊行物やホームページに掲載し，公表する。

（4）評価の周期と時期

当機構の認証評価を受ける助産専門職大学院は，開設の日から5年以内に評価を受け，認証評価を受けた年度の翌年から5年以内ごとに評価を受けるものとする。

3）助産実践評価事業（助産所）

　現在，さまざまな分野で第三者による認証評価が行われている。医療施設では，病院医療機能評価が行われているが，助産所に対する第三者による助産分野の評価は実施されていない。地域における助産師の活動が広く人々の期待を集めている中，特に助産所における助産実践が社会の理解と信頼を得るには，客観的・中立的な立場からの認証評価を受けることが必要であると考える。

　助産所が評価を受ける最大の意義は，助産師一人一人が「助産所はどうあるべきか」「そのために助産師は何をすべきか」などを深く考える契機になる点にある。改善項目に助産所のスタッフが一丸となって取り組むことで，結果として真の意味での「質の向上と安全」につなぐことができると筆者は確信する。

　助産所評価は，2010 年 2 月から実施されており，5 年ごとの認証で更新により 3 ラウンドを迎えた助産所もある。なお，評価結果は，すべて当機構のホームページ上に公開されている。

（1）助産所評価の目的

　当機構は，助産所からの求めに応じて助産所評価を実施する。その目的は，日本の助産所における機能を評価するとともに，助産所における助産実践等の質の向上を図ることにある。そのために，当機構が定める助産所評価基準（以下，評価基準）に基づき，次のことを実施する。

① 質の保証と向上に向けた適格認定

　助産所の助産実践活動等の質の保証と向上を図るため，助産所を定期的に評価し，助産所の機能が評価基準に適合しているか否かの認定を行う。

② 助産実践の改善に役立てるためのフィードバック

　助産所の助産実践の改善に役立てるため，助産所の運営や助産実践に従事する助産師および助産職能団体役員，有識者などを加えた多面的な評価を実施し，評価結果を助産所にフィードバックする。

③ 社会への説明責任

　助産所における助産実践について，広く国民の理解と支持を得られるように助産所の実践状況を明らかにし，それを広く社会に示し，説明責任を果たす役割を担う。

（2）助産所評価の特徴

　当機構が実施する助産所評価には，以下のような特徴がある。

① 評価の目的

　助産所活動等の水準の維持および向上を図るとともに，その個性的で多様な発展に資することを目的として行う。

② 評価基準

　以下の6章からなる「基準」および，基準に係る細則・解釈・定義などの「解釈指針」で構成され，助産所として満たすことが必要と考えられる要件および助産所の目的に照らして助産実践活動などの状況を多面的に分析するための内容を設定している。

助産所評価基準
第1章　助産所の理念と管理運営の基本的事項
第2章　妊産婦および新生児の権利と安全の確保
第3章　地域における役割
第4章　妊産婦および新生児へのサービス
第5章　ケアの適切な提供
第6章　助産所運営管理の合理性

③ 評価方法

　評価基準に則した自己点検評価に基づき，書面調査および現地調査により実施する。

④ 評価結果

　評価基準に「適合している」「適合していない」の2区分で判断する。評価基準に「適合している」と認めるには，各基準がすべて満たされていなければならない。「適合していない」場合は，適合しない理由に対する改善報告書の提出を求める。

(3) 助産所評価の基本的な方針

　上記の目的を踏まえ，以下の基本的な方針に基づいて助産所評価を実施する。

助産所評価方針
① 評価基準に基づく適格認定の評価
② 助産実践を中心とした評価
③ 助産所の個性の尊重に資する評価
④ 自己評価に基づく評価
⑤ 透明性の高い評価とシステムの改善

＊

　助産教育および助産実践についての第三者評価を行うことによって，受益者となる助産学生のみならず，妊産婦とその家族が，多角的に情報を得て，意思決定することが可能となる。

　また，助産教育および助産実践に従事する助産師，助産教育者が，問題点を認識し，改善のための現実的な対応を日常的に行い続けることが期待される。

4 助産実践能力習熟段階（クリニカルラダー；CLoCMiP®）の活用

1）CLoCMiP® と認証制度

　日本看護協会が 2012 年に公表した助産実践能力習熟段階（クリニカルラダー，Clinical Ladder of Competencies for Midwifery Practice；CLoCMiP®）は，「助産師のコア・コンピテンシー」の 4 つの構成要素のうち，〈倫理的感応力〉〈マタニティケア能力〉〈専門的自律能力〉の 3 つの能力について，レベル新人～レベルⅣの到達目標と教育内容を段階的に示した（表 2-8）。そして，2019 年度の改訂を経て，2022 年には〈ウィメンズヘルスケア能力〉を含めた CLoCMiP® を公表した[9]。

● 〈ウィメンズヘルスケア能力〉の詳細は，Ⅱ巻の第 4 章を参照。

　日本助産評価機構では，2015 年に CLoCMiP® のレベルⅢである「助産実践を自律して行える助産師である」ことを書類審査と客観的試験で評価する CLoCMiP® レベルⅢ認証制度（以下，認証制度）を開始した。CLoCMiP® レベルⅢ認証申請で合格した助産師は「アドバンス助産師」（Advanced Midwife）と呼ばれ，9,032 人が活躍している（2022 年 12 月時点）。

　この認証制度により，助産師の実践能力を社会や組織に可視化することができた。また，全国の妊産褥婦と新生児に標準化した助産ケアを提供するための質の保証につながったことは，大きな成果である（詳細は，p.80～を参照）。

2）CLoCMiP® を活用した総合評価の意義

　認証制度では，CLoCMiP® レベルⅢ認証を申請する助産師の実践能力が，施設の看護管理者または施設の長により承認されていることが前提条件となっている。したがって，施設内承認をする看護管理者または施設の長は，CLoCMiP® を活用した総合評価を適正に実施することが求められる（図 2-14）。

　各施設において CLoCMiP® を導入し，活用していくために，看護管理者は，CLoCMiP® を組織全体（病院）の目標と，組織の単位部門（看護部）や個々のメンバー（看護職）向けの目標に位置づけ，目標による管理（目標管理）[10]を行う。また，助産師個々人が CLoCMiP® レベルをステップアップできるよう，引き続き教育体制を整備する必要がある。

　CLoCMiP® レベルに応じた教育プログラムに沿って学習し，経験した助産師が各レベルの目標に到達しているかを客観的に評価する「総合評価」を，看護管理者が実施することで，組織全体の目標達成の評価となり，施設における助産サービスの質保証につながるのである。

表 2-8 各レベルに対応した教育内容一覧

レベル		レベル新人	レベルⅠ	レベルⅡ	レベルⅢ	レベルⅣ
到達目標		1. 指示・手順・ガイドに従い、安全確実に助産ケアができる 2. 指示・手順・ガイドに従い、ウィメンズヘルスケアができる	1. 健康生活支援の援助のための知識・技術・態度を身につけ、安全確実に助産ケアができる 2. 院内助産・助産師外来について、その業務内容を理解できる 3. ハイリスク事例についての病態と対処を理解できる 4. 支援を受けながら、基礎的な知識・技術・態度を身につけ、ウィメンズヘルスケアができる	1. 助産過程を踏まえ個別的なケアができる 2. 支援を受けながら、助産師外来においてケアができる 3. 先輩助産師とともに、院内助産においてケアができる 4. ローリスク／ハイリスクの判別および初期介入ができる 5. 特徴的な事例について、ウィメンズヘルスケアができる	1. 入院期間を通して、責任をもって妊産褥婦・新生児の助産ケアができる 2. 助産師外来において、個別性を考慮し、自律したケアができる 3. 助産師外来において、指導的な役割ができる 4. 院内助産において、自律してケアができる 5. ハイリスクへの移行を早期に発見し対処できる 6. ウィメンズヘルスケアを自律して実践できる	1. 創造的な助産ケアができる 2. 助産師外来において、指導的な役割ができる 3. 院内助産において、指導的な役割ができる 4. ローリスク／ハイリスク事例において、スタッフに対して教育的なかかわりができる 5. ウィメンズヘルスケアにおいて、スタッフに対して教育的なかかわりができる
倫理的感応力	ケアリングの姿勢	・ケアリングとは（主要な理論の理解）		・助産実践とケアリング（理論の実践への適用）	・自己の振り返り（OJT） ・ケアを提供した事例を具体的に思い浮かべながら助産師としての自らの姿勢を自己評価する ・複数で共有し意見交換する	
助産実践のために必要な知識と技術 マタニティケア能力	助産実践能力（妊娠期・分娩期・産褥期・新生児期の診断とケア／分娩期の配慮の視点）	〈マタニティケア能力〉（助産実践能力）の評価については、レベル新人は「新卒助産師研修ガイド」（日本看護協会）のチェックリスト、レベルⅠ〜Ⅲは「医療機関における助産ケアの質評価・第2版」（日本看護協会）のチェックリストに基づいて自己点検し、所属長がその内容を確認する	〈知識編〉 ・ローリスクからハイリスクまでの妊娠・分娩・産褥期にある女性の心理 ・正常な妊娠・分娩・産褥期の経過とケア ・ハイリスク妊娠・分娩・産褥：主要な疾患に関する病態とケア（切迫流早産、妊娠高血圧症候群（HDP）、前置胎盤、多胎、妊娠糖尿病（GDM）、胎児発育不全（FGR）） ・新生児の解剖生理学的特徴とそれに基づくケア ・ハイリスク新生児の特徴とケア ・ハイリスク新生児の家族へのケア ・助産記録：記録の原則・家族参加型記録の意義と方法等 ・胎児心拍数陣痛図（CTG）の判読（基礎・応用） ・検査データの見方 ・臨床薬理（子宮収縮薬含む） ・母乳育児に関して 〈実践編〉 ・新生児蘇生法（NCPR：Bコース以上）：定期的に講習会開催 ・母体救急 ・フィジカルアセスメント（妊娠期・脳神経・呼吸／循環・代謝・新生児） ・静脈注射 ・仰臥位以外の分娩／帝王切開分娩			・院内助産対象者の選定の基準（「院内助産・助産師外来ガイドライン2018」参照） ・分娩入院時、院内助産対象基準からの逸脱の判断 ・アセスメント・計画立案に対しての指導
	到達の条件		分娩介助 ……… 分娩介助100例以上			
			新生児の健康診査 ……… 新生児の健康診査100例以上			
			妊娠期の健康診査 ……… 妊娠期の健康診査200例以上			
			産褥期の健康診査 ……… 産褥期の健康診査200例以上			
			プライマリー（妊娠・分娩・産褥期）ケース ……… プライマリー（妊娠・分娩・産褥期）ケース20例以上			
			集団指導（小集団指導含む） ……… 実践できる・指導できる			
			母親学級・両親学級 ……… 実践できる・指導できる			
			緊急時の対応（BLS、多量出血等） ……… 実践できる・指導できる			
			【必須研修】新生児蘇生法（NCPR：Bコース以上） ……… 修了			
			分娩期の胎児心拍数陣痛図（CTG） ……… 修了			
			フィジカルアセスメント（脳神経・呼吸／循環・新生児）、妊娠と糖尿病 ……… 修了			
			臨床薬理（妊娠と薬）、臨床推論 ……… 修了			
			臨床病態生理、授乳支援 ……… 修了			
			妊娠期の栄養、メンタルヘルス ……… 修了			
			母体の感染、緊急時の対応 ……… 等 修了			

3）CLoCMiP® を活用した総合評価の実施

　ここでいう総合評価とは、〈倫理的感応力〉〈マタニティケア能力〉〈専門的自律能力〉の助産実践能力の評価を示す。

　総合評価は、被評価者（助産師本人）、他者評価者（被評価者から依頼を受けた同僚や先輩）、上司評価者の3者で実施する。評価者は、公正に評価が実施されるよう、CLoCMiP® を十分に理解する必要がある。

（1）総合評価の目的

　総合評価を行う目的は、下記のとおりである。

表 2-8 （続き）

レベル			レベル新人	レベル I	レベル II	レベル III	レベル IV
助産実践のために必要な知識と技術	専門的自律能力	教育 教育・指導	・助産師の継続教育・卒後教育	・教育と指導（患者指導および小集団教育）	・教育と指導（職員教育）	・教育と指導（教育評価）	・教育と指導（ケーススタディ）
		自己開発	・キャリアパス／クリニカルラダー	キャリアアカウンセリング			
		研究	・院内外の学会や研究会の情報 ・自部署における研究活動の情報	・臨床で研究を行うことの意義 ・看護研究の方法（基礎：文献検索，〔実施含む〕と文献の活用，データの収集と分析方法等）	・看護研究の方法（実践） ・研究計画作成方法 ・学会参加	・研究計画書作成 ――→ ・プレゼンテーション ――→ ・学会発表 ――→	
		コミュニケーション（対人関係）	・分娩介助から入院中，産後1か月健診までの受け持ち事例の検討やOJT ・緊急時のコミュニケーション ――	・妊娠期から産後1か月までの継続受け持ち事例の検討やOJT ―――→	*ハイリスク妊娠・分娩・産褥期の計画立案とケア実践	・妊娠初期・中期から産後1か月健診までの継続受け持ち制 ・緊急時のコミュニケーションにおける中心的役割 ・関連部署／関連職種連携	・妊娠初期・中期から産後1か月健診までの継続受け持ち事例をもとにした事例検討やOJT ・緊急時のコミュニケーションにおける指導的役割 ・事例検討の指導 ・多職種・多機関連携
	倫理	社会性	・接遇（身だしなみ） ・職務規定	・接遇（OJT） ――――――――――――→			
		助産倫理	・ICM助産師の倫理綱領 ・日本看護協会看護職の倫理綱領	・倫理原則	・生命倫理	・倫理的意思決定（対象） ・ケーススタディ	・倫理的意思決定（医療チーム） ・ケーススタディ
	管理（マネジメント）	安全	・助産師に関連する法律・制度・施策 ・産科医療補償制度 ・看護職賠償責任保険 ・各種ガイドラインの活用 ・リスクマネジメントの基本 ・感染の基礎知識（母子感染含む） ・災害対策の基礎知識 ・情報管理（施設内の情報管理規定，医療情報の取り扱い，対象への情報提供等）	・感染防止の基本行動 ・災害対策（OJT） ・薬剤管理（毒薬・劇薬・麻薬・血液製剤管理）含む	・インシデント・アクシデント分析方法 ・感染対策（OJT） ――→	・インシデント・アクシデント分析（事例） ――→ ・災害対策（災害・防災訓練の企画・実施・評価）	
		経済性	・業務管理・時間管理	・物品管理・コスト管理	・周産期にかかわる医療制度	・日本の保健医療制度と診療報酬制度	・助産と経済性
		リーダーシップ	・所属する組織とその役割 ・医療提供体制 ・メンバーシップ（OJT） ・目標による管理 ・チーム医療における助産師の役割や連携・協働のあり方	・メンバーシップ（OJT）	・リーダーシップ ・問題解決技法	・助産管理の基本 ・看護単位におけるリーダーシップ ・助産ケアの質管理／助産業務管理	・データに基づいた質評価 ・医療チームにおけるリーダーシップ

2

① CLoCMiP® レベルに応じて助産実践を積み重ねてきた助産師個人の知識や技術の習得状況を評価すること

② CLoCMiP® レベルに応じた到達目標について，被評価者と他者評価者，上司評価者と確認し，共有すること

③ 被評価者が，次の課題に向けて具体的な行動計画を立案すること

(2) 総合評価の時期

総合評価の時期は，CLoCMiP® レベルによって異なる。

レベル新人の場合は，助産師個人のレディネスを把握しながら，個々の助産師の達成状況を3か月ごとに評価し，目標の修正・課題の共有を行う。

レベル I になると，助産師自身が CLoCMiP® を活用し，CLoCMiP® レベルをステップアップしていくための目標を設定できるよう，6か月目と年度末の年 2 回，総合評価を行う。レベル II 以降は，助産師自身の計画に基づいて，年度末に 1 回，総合評価を行い，達成状況と次の課題を上司と共有する。

表 2-8 （続き）

レベル			レベル新人	レベルⅠ	レベルⅡ	レベルⅢ	レベルⅣ
助産実践のために必要な知識と技術	ウィメンズヘルスケア能力	女性のライフサイクルの観点からの対象理解	〈ウィメンズヘルスケア能力〉の評価については，各施設の実践に即して計画し，所属長がその内容を確認する		〈知識編〉 （思春期）・身体的特徴，思春期を取り巻く社会的機能と問題 （成熟期）・身体的特徴，成熟期の機能状況と問題，女性特有の疾患　婦人科疾患とそれに伴う社会資源の活用　社会資源，法律と制度 （更年期）・身体的特徴，更年期女性を取り巻く社会的機能と問題 （老年期）・身体的特徴，老年期の機能状況と問題 ・ジェンダーと女性の生活基盤，生活リズムの変化 ・自己の健康自覚，健康管理，健康増進（ヘルスプロモーション） ・男女相互の生理，人権尊重，パートナーシップ，性感染症の予防，DVの予防 ・生命の成り立ち，妊娠のメカニズム，出産，育児，生命倫理 〈実践編〉 ・院内外の講義受講，事例検討 ・「ウィメンズヘルスケア能力に必要な専門的自律能力」の強化	
		リプロダクティブヘルス／ライツに基づく支援			〈知識編〉 （産前・産後のメンタルヘルスケア） ・周産期のホルモン動態や家族役割・社会的機能の変化等に伴うメンタルヘルスの生理，病態，症状，治療，予後等 　妊娠，出産，育児期におけるメンタルヘルスの不調による弊害 　早期発見，予防方法とツールの理解と活用，社会資源の活用 （妊娠期からの子育て支援による胎児を含む子どもの虐待予防の支援） ・子ども（胎児含む）の虐待のタイプ（身体的，性的，ネグレクト） 　リスク要因，虐待による影響，虐待疑い・発見時の対応 　社会資源の活用，法律と制度，動向，相談の支援 　地域の母子保健事業や協議会 （妊娠から子育て期において支援を必要とする母親とその家族の支援） ・身体的社会的機能，家庭や生活基盤，リスク要因，早期発見，予防・支援方法　育児状況の動向，相談と支援に関する技術，社会資源の活用 （不妊，不育の悩みをもつ女性の支援（出生前診断を含む）） ・生殖器系の形態・機能，病態，検査・診断・治療等，生殖医療の動向，リスクマネジメント，倫理，法律，ケアの裏づけとなる関連概念・理論，不妊・不育に関連する社会資源の活用，法律と制度，里親，養子縁組制度 （家族計画の支援） ・家族計画，受胎調節実施指導員，健康的な家庭・生活運営に必要な基盤，親となる準備，家族計画に関連する問題，避妊法，人工妊娠中絶，教育の現状，社会資源の活用，法律と制度 （性感染症予防の支援） ・性感染症の病態，症状，検査・診断・治療，予後，性感染症の動向，身体的・心理的・社会的影響，妊娠・出産への影響，感染経路，性感染症の予防，社会資源の活用，制度 （月経異常や月経障害等を有する女性の支援（更年期の女性へのケアを含む）） ・生理，病態，症状，検査・診断・治療，予後，身体的・心理的・社会的影響，症状改善に向けた日常生活面からの支援 （女性に対する暴力予防の支援（モラルハラスメント，DV，セクシャルハラスメント，性的虐待を含む）） ・暴力のリスク要因と暴力が起こる病理，早期発見，発見時の対応，予防，身体的・社会的影響，相談と支援に関する技術，社会資源の活用，法律と制度 （予期せぬ妊娠をした女性の支援） ・予期せぬ妊娠，女性とパートナーへの身体的・社会的影響，社会現象，意思決定，支援に関する技術，社会資源の活用，法律と制度 （多様な性の支援） ・基本的知識，身体的・社会機能的影響，社会的動向，支援に関する技術，社会資源の活用 （女性のメンタルヘルスケア） ・ライフサイクルに伴う身体，精神，社会的動態とメンタルヘルスへの影響 ・メンタルヘルスの不調の徴候，発症のメカニズム，症状，予後等の理解 ・早期発見，予防方法とツールの理解と活用，法律と社会資源の活用 〈実践編〉 ・院内外の講義受講，事例検討 ・研修や学会，地域連携会議等の参加 ・「ウィメンズヘルスケア能力に必要な専門的自律能力」の強化	

（文献[9]，p.39-44 により作成）

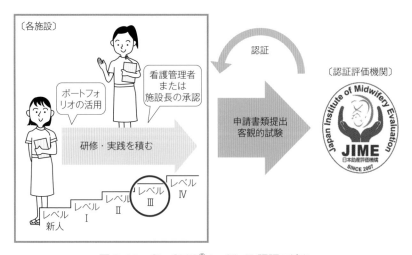

図 2-14　CLoCMiP® レベル Ⅲ 認証の流れ

(3) 総合評価を実施する面接の場所と時間

総合評価の実施に当たっては，下記の点に配慮する。

① 面接場所は，プライバシーの確保ができる場所であること

② 面接場所は，静かで落ち着ける場所であること

③ 1回の評価にかける面接時間は，30分程度が望ましいこと

(4) 評価者の事前準備

評価者は，下記の点を踏まえた上で，評価を行う。

① 被評価者が提出したポートフォリオや日ごろの助産ケアなどの実践場面を踏まえ，評価するCLoCMiP®レベルの到達目標と評価基準を照合すること

② その際に，できている点や課題を明確にすること

(5) 評価の視点

CLoCMiP®レベルに対応した教育プログラムにある到達目標や内容を確認する。

(6) 評価ツールの活用

看護管理者は，施設の機能や特徴を踏まえ，CLoCMiP®レベルを評価するためのツールが適切に活用できているかを確認する。

① 日本看護協会「医療機関における助産ケアの質評価—自己点検のための評価基準—第2版」（巻末資料1）

② 日本看護協会「新卒助産師研修ガイド」など

③ その他：国際助産師連盟（ICM）「助産師の倫理綱領」，日本看護協会「看護職の倫理綱領」，施設（病院）理念・看護部理念・患者の権利宣言など，人事情報・教育情報・研修受講状況がわかる資料（受講証・修了証など），OJTチェックリスト，目標管理シート，助産業務基準・助産基準，助産手順・助産記録基準，服務規程／就業規則，アクシデント／インシデントレポート，ケースレポート，被評価者の立案した助産計画，研究発表内容・原著論文など，取得資格（新生児蘇生法・アロマセラピー・マタニティヨガ）など

◉ on the job training（職場内研修）。

(7) 評価の手順

下記のような手順で評価する。

① 表2-9に示す基準で評価することを関係者が確認する。

② 被評価者，他者評価者，上司評価者が，カテゴリーごとに確認しながら，A・B・C・Dの評価をつける（表2-10）。

③ 3者が評価した内容を踏まえ，総合評価をつける（表2-11）。

※〈ウィメンズヘルスケア能力〉については，(10) で示す。

表 2-9 〈倫理的感応力〉〈マタニティケア能力〉〈専門的自律能力〉の評価基準

評定	評価	内容（目安）
A	よくできる	自ら取り組み，実践できる。
B	できる	一通りできる。少しの支援(10～30%程度)を受ければできる。
C	努力を要する	50%以上の支援を受ければできる。
D	非常に努力を要する	全面的な支援を必要とする。

（文献[9]，p.67 より）

表 2-10　評価シート例：カテゴリーごとの評価

		レベル新人	レベルI	レベルII	レベルIII	レベルIV
倫理的感応力	【ケアリング】評価基準	・ケアリングの姿勢は，マタニティケア能力，専門的自律能力のすべての項目に共通する姿勢であり必須能力である。 ・総合評価の際，ケアリング単独で評価するのではなく，日々の助産実践の中にケアリングの姿勢が反映されているかで評価する。				
	A			自己評価 ○　　○　　○ 上司評価		
	B					
	C			他者評価		
	D					
マタニティケア能力	【助産実践能力】評価基準	・助産ケアは，助産実践を通して評価する。 ・立案した助産計画，記録物等をもとに，事例の振り返りをして，発言内容やアセスメント・計画内容を評価する。	・助産ケアは，助産実践を通して評価する。 ・立案した助産計画，記録物等をもとに，事例の振り返りをして，発言内容やアセスメント・計画内容を評価する。また，対象からの評価も参考とする。	・助産ケアは，助産実践，カンファレンス等を通して評価する。 ・立案した助産計画，記録物等をもとに，事例の振り返りをして，発言内容やアセスメント・計画内容，個別的なケア実践を評価する。また，対象からの評価も参考とする。	・助産ケアは，助産実践，カンファレンス等を通して，ケア内容が個別的で自律しているかを評価する。また，対象からの評価も参考とする。	・助産ケアは，助産実践，カンファレンス等を通して，創造的な助産実践を展開しているかを評価する。また，対象からの評価も参考とする。
	A			○		
	B			○		
	C					
	D					
総合評価	A			○		
	B			○　　○		
	C					
	D					

（文献[9]，p.77 により作成）

表 2-11　評価シート例：総合評価

		レベル新人	レベルI	レベルII	レベルIII	レベルIV
倫理的感応力	【ケアリング】評価基準	・ケアリングの姿勢は，マタニティケア能力，専門的自律能力のすべての項目に共通する姿勢であり必須能力である。 ・総合評価の際，ケアリング単独で評価するのではなく，日々の助産実践の中にケアリングの姿勢が反映されているかで評価する。				
	A			自己評価 ○　　○　　○ 上司評価		
	B					
	C			他者評価		
	D					
マタニティケア能力	【助産実践能力】評価基準	・助産ケアは，助産実践を通して評価する。 ・立案した助産計画，記録物等をもとに，事例の振り返りをして，発言内容やアセスメント・計画内容を評価する。	・助産ケアは，助産実践を通して評価する。 ・立案した助産計画，記録物等をもとに，事例の振り返りをして，発言内容やアセスメント・計画内容を評価する。また，対象からの評価も参考とする。	・助産ケアは，助産実践，カンファレンス等を通して評価する。 ・立案した助産計画，記録物等をもとに，事例の振り返りをして，発言内容やアセスメント・計画内容，個別的なケア実践を評価する。また，対象からの評価も参考とする。	・助産ケアは，助産実践，カンファレンス等を通して，ケア内容が個別的で自律しているかを評価する。また，対象からの評価も参考とする。	・助産ケアは，助産実践，カンファレンス等を通して，創造的な助産実践を展開しているかを評価する。また，対象からの評価も参考とする。
	A			○		
	B			○　　○		
	C					
	D					
総合評価	A			○		
	B			○　　○		
	C					
	D					

「B」評価がついた場合，総合評価は「B」になる

（文献[9]，p.77 により作成）

(8) 総合評価時の留意点

総合評価に当たっては，下記の点に留意する。

① できていることは承認し，できていないことについては被評価者が課題を正確にとらえ，目標達成への具体的な対応策を立案できるよう支援すること

② 3者が納得できるように，評価をすり合わせる過程をていねいに行うこと

③ 公正な総合評価を実施するためには，被評価者，他者評価者，上司評価者のそれぞれが，役割を十分に理解し，責任と役割を果たすことを認識すること

(9) 評価による成果の確認

評価後は，下記の点について確認し，次のステップへとつながるよう，配慮する。

① 被評価者の実践能力向上につながる評価であったか

② 専門職としての成長の保証になる評価であったか

③ 被評価者の目標が明確になり，職務満足につながる評価であったか

(10) 〈ウィメンズヘルスケア能力〉の評価

2016年度に日本看護協会が助産所を除くすべての分娩取り扱い医療機関を対象に実施した「分娩取扱施設におけるウィメンズヘルスケアと助産ケア提供状況等に関する実態調査」[11]の結果，ウィメンズヘルスケアは，すべての医療機関で実施されているが，各機関の機能や特徴により，実施状況や提供体制が異なることがわかった。そのため，〈ウィメンズヘルスケア能力〉は，他の3能力と同様に標準化した習熟課程と評価基準を設定することは難しいと考え，独自の評価方法を設定した。具体的には，II巻の表4-1に示す各項目について，同巻の表4-4に示す基準に基づき，評価する[9]。

4) 今後の課題

CLoCMiP®を活用した適切な総合評価や人材育成を効果的に実施するには，目標による管理が必要である。また，総合評価の目的を助産師本人や教育担当者，看護管理者らが共有し，評価者トレーニングとして評価場面のシミュレーションを行うことも必要である。

5 | CLoCMiP® レベルⅢ認証制度の意義

1) CLoCMiP® レベルⅢ認証制度の始まり

　本認証制度は，日本看護協会が開発した助産実践能力習熟段階（クリニカルラダー；CLoCMiP®）のレベルⅢに達していることの証明，研修受講と試験による知識修得を個人が申請し，それを日本助産評価機構が客観的に審査し，認証する制度である。認証された助産師は，「アドバンス助産師」と呼称される。

　助産師の継続教育体制として，CLoCMiP® に従った助産師の継続教育の体制を合意し，助産関連5団体（公益社団法人日本看護協会，公益社団法人日本助産師会，一般社団法人日本助産学会，公益社団法人全国助産師教育協議会，一般財団法人日本助産評価機構）からなる「日本助産実践能力推進協議会」が設置された。この協議会の中で，全国共通（all Japan）の仕組みとなるべく検討されてきた。助産師の実践能力を認証する機関として，すでに専門職大学院，助産教育，助産所の第三者評価を行っている日本助産評価機構が評価を担当することを決定した。助産師の個人認証制度として，CLoCMiP® レベルⅢに達していることを客観的に審査し，評価する仕組みである。助産師に求められる能力は，〈倫理的感応力〉を基盤として，〈マタニティケア能力〉〈ウィメンズヘルスケア能力〉〈専門的自律能力〉である（それぞれの能力の詳細は，Ⅱ巻を参照されたい）。

　本認証制度の目的としては，以下の3つがあげられる。

① 妊産褥婦や新生児に対して，良質で安全な助産とケアを提供できること

② この制度により，助産師が継続的に自己啓発を行い，専門的能力を高める機会になり，これにより助産師自身も，実践能力を自覚することで，より明確な目標をもつことにつながること

③ 社会や組織が助産師の実践能力を客観視できること

　そして，日本助産評価機構により CLoCMiP® レベルⅢを認証することの意義は，以下のとおりである。

　日本では，助産師の免許制度は更新制ではないため，免許取得後に，助産師個人の経験や学習による能力を知る術がないのが現状である。しかし，助産師が専門職である限り，計画的に助産実践能力を強化し，その能力を第三者に示すことは不可欠であろう。

　CLoCMiP® レベルⅢの認証を受けた助産師は，「自律して助産ケアを提供できる助産師」であると公表できるため，ケアの対象である妊産褥婦や家族へのさらなる信頼につながる。また，組織にとっては，助産ケアの質が保証でき，その組織が提供する周産期医療機能を果たすことにつながる。協働する産科医師，小児科医師などにとっては，自律して助産ケアを提供できる助産師であることがわかり，適正に役割分担をすることが可能

となる。具体的には，院内助産・助産師外来の導入・推進につながることが期待される。

　このように，助産師個人がCLoCMiP® レベルⅢの認証を受けることで，妊産褥婦やその家族のみならず，広く社会の人々に，専門職としての説明責任を果たし，助産実践の質の向上に貢献することができる。実際，2018年度の診療報酬改定により，乳腺炎重症化予防ケア・指導料の施設基準として，「アドバンス助産師」の配置が認められた。

　また，本認証制度は5年ごとの更新制であるため，その間，助産師は助産実践のポートフォリオを作成し，自己の知識や技術をブラッシュアップさせて，助産実践能力の維持・向上を図ることもできる。施設内での配属希望を出すときなどにも，次の5年間で自分はどのような能力を積み重ねていくかという，キャリア形成の羅針盤になるだろう。本認証制度は，専門職である助産師として，より一層専門性を高めることにつながるのである。

2）認証申請要件と審査

　認証に当たっては，【書類審査】と【客観的試験】の2段階で行う。

　申請に関する最新情報は，日本助産評価機構が運営するオンラインシステム「アドバンス助産師プラットフォーム」で公表される。

　申請に当たっては，教育や管理のレベルがCLoCMiP® のレベルⅢ相当であることを示す施設内承認が必要である。周産期領域に従事する助産師が，どのようなキャリア形成をしているかを所属長である看護部長などに示し，承認してもらうプロセスを重視している。新規申請では，分娩介助例数100件以上などの実践力の証明に加え，知識や技術のブラッシュアップを目的にした必須研修の受講が必要である。

　【客観的試験】は，本書や，「産婦人科診療ガイドライン―産科編2020」「助産業務ガイドライン2019」「日本版救急蘇生ガイドライン2020に基づく新生児蘇生法テキスト改訂第4版」「産科医療補償制度再発防止に関する報告書」といった，各種ガイドラインなどを網羅した知識を問う。問題数は30問，四肢択一方式で，合格ラインは60％である。

　書類審査，客観的試験に合格し，レベルⅢ認証を受けたら，日本助産評価機構より認証書を交付する。認証を受けた助産師は，「アドバンス助産師」と呼ばれ，認証書，その身分を示すバッジ，カードが付与される。2015年に第1回の認証が行われ，2022年12月現在の「アドバンス助産師」は，9,032人である。

　その後，助産実践能力を維持するため，前述のとおり5年ごとの更新が必要である。申請から認証までは，年に一度のサイクルであり，夏から冬にかけて行われる。参考までに，2023年度の新規申請スケジュールを表2-12に示す。

表 2-12 CLoCMiP® レベルⅢ認証申請の流れ (2023 年度の場合)

2023 年 4 月 1 日〜	申請準備・施設内承認	1. オンラインシステム「アドバンス助産師プラットフォーム」(以下，システム)*にアクセスする。未登録の場合は，新規ユーザー登録を行う。 2. 申請に必要な情報をシステムのポートフォリオに登録する（実施例数，受講した研修情報など）。 3. システムから実施例数承認書を印刷し，実施例数承認を受ける。 4. 自己・他者・上司による CLoCMiP® レベルⅢの評価を受け，システムに評価内容を登録する。 5. システムから施設内承認書を印刷し，修了証などの証明書類とともに所定の承認者に提出し，承認者の署名を得る。
8 月 1 日〜20 日	**申請・書類審査**	1. システム上で，申請に必要な書類をアップロード（システムにデータを転送）し，申請を行う。 2. 書類審査結果がメールで通知されるので，確認する（システム上でも確認可能）。
〜9 月 30 日	（差し戻し・再申請）	3. 書類の不備があると差し戻されるので，不備を修正し，再申請締切日までに再申請を行う。
〜10 月 14 日	支払い	4. 書類審査通過後，システム上で申請料の決済を行う。 ※申請料：50,000 円（税込）
11 月 1 日〜15 日	**試験**	1. システム上で，所定期間内に受験する。 2. 試験の合格・不合格は，システム上で確認する。
12 月 15 日	**合格発表**	1. 合格発表は，システム上で確認する。 2. 認証書・認証カード・認証バッジを受け取る。
2024 年 2 月〜	認証書類送付	

*：ここから申請に必要な書類をダウンロード可能。申請要件や必要書類もこれを参照。
〈https://amp.josan-hyoka.org/login〉

3)「アドバンス助産師」の今後

　本認証制度は，助産師が高度専門職者として自覚を持ち，自己啓発を行う継続教育の好機である。

　国家試験に合格し，助産師として就職した後，新人から始まるクリニカルラダーを活用しながら，自分のキャリアを形成していく。専門職は，生涯にわたって学び続ける仕事である。

　個人の職歴から考えると，病院・診療所・助産所へと転職すること，あるいは子育てなどでいったん助産師職を離れることもあるだろう。そのような際にも，「アドバンス助産師」に求められている実践能力や必須知識は，最新のものにしておくべき知識，習得するべき能力の指標になると筆者は考えている。たとえば，履歴書に「○○年『アドバンス助産師』認証取得」と記載して，新しい職場での活動に自信を持って挑戦していただきたい。

　本認証制度の基盤になっている実践能力の評価は，本人，上司，そして看護部長などが認めている施設内評価という点にある。他施設に転職した際も，その持ち合わせている能力が通用するのかどうかを試していただきたい。それがall Japan で開発した個人認証システムのよさではないだろうか。

　また，組織レベルで考えると，施設内に複数の「アドバンス助産師」がいれば，専門的でより質の高い助産ケアを提供する院内助産や助産師外来

などの新たなシステムを立ち上げる提案が可能である。助産師の実践能力を可視化することで，周産期チーム医療の中で適切な役割を担うことができるのだと，積極的に仕掛けていただきたい。そのような新システムを作り上げるという創造的な働きかけは，助産学生や後輩に対しても多様な働き方があるというモデルを示すことになり，目標となるだろう。

　さらに，助産師外来に「アドバンス助産師」の認証書を額に入れて表示することで，ケアを利用する妊産婦や家族に対して，より一層の責任を担っていると示すことにつながる。病院・診療所においては，「アドバンス助産師」の就業を公表することにより，信頼できる周産期医療，良質なケアが期待できると，妊産婦の施設選択時の一つの情報となる。

　今後，妊産婦や家族からの声を収集し，社会における「アドバンス助産師」の実績を評価する仕組みも必要である。本当に質の高いケアを受けたと妊産婦と家族が評価しているかどうかも含めた評価システムにしていくことが肝心である。さらに，助産所開設者の能力評価や，助産教員の能力評価も「アドバンス助産師」を基礎として，より発展，伸長していくことが期待される。各周産期施設内における助産師のクリニカルラダーの構築や「アドバンス助産師」の活躍は，助産師の質を保証し，周産期ケア全体の質を高めることに貢献できる評価システムであると筆者は信じている。

引用文献
1) 日本医療機能評価機構 EBM 普及推進事業（Minds）患者・市民専門部会（2017）：よくわかる診療ガイドライン，p.1-2.
2) 日本看護協会（2021）：看護業務基準（2021 年改訂版）.
3) 厚生労働省（2012）：患者満足度調査導入による病院の経営改善に係る調査研究報告書.〈https://www.mhlw.go.jp/topics/2002/10/tp1009-1a.html〉
4) 日本医療機能評価機構（2012）：第 2 回産科医療補償制度—再発防止に関する報告書，p.63.
5) 井部俊子監修，秋山智弥編集（2023）：看護管理学習テキスト第 3 版 2023 年版，第 2 巻（看護サービスの質管理），日本看護協会出版会，p.90-92.
6) 日本医療機能評価機構：病院機能評価機能種別版評価項目解説集　一般病院 3 ＜3rdG：Ver. 3.0＞，p.36-37.
7) 公益財団法人日本医療機能評価機構：第 11 回産科医療補償制度再発防止に関する報告書，2021 年 3 月，p.1
8) 前掲 7），p.44-62
9) 日本看護協会（2013）：助産実践能力習熟段階（クリニカルラダー）活用ガイド；（2020）：2019 年度改訂助産実践能力習熟段階（クリニカルラダー）活用ガイド；（2022）：助産実践能力習熟段階（クリニカルラダー）活用ガイド 2022.〈https://www.nurse.or.jp/home/publication/pdf/guideline/CLoCMiP_katsuyo.pdf?ver=2〉
10) 日本助産実践能力推進協議会編集（2021）：助産実践能力習熟段階（クリニカルラダー）にもとづいた助産実践能力育成のための教育プログラム，医学書院.
11) 日本看護協会（2017）：平成 28 年度分娩取扱施設におけるウイメンズヘルスケアと助産ケア提供状況等に関する実態調査報告書.

参考文献
・日本看護質評価改善機構（2022）：看護ケアの質評価と改善，p.18-26
・日本医療機能評価機構：病院機能評価機能種別版評価項目解説集　一般病院 3＜3rdG：Ver. 3.0＞.

2

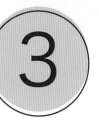

リスクマネジメント

　助産師個人としての最大のリスクは，妊産婦や新生児の予期しない死亡や死産（医療事故）に遭遇することだろう。一方で，医療施設にとってのリスクは，さまざまなトラブルによって，組織が対象者に安全で快適なサービスを提供できないことである。

　医療施設の管理者は，専門領域の業務に加えて，さまざまなアクシデントやインシデント対応を全職種で行う。その内容は，医療事故のみならず，感染対策，災害対策，情報管理，さらに，医療サービスとしての接遇，職場としての安全衛生管理に至るまで，多様である。助産師であっても，「看護管理者」として，助産業務を行う医療体制や職場環境（structure）を整え，想定されるリスクに予測的かつ適切に対応（process）することで，安全な医療提供体制や望ましい労働環境の構築（outcome）を求められることもある。

　周産期医療が地域医療ネットワークで構成される現代，自身や施設のみならず，地域全体に拡大するリスクにも関心を向け，普段から予測的なマネジメントが行えるように自己研鑽したい。そして，看護管理者とともに地域医療ネットワーク全体に向けてリスク対応力を拡大することで，助産師自身のマネジメント能力も開発することができるのである。

1 ｜ 情報管理

1）周産期医療体制と電子カルテ

　厚生労働省は，医療施設調査において，2020 年では一般病院の 57.2％が電子カルテシステムを導入していると報告している。中でも，400 床以上の病院では電子カルテは 91.2％，薬剤処方に関わる「オーダリングシステム」は 93.1％が導入している[1]。都道府県ごとに整備されている周産期医療ネットワークでは，この規模の病院の多くが周産期母子医療センターの機能を担っていると考えられる。

　また，一般診療所の 49.9％も電子カルテを導入しており，地域によっては，周産期母子医療センターと共通のサブシステムを活用した妊産婦の協働管理，遠隔医療なども進んでいる。助産所や母子を対象とした訪問看護でも，パソコンなどを活用してデータ共有の実動が始まっており，所属や施設の規模にかかわらず，助産師の多くが日常業務で IT（information tech-

●1　2008年では一般病棟の 14.2％（400 床以上では38.2％）が電子カルテを，31.7％がオーダリングシステムを導入していた[1]。

●2　2008年では 14.7％が導入していた[1]。

nology；情報技術）を活用していることが想像される。助産師それぞれが，活動の場における業務の特徴を理解し，適切に情報連携していくことで，妊産婦の利便性の向上を図りたい。

2) 周産期で扱う医療情報の特殊性と運用

　一般的に「電子カルテ」とは，個人のカルテに処方や検査のオーダリングシステム，検査システム，診療会計システムなど，各科共通で稼働する「基幹システム」を指す。電子カルテは，病院内の全職種が共通の運用を遵守することでITとしての利便性が発揮される。しかし，基幹システムは，一般病院での業務を想定して設定されているため，周産期の対象者の特殊性には対応しにくい部分がある。その補填として，「周産期サブシステム」と組み合わせたり，基幹システムの一部を他科と分けて運用するよう取り決めたりして対応する施設が多い。

　また，電子カルテは個人情報に関わるため，厳重なイントラネット内に置かれるが，地域周産期医療ネットワークの役割によっては，一部をインターネットで共有するなど，地域の状況に合わせた展開も求められる。電子カルテの利便性を活用した安全な運用のためには，産科・救急科などの診療部門（医師），医療情報管理部門（IT担当者），看護部門（看護管理者）での調整が必須である。さらに，事務部門（会計部門）と良好な連携のもと，周産期の外来・入院に直接関わる職員（研修医・新規採用者を含めて）全員に向けてスムーズに活用するための教育研修システムの構築も必要である。

　看護管理者にとっては，必要な診療情報が漏れなく記載されるための体制整備と運用チェックが課題である。

　周産期の対象者に関わる診療記録の特殊性としては，以下のような事項があげられる。

周産期の対象者に関わる診療記録の特殊性

・**母子が同時に対象となる**
　電子カルテでは1つのIDで1人1カルテが作成されるが，胎児の情報（超音波画像など）は妊婦健康診査の記載事項として母親の記事に記載される。多胎の場合には，胎児人数に応じて記載事項が重複する。一方，出生後には新生児カルテが速やかに別のIDとして立ち上がり，個別に記録できる必要がある。胎児のIDをどの段階で作成し，どのように母親と紐づけるかによって，業務の利便性は大きく影響を受ける。

・**外来，入院の連携情報が多岐にわたる**
　外来で記載された妊婦健康診査の診療録や検査データが入院時に，また，退院後は外来で分娩情報をシームレスに（切れ目なく）閲覧できることが必要である。さらに，産科の診療では外来と入院以外にも，保険適用の有無が個別，状況によって変化することと，分娩後には新生児の分が増えることによって，記録や医事会計も複数にわたる。

- **時間外の入院，転棟，転室が多い**
  産科での予定入院は，分娩誘発や帝王切開などの一部で，陣痛発来による分娩入院の多くは時間外での緊急入院となる。また，分娩室への移動，産後の転室など，時間外での実施が多いため，通常は医師のみに付与されるオーダー権限を，助産業務に拡大して運用するか検討が必要になる。
- **他施設への搬送，受け入れに伴う負荷が大きい**
  母体搬送や新生児搬送など，他施設への搬送に伴って持参する診療録のまとめ，あるいは他施設から初診入院として受け入れるための準備など，ほぼすべてが緊急扱いとなる。病院における一般的な医療連携と比べて，担当する医療者にかかる負荷が大きい。
- **手書き情報が共存する**
  母子健康手帳の記載はすべて手書きである。また，出生後に母子に付ける第1標識のネームバンド，哺乳メモなど，電子カルテで処理できない手書き情報が複数存在する。出生証明書・死産証書の発行など，公文書作成が日常業務として存在し，電子化しにくい。
- **外部への公開を前提としたデータがある**
  施設の分娩数など，市町村，関連学会，職能団体などへ報告するデータ処理が業務に入る。

情報管理について，日本赤十字社医療センターの調整例を紹介する。

○ 周産期サブシステムへの登録時期と担当者

・外来初診，あるいは母体搬送時に助産師（勤務のリーダー）が登録を担当する。

○ 基幹システムへの胎児 ID 作成時期と担当者

・妊娠 16 週ごろまでに妊婦が胎児の数に合わせた申請書を提出する。事務担当者が申請書に従って胎児 ID を作成し，母親のカルテに胎児 ID を紐づける。

○ 電子カルテに関する教育研修

・入職時に，全職種に対して，医療情報担当者からオリエンテーションを行う。

・ローテーション者については，部署の教育担当者がオリエンテーションを行う。

・停電やシステムダウンなど，災害時や緊急時には紙カルテを使用するため，保管場所と運用方法を年単位で確認する。

・助産学生については，教員やスタッフの指導のもと，電子カルテの閲覧のみ権限を付与する。

3）個人情報の適切な取り扱い

　1980 年に経済協力開発機構（OECD）で，個人情報保護の基本となるガイドライン「OECD 8 原則」が定められた。その後，日本では個人情報の保護に関する法律（個人情報保護法）が 2005 年に施行され，3 年ごとに見直しが行われながら現在に至っている。

　厚生労働省個人情報保護委員会では，2017 年に「医療・介護関係事業者における個人情報の適切な取り扱いのためのガイダンス」を示し，医療・

介護関係事業において個人情報を適切に取り扱うための事例の提示や，遵守すべき，および遵守が望ましい事項を示している。この中で，医療機関における個人情報の例として診療録，処方せん，手術記録，助産録，看護記録，検査所見記録，エックス線写真，紹介状，退院した患者の入院サマリー，調剤録などが個人情報に当たるとされている。

病院では，助産にかかわらずさまざまな個人情報を扱う機会が多いことから，スタッフが認識することに加えて，部署での管理監督が日常的に行われることが重要である。

4）医療施設および医療スタッフに求められるセキュリティ対策と事業継続計画（BCP）

近年，サイバー攻撃によって医療施設が機能不全に陥る事例が発生している。電子カルテはイントラネットに置かれるとはいえ，外部との連携が必須である現代の医療施設においては，患者情報に関わるインターネットの接続点が必ず存在する。サイバー攻撃は，この接続点をターゲットとしてネットワークの脆弱性を突く形で行われる。

医療施設では，専門の情報処理担当者によって施設でのセキュリティ対策がとられるが，個々の医療スタッフが日常的に安全な運用を行うことと，管理者が適切に監督することが求められる。

個人情報保護委員会のガイドラインでは，以下の項目が現場で推奨されている。

情報管理のために現場で推奨される事項
・パスワードを複雑なものに変更し，使い回しをしない。多要素認証を利用して本人認証を強化する。
・モニター，センサー，入力端末など，ネットワークを使ってデータをやりとりする医療機器（IoT機器）について，部署の情報資産の保有状況を把握しておく。
・電子メールの添付ファイルを不用意に開かない，URLを不用意にクリックしないことを周知し，確実に実行する。不審メールは，連絡・相談を迅速に行い，組織内に周知する。

すべての危機管理については予防的対応を図るが，常に「起こりうること」としてとらえ，事業者には，起きた場合を想定して，事業継続計画（business continuity plan；BCP）の策定が求められている。リスクにつながる重要情報の共有には，安全管理部門経由で院長へ速やかに情報伝達が行われること（Ⅰ巻の第4章の4を参照）が非常に重要である。医療事故に関する管理のみならず，災害，感染についても，危機対応には共通するものが多い。まずは管理者とともに組織体制を見直すことから，組織強化の糸口を見つけることが助産師に求められている。

2　安全危機管理

1）医療安全における体制整備の変遷

「医療安全」という言葉が注目されるようになったのは，2000年以降のことである（表2-13）[2]。1999年，複数の病院で医療事故が発生したことに伴い，2001年に厚生労働省に「医療安全推進室」が設置されたことから，国の対応が始まった。

2002年に医療法施行規則の一部改正によって，それまで医療施設ごとに任されていた医療安全管理体制の整備が病院，有床診療所に対して義務づけられ，組織的な安全管理体制が推進されることとなった。このときに提示された「医療安全推進総合対策」で医療機関に求められたことは，①管理者の指導力の発揮，②安全管理体制の整備，③医療安全管理者の配置と活用，④内部評価活動の推進や外部評価の活用，⑤医療安全に関する情報の管理，⑥他機関等との連携，である。以来，病院および有床診療所では安全管理者の指導のもとに医療安全のための指針を整備し，委員会を開催し，職員研修を実施し，事故報告などに対する体制を整備することが課題となった[3]。

さらに，2007年4月施行の第5次改正医療法において，無床診療所および助産所にも医療安全管理体制の整備が義務づけられた。現在では，医療施設の規模などにかかわらず，すべての医療施設が安全管理体制を明確化して取り組むことが求められている。また，診療報酬に基づく医療施設では，2006年度に安全管理体制整備に関連して保険点数の加算が始まり，2010年度には点数の増額が行われている[4]。

現在，医療機関の責務として事故（アクシデント）のみならず，事故への危険をはらむ出来事（インシデント）についても施設内で速やかに共有と改善を行い，事故防止に向けて日常的に行動化することが，医療の質を担保する安全管理体制として認知されている。

2）医療安全に関する法律と助産師の法的責任

助産師の業務について，勤務する医療施設に関しては医療法，助産師個人の業務については保健師助産師看護師法に定められている。ここでは，法令に抵触した場合の責任について紹介する。

(1) 医　療　法

医療安全について医療施設の法的な基準になるのは，医療法および施行規則である。これらの法令では，施設における安全管理体制について言及しており，助産所の管理者には，体制整備が義務づけられている。

表 2-13　医療安全に関わる制度整備と産科関連のガイドラインおよび産科医療補償制度

年	元号	平成																			令和					…
		11	12	13	14	15	16	17	18	19	20	21	22	23	24	25	26	27	28	29	30	1	2	3	4	5	
	西暦	1999	2000	2001	2002	2003	2004	2005	2006	2007	2008	2009	2010	2011	2012	2013	2014	2015	2016	2017	2018	2019	2020	2021	2022	2023	…
トピックス		複数の医療事故発生																									
厚生労働省／医療法				厚労省に「医療安全推進室」設置					第5次医療法改正　助産所・無床診療所にも義務づけ											第6次医療法改正　すべての医療機関に義務づけ							
診療報酬制度									入院基本料の施設基準　医療安全管理体制未整備減算				医療安全対策加算（医療安全対策加算50点→85点）														
医療安全に関する各団体の動き										日本医学会加盟19学会の共同声明									事故調査制度見直し								
主なガイドライン：日本産科婦人科学会・日本産婦人科医会「産婦人科診療ガイドライン—産科編」											初版			第2版		第3版				第4版		第5版				第6版	
日本看護協会ガイドライン類					「組織で取り組む医療事故防止」ガイドライン 「医療事故発生時の対応」											「医療安全推進のための標準テキスト」						「看護職の健康と安全に配慮した労働安全衛生ガイドライン」					
日本助産師会「助産業務ガイドライン類」							「感染管理に関するガイドブック改訂版」																				
日本助産学会ガイドライン類												EBMに基づくガイドラインの開発と評価（研究）			「EBMに基づく助産ガイドライン 分娩期2012」 初版			「EBMに基づくガイドライン妊娠期2012」 2019年版				「EBMに基づくガイドライン妊娠期・分娩期・産褥期2020」 「乳腺炎ケアガイドライン妊娠期2016」					
産科医療補償制度：体制の整備										委員会発足		制度運用開始						制度見直し							制度見直し		
補償対象基準												【2009年1月1日～2014年12月31日】1) 出生体重2,000g以上、または在胎週数33週以上、または在胎週数28週以上で所定の要件 2) 先天性や新生児期の要因によらない脳性麻痺 3) 身体障害者障害程度等級1級または2級相当の脳性麻痺					【2015年1月1日～2021年12月31日】1) 出生体重1,400g以上、在胎週数32週以上、または在胎週数28週以上で所定の要件 2) 先天性や新生児期の要因によらない脳性麻痺 3) 身体障害者障害程度等級1級または2級相当の脳性麻痺							【2022年1月1日～】1) 在胎週数28週以上 2) 3) は変わらず		
報告書															第1回	第2回	第3回	第4回	第5回	第6回	第7回	第8回	第9回	第10回 第11回	第12回	第13回	…

（文献2)．p.118-119，126をもとに作成）

> **医療法第 6 条の 12**
> 病院等（病院，診療所，又は助産所）の管理者は，厚生労働省令で定めるところにより，医療の安全を確保するための指針の策定，従業者に対する研修の実施その他の当該病院等における医療の安全を確保するための措置を講じなければならない。

> **医療法施行規則第 1 条の 11**
> 病院等の管理者は，法第 6 条の 12 の規定に基づき，次に掲げる安全管理のための体制を確保しなければならない。
> 1　医療に係る安全管理のための指針を整備すること。
> 2　医療に係る安全管理のための委員会を設置・開催すること。
> 3　医療に係る安全管理のための職員研修を実施すること。
> 4　医療機関内における事故報告等の医療に係る安全確保を目的とした改善のための方策を講ずること。

(2) 保健師助産師看護師法（保助看法）

　助産師業務は，第 37 条および第 38 条で規定されている。第 37 条には「臨時応急の手当をし，又は助産師がへその緒を切り，浣腸を施しその他助産師の業務に当然に付随する行為をする場合は，この限りでない」，第 38 条には「助産師は，妊婦，産婦，じよく婦，胎児又は新生児に異常があると認めたときは，医師の診療を求めさせることを要し，自らこれらの者に対して処置をしてはならない。ただし，臨時応急の手当については，この限りでない」とあり，これらの条文は，医師の指示による医行為（診療の補助業務）と，助産師業務としての行為を規定している。

　しかし，正常に経過する母子が対象であっても「臨時応急の手当」がどの範囲になるのか，また，現代の医療環境に即した助産業務に関して「当然に付随する行為」がどれに当たるかについては解釈が難しい。

　一方で，2015 年から，看護師についても「特定行為研修制度」が保助看法に位置づけられた。あらかじめ設定された病状の範囲内での観察項目に沿って医師に報告し，指示を受けた特定行為について手順書に沿って実施・報告されることで，対象者へタイムリーな対応が提供されるようになっている。多職種協働が当然である周産期医療の中で，助産師が職域の範囲で効果的かつエビデンスに基づいたケアを提供することが求められる。

(3) 刑　　　法

　助産師の守秘義務については，医師などと同じく，刑法に罰則規定とともに定められている。なお，保健師，看護師，准看護師については，2001 年に，保助看法に同様の罰則規定とともに明文化された。

> **刑法第 134 条（秘密を侵す罪）第 1 項**
> 医師，歯科医師，薬剤師，医薬品販売者，助産師，弁護士，弁護人，公証人又はこれらの職にあった者が，正当な理由がないのに，その業務上取り扱ったことについて知り得た人の秘密を漏らしたときは，6 月以下の懲役又は 10 万円以下の罰金に処する。

● 「懲役」は，2022 年の法改正で「拘禁刑」に変更（2025 年施行予定）。

（4）法 的 責 任

助産師が問われる法的責任は，以下の3つである。

① **民事責任**：事故によって妊産婦やその家族（親・子など）がこうむった損害を金銭で賠償しなければならない責任。事故が起きた医療機関の経営者（管理者）も問われる立場にある。

② **刑事責任**：刑法第211条前段で規定されている業務上過失致死傷罪の罪責を問われる責任。5年以下の懲役もしくは禁錮[1]または50万円以下の罰金。

③ **行政責任**：助産師免許の取り消し，または一定期間の助産師業務の停止。保助看法第14条，第15条に定められており，厚生労働大臣があらかじめ医道審議会に諮問した上で処分を決定する。

3）周産期の医療補償制度と医療事故対応

（1）産科医療補償制度

予期しない転帰となった場合に，周産期領域では医療訴訟に至りやすい。約半数の出産が診療所で行われている日本では，医療者が事故対応することになった場合に，診療業務が機能停止に陥ることが珍しくなかった。

2007年4月施行の第5次改正医療法では，4疾病・5事業（現在は5疾病・5事業[2]）に言及され，周産期医療が国の重点事業として認知される端緒となった。2007年に財団法人日本医療機能評価機構に「産科医療補償制度運営組織準備委員会」[3]が設置され，2009年から産科医療補償制度が運用開始された。分娩時に予測ができなかった脳性麻痺児について5歳の誕生日を迎えるまで遡って補償が適用されることとなった[5]。

2015年と2022年に補償の適用について制度の見直しが行われ，現在では，① 在胎週数28週以上，② 先天性や新生児期の要因によらない脳性麻痺，③ 身体障害者障害程度等級1級または2級相当の脳性麻痺，の3項目に合致する場合に，本人家族からの申請によって補償が適用されている。

（2）医療事故調査制度

一方，2014年の第6次医療法改正により，2015年から医療事故調査制度が施行された。これは，医療法第6条の10に基づいて，産科のみならず，医療施設全体，全科に適用されるものである。この中で，医療事故調査制度における「医療事故」という用語について「医療に起因し，又は起因すると疑われる死亡又は死産であつて，当該管理者が当該死亡又は死産を予期しなかつたもの」と記載された。つまり，アクシデントの中で最も重大なレベル（予期しなかった死亡・死産）に限局して「医療事故」と定義される基盤になった。

さらに，医療事故が発生した場合に当該の管理者が行わなければならないこととして，以下のように3点が示されている。

◉1 「懲役若しくは禁錮」は，2022年の法改正で「拘禁刑」に変更（2025年施行予定）。

◉2 2024年4月より5疾病・6事業。

◉3 現在は公益財団法人。

① 遺族への説明

②「医療事故調査・支援センター」への報告

③「医療事故調査等支援団体」に必要な支援を求めて「医療事故調査」
　（院内事故調査）を実施すること

　この中で，②にある「医療事故調査・支援センター」は，「医療事故調
査を行うこと及び医療事故が発生した病院等の管理者が行う医療事故調査
への支援を行うことにより医療の安全の確保に資することを目的」と定め
られ，一般社団法人日本医療安全調査機構が指定を受けた。また，医療事
故等支援団体として，①職能団体，②病院団体等，③病院事業者，④学
術団体の各分野から指定が行われた。

　その後も制度の見直しにより，各都道府県に「支援団体等連絡協議会」
が設置されるなど，医療機関の事故調査支援だけでなく，遺族からの相談
にも対応するよう整備が進んでいる[6]。

4）助産ケアと感染管理

　感染管理の目的は，外来・入院患者，医療従事者からの感染を防止する
ことである。助産業務の範囲で院内感染が発生すると，母子に多大な苦痛
を与えるだけでなく，家族は病院に対して不信感を抱き，時に医療紛争に
発展することがある。母子および医療従事者が感染によって受ける不利益
は最小限にしなければならない。

　詳細は「4　感染管理」で解説されるため，ここでは特に助産ケアに関
連の深い事項に絞って述べる。

(1) 感染対策の基本である標準予防策

　感染対策は，細菌やウイルス，感染症の存在が明らかになった場合に，
拡散させないよう対策をするという考えが中心であった。1996年にCDC
（Centers for Disease Control and Prevention；アメリカ疾病管理予防セン
ター）が発行した「隔離予防策ガイドライン」によって提唱された標準予
防策（スタンダードプリコーション；standard precautions）の考え方が急
速に広まった。

　標準予防策は，「感染症の有無にかかわらず，血液，汗を除くすべての体
液・分泌物・排泄物，粘膜・創傷のある皮膚は，感染症があるものとして
取り扱う」という対策である。助産業務には，分娩時の羊水，分泌物，産
後の母乳など，他領域では想定しにくい感染機会が多く存在するため，周
産期部門の看護管理者は特徴を理解して対応を行う。

　標準予防策を遵守するには，以下の点に留意することが重要である。

① 適切な手指衛生

　手指衛生は標準予防策において最も重要，かつ簡単で経済的な方法であ
り，感染のリスクを減らす効果的な方法である。手指衛生には，流水と石

鹸による手洗いと，アルコール擦式消毒の2種類がある。選択方法は明確で，手が目に見えて汚染されている場合には手洗い，汚染がなければアルコール擦式消毒薬での手指衛生が選択される。分娩時，産後，新生児のケアが想定される場所では，アルコール擦式消毒液を常備することが望ましい。

② 適切な個人防護具（PPE）の着脱

標準予防策の遵守で重要なのは，上述した適切な手指消毒と，適切な個人防護具（personal protective equipment；PPE）の着脱である。ケアの際には感染経路を確認し，適切な防護具を選択し，組み合わせて使用する。PPEには，手袋，マスク，エプロン（袖のないもの。分娩時の間接介助者など），ガウン（袖のあるもの。分娩介助者など），ゴーグル（アイシールド），キャップ，シューズカバーなどがあげられる。

PPEの使用で重要なのは，着ける場面よりも外す場面での配慮である。汚染箇所に触れないよう，内側に折り込んで汚染が広がらないよう注意する必要がある。速やかな廃棄のためには作業動線を考え，廃棄容器や搬出経路についても適切な方法，デバイスの選択，運用の確認などが必要である。

(2) 感染経路別対策

標準予防策に続いて重要な予防策として，感染経路別対策があげられる。病原体の感染経路に沿った対策が正しく行われることである。具体的には，① 接触感染対策，② 飛沫感染対策，③ 空気感染対策，である。

接触感染する病原体には，ノロウイルス，メチシリン耐性黄色ブドウ球菌（MRSA）などがあり，手袋やエプロンが有効である。

飛沫感染する病原体には，インフルエンザウイルス，マイコプラズマ肺炎球菌などがあり，サージカルマスクやゴーグルの着用，患者間の距離を保つなどの対策が有効である。

空気感染する病原体には，結核菌，麻疹ウイルス，水痘-帯状疱疹ウイルスなどがあり，N95マスクの着用，陰圧室での管理が必要である。

新型コロナウイルスは飛沫感染するが，強い感染力を有しているため，感染者へは空気感染に準じて対応が行われている。

(3) NICUでの感染対策

NICUに入室している児は免疫力が低く，モニターをはじめ，さまざまな医療機器が装着されていることもあり，感染管理の上でハイリスクである。このような環境で助産師が行う注意点を以下に述べる。

① 血流感染防止対策

新生児における感染で最もリスクが高いものは，血流感染である。無菌であるはずの血液中に細菌やウイルスが存在することで，免疫力低下や児

の生命を脅かすことになりかねない。血流感染防止対策で重要なのは，血管内留置カテーテルの管理である。新生児の手や腕は小さく細いため，カテーテル固定の際に使用するドレッシング材の固定が難しい。そのため，緩みや剥がれがあると，容易に細菌やウイルスが刺入部から混入し，血流感染へとつながる。

　予防のためには，定期的なルート交換を行い，実施中もルートの清潔を保持するなどの管理のほか，日々のケアで刺入部の観察を行い，バイタルサインの変化に留意して早急に対応する。

② 環境整備

　環境整備は，感染管理において病院内の重要な業務の一つである。特に，NICU は成人用に比べて病床の間隔が狭く，点滴，薬物，検査など，治療に関するものと，ミルク，タオル，おむつなど，児の生活に関するものが混在しやすい。手洗いの水道が近い環境に設定されがちなため，水回りの環境管理が重要になる。

　処置などに用いる滅菌物が水回りに置かれると，パッキング材に汚染による結露や湿気が生じ，包装に破綻が起きることがある。サプライ品の保管場所を点検し，滅菌物が床からある程度の高さ（30 cm 以上）で，埃がかからない場所に保管されているよう管理する。

(4) 助産ケアにおける職業感染対策

　職業感染対策とは，医療従事者が医療施設で業務を行う中で，感染症に罹患しないように対策することである。助産ケアにおいては，特に下記が重要となる。

① 皮膚・粘膜汚染予防

　助産ケアにおける皮膚・粘膜汚染として特徴的なのは，羊水曝露である。娩出時に破水によって飛散した羊水が眼（角膜）に入ることがある。特に，分娩介助にまだ慣れない学生や新人の曝露が多くなる。また，乳房ケア時の母乳の飛散でも同様のことが起きる。どちらも血液と同等に扱う必要があるが，適切に手袋，ガウン，マスクに加えてゴーグルを着用することが有効である。

② 助産師の健康管理

　周産期で問題となる疾患として，4 種ウイルスによるもの（麻疹，風疹，水痘，流行性耳下腺炎）があげられる。妊婦や新生児の感染については「4 感染管理」を参照していただくとして，助産師が妊婦への感染源にならないためには，自身の抗体価を把握し，基準に満たない場合は，ワクチン接種がすすめられる。

3 | 医療安全のためのマネジメント

　助産師は，保助看法において，「助産または妊婦，じよく婦もしくは新生児の保健指導を行うことを業とする女子をいう」とされており，正常範囲の妊娠・分娩・産褥期のケア，新生児のケアを，自らの判断と責任において実施できることから，看護師・保健師にはない注意義務が課せられている。ゆえに，日々の助産業務において助産師一人一人が，医療安全を推進する上で必要な知識や技術を身につけ，関連する法制度を遵守することが重要である。また，日本看護協会の示す「看護業務基準」や「看護職の倫理綱領」，国際助産師連盟（ICM）の示す「助産師の倫理綱領」などに基づき行動し，「助産業務ガイドライン」や「産婦人科診療ガイドライン」など，関連するガイドラインを遵守し，安全で質の高い助産実践を提供することが望まれる。

　1999 年に発生した横浜市立大学附属病院の患者取り違え事故を契機に，現在に至るまで，日本において医療安全のためのさまざまな取り組みが行われてきた（表 2-13 参照）。医療安全における産科管理者の役割は，妊産婦と新生児の安全を守り，最善の助産サービスを提供するために，高度で質の高い助産を実践できる人材の育成にとどまらず，関係する他部門・他職種や，施設外の関係機関と連携し，組織的に医療安全を推進する上で，良好なリーダーシップを発揮していくことである。

1) 医療安全における管理者の役割

　われわれ助産師は，安全な周産期医療を提供するため，専門職業人として知識・技術を磨き，また，マニュアルを整備し，システムを整え，医療事故防止に取り組んできた。しかし，人間である以上，必ず間違いは起こる。そのため，管理者には，「ヒューマンエラー」について正しく理解すること，そして，エラーに関わった個人の責任を問うのではなく，ヒューマンエラーにおいて同じような事故が繰り返されないような組織の体制作りをすることが求められる。

　ここでは，「安全文化の醸成」と，それを支える 4 つの文化において，管理者が果たすべき役割について述べる。

(1) 医療安全文化の醸成

　部署の目標の中に「安全文化を醸成する」という文言を目にすることがある。では，安全文化とは何なのだろう。

　医療安全文化とは，「安全に関わる諸問題に対して最優先で臨み，その重要性に応じた注意や気配りを払うという組織や関係者個人の態度や特性の集合体」[7]，あるいは，「健康と安全の組織プログラムに対する関与と，プログラムのスタイルと熟達度を規定する個人およびグループの価値観，態

95

度，能力，行動パターンの産物」[8]などと定義される。

安全文化を構成する要素には，4つの下位文化があるとされており，管理者には，施設の安全管理者などと協力し，安全文化の醸成に取り組むことが求められる。

(2) 安全文化を支える4つの下位文化[7]

4つの下位文化について，医療現場の状況に照らしながら説明する。

① 報告する文化

● インシデントにつながりかねなかった事象。

自らのエラーやニアミスを積極的に報告しようとする組織の体制のことで，病院などでは，インシデント・アクシデント報告制度がこれに当たる。当事者はもちろん，その事象や行為を発見した者が報告してもよい。報告された内容で特に警鐘的意味合いの大きい事故や，影響度の高い事故については，施設の安全管理者のみならず，関係者と発生部署で情報を共有・分析し，再発防止策を検討することに役立てられる。このような仕組みのない診療所や助産所などにおいても，連携する助産師や嘱託医師，連携医療機関，その他関係機関や職能団体などと情報を共有し，再発防止のための取り組みがなされることが望まれる。

報告する文化を醸成していく上で，後述の「心理的安全性」[9]を保障することも，管理者の重要な役割といえる。また，報告された内容を分析し，再発防止に役立てるために，事例分析の手法について学んでおくことも必要である。

② 公正な（正義の）文化

「受け入れられる行為」と「受け入れられない行為」の間に線引きができることである。たとえば，患者相談への対応マニュアルや，症例カンファレンスなどにより，「対応できること」「できないこと」の線引きをしておく。そして，職員がその基準に沿って判断・行動できるようにしておくことも含まれる。

また，この文化には，個人としての権利と義務を知ることが含まれる。具体的には，医療専門職として関係する法令を遵守する義務，患者の権利を尊重する義務があることを理解しておく必要がある。

③ 柔軟な文化

チームで医療を行う際，さまざまな状況変化への迅速な対応が必要な場合には，トップダウン型のリーダーシップを優先した組織構造をとるが，必要に応じて，多職種・スタッフの意見を柔軟に受け入れるボトムアップ型の組織構造へと柔軟に体制を変換できる組織文化である。

具体的には，個人やチームのパフォーマンスの向上を目指すこと，それを実現するためのシステム作り，たとえば，「院内急変対応システム」などの構築が含まれる。

④ 学習する文化

　医療安全に関連する情報収集や研修によって常に学習を続けていく文化である。管理者は医療法や施設基準で義務づけられた研修が受講できるよう業務を調整したり，医療安全に関する情報がくまなく伝達・理解されるよう工夫したりすることも必要である。

2）医療安全のためのチーム医療の推進

　利用者にとって最善の医療を提供する上で欠かせないのが「チーム医療」である。チーム医療の本質は，患者を中心に，患者に関わる多職種が互いの専門性や職業倫理を尊重しながら，能力を補完し合い，最善の医療を提供しようと努力するところにあるといえるだろう。

　チーム医療による「安全や質の担保」には，コミュニケーションやリーダーシップ，意思決定，状況認識などの「ノンテクニカルスキル」を向上させることも必要である。ノンテクニカルスキルを強化する目的で開発された TeamSTEPPS®，すなわち，「医療の成果と患者の安全を高めるためにチームで取り組む戦略と方法」と訳される行動ツール[10]を日常業務に取り入れることも，多職種協働には効果的といえるだろう。

　さらに忘れてはならないのは，チーム医療に妊産婦や家族，そして，地域で支援する福祉職などが一員として参加していることである。周産期において，チームメンバーの適切なコミュニケーションが，妊産婦や新生児の緊急事態や急変場面で功を奏する。

　このように理想的なチームを形成する上で忘れてはならないのが，「心理的安全性」である。エイミー・C. エドモンドソン[9]は，仮に対人関係のリスクを感じたとしても，自分の意見を気兼ねなく述べることができ，それによって責められないと確信を持っている状況を「心理的安全性」が保障されている状態とし，優れたチームを作り上げる上でのキーワードと位置づけている。心理的安全性は，トップダウンで組織全体に広がる傾向があるといわれており，管理者はその意味を十分に理解し，心理的安全性の高い職場環境を整備することが必要である。

3）情報の共有と管理

　臨床現場においては，ガイドラインやマニュアルが存在する。これらは，一定の水準で安全に医療を提供するため，また，業務を安全かつ効率的に進める目的で作成されるものである。

　ガイドラインについては，業務に関連した最新のものを確認しておくことが必要である。

　マニュアル作成に当たっては，使用する者にとって必要な情報を間違いなく収載していることが必要で，ガイドラインの改訂や使用する機器の更新などの変化に対応し，定期的な見直しが行われなければならない。また，

ガイドライン，マニュアルともに，内容については，最新の情報が漏れなく関係者に伝達されるように留意しなければならない。

4）医療安全に関わる制度と医療事故発生時の対応

（1）産科医療補償制度

　本制度は，産科医療を取り巻くさまざまな課題を解決し，安心して産科医療を受けられる環境整備の一環として創設された，医療分野における国内初の無過失補償制度である。分娩に関連して発症した重度脳性麻痺の子どもとその家族の経済的負担を速やかに補償するとともに，脳性麻痺発症の原因分析を行い，同じような事例の再発防止に資する情報を提供することなどにより，紛争の防止・早期解決および産科医療の質の向上を図ることを目的としている。

　2023年1月18日時点での制度加入状況は，助産所100%，病院・診療所99.9%である[5]。また，同機構による「再発防止に関する報告書」が，2022年までに12回発行されており，産科管理者は，この報告書や提言の内容を確認するだけでなく職場内に共有し，安全な助産ケアの提供に活用する体制を整備することも必要である

（2）医療事故調査制度

　本制度は，医療の安全を確保し，医療事故の原因追及に基づいて再発防止を目的としている。本制度の「医療事故」とは，医療法第6条の10で「医療従事者が提供した医療に起因し，又は起因すると疑われる死亡又は死産であつて，当該管理者が当該死亡又は死産を予期しなかつたものとして厚生労働省令で定めるもの」とされている。

　医療機関の責任者は，報告対象となる死亡や死産事例が発生した際は，医療事故調査・支援センターへ報告する義務がある。医療に起因する予期せぬ死亡または死産は，病院だけでなく助産所でも起こりうることであり，発生時に対応できるよう，事故調査制度の仕組みや，調査の流れについて理解しておくことが必要である（参考：文献[11]）。助産所などにおいては，各都道府県の助産師会に協力を求め，連携し，対応に当たることがよいであろう。

　（1）および（2）ともに，制度の詳細は，p.91〜も参照されたい。

（3）医療事故発生時の対応と当事者支援

　万が一，事故が発生した場合には，まず妊産婦や新生児の救命を最優先に考え，行動する。速やかに情報が伝達できるよう，平時より関係者との連絡体制を整えておくことが必要である。職種を問わず最も適した人物がコマンダーとなり，現場の混乱を回避し，最大限パフォーマンスが発揮できるよう調整する。

事故直後は，起こった事実を確認し，経時的に記録しておくことが必要である。使用した医療材料や機器の保管，現場保全が必要となることも覚えておきたい。医療機関での取り決めに基づいて速やかに報告し，安全管理担当者と協力して情報を整理し，対策を検討する。医療訴訟などにおいては，診療記録が証拠となることを意識し，日ごろから助産録をはじめとした診療記録を適切に記載すること，胎児心拍モニタリングなどのデータの管理を適切に行うことも重要である。そして，これらの記録の信憑性を保証する上で，正確な時刻で記録されていることが重要であるため，施設内で基準となる時計を定め，時刻を合わせておくことが必須である。使用する機器についても，動作確認だけでなく時刻の確認も実施しておくことを忘れてはならない。

5）周産期医療における安全対策

　周産期医療ネットワークが都道府県ごとに整備され，地域が連携し，母子にとって安全な周産期医療を提供するための取り組みが整備されてきた。しかし，不測の事態が起こることは避けられないため，そうした事態を想定し，対応できるよう備えておくことが必要である。

　助産師個人としては，「アドバンス助産師」認証において求められる研修などを受講し，助産診断技術，臨床推論能力，母体や新生児蘇生技術の向上のため研鑽することが必要であり，管理者はその教育・研修を支援することが重要である。また，産科や新生児科，麻酔科，救急科などの，医師をはじめ協働する多職種と，緊急時を想定したシミュレーションを定期的に実施するなど，母子にとってより安全な出産環境を提供できるよう，日ごろから繰り返し，継続したトレーニングが行われることが期待される。

　周産期に特有の医療事故として，新生児の転落，ベッド共有時の窒息，取り違え，連れ去りなどがあげられる。特に，病院ではベッド上で過ごすことが常であり，新生児転落防止のための安全対策や，母子同室時のベッドの共有に関する取り決めを検討しておく必要がある。

　また，新生児は本人確認を母子標識（リストバンド）に頼らざるをえないため，預かりの際の確認ルールの徹底，母親とのダブルチェックの実施など，患者誤認対策も非常に重要である。新生児を預かる環境は，関係者以外が容易に立ち入ることができないよう管理されていることが望ましい。必要に応じ，防犯カメラの設置など，セキュリティの強化を図ることも検討されるべきであろう。

　NICUなどにおいては，母乳や薬剤の誤投与なども報告されることが多く，施設の状況に合わせた確認の手順を検討し，正しく実施されるよう周知し，実施状況をモニタリングすることも必要である（参考：文献[12]）。

引 用 文 献

1) 厚生労働省：医療分野の推進化について.
〈https://www.mhlw.go.jp/stf/seisakunitsuite/bunya/kenkou_iryou/iryou/johoka/index.html〉
2) 井部俊子監修（2023）：看護管理学習テキスト第 3 版 2023 年版, 第 2 巻（看護サービスの質管理）, p.115-176.
3) 厚生労働省医政局総務課：医療安全対策のための医療法施行規則一部改正について.
〈https://www.mhlw.go.jp/topics/bukyoku/isei/i-anzen/2/kaisei〉
4) 厚生労働省：医療法改正の概要.
〈https://www.mhlw.go.jp/shingi/2007/11/dl/s1105-2b.pdf〉
5) 日本医療機能評価機構：産科医療補償制度.
〈http://www.sanka-hp.jcqhc.or.jp/index.html〉
6) 日本医療安全調査機構（医療事故調査・支援センター）：一般のみなさま.
〈https://www.medsafe.or.jp/modules/public/index.php?content_id=1〉
7) ジェームズ・リーズン（塩見弘監訳, 高野研一, 佐相邦英訳）（1999）：組織事故—起こるべくして起こる事故からの脱出, 日科技連出版社.
8) チャールズ・ヴィンセント（相馬孝博, 藤澤山和訳）（2015）：患者安全, 原著第 2 版, 篠原出版新社.
9) エイミー・C. エドモンドソン（野津智子訳, 村瀬俊朗解説）（2019）：恐れのない組織—「心理的安全性」が学習・イノベーション・成長をもたらす, 英治出版.
10) 東京慈恵会医科大学付属病院看護部・医療安全管理部（2017）：Team STEPPS® を活用したヒューマンエラー防止策, 日本看護協会出版会.
11) 日本看護協会（2015）：医療に起因する予期せぬ死亡又は死産が発生した際の対応.
12) 日本周産期・新生児学会母子同室による新生児管理の留意点検討ワーキンググループ（2019）：母子同室実施の留意点.

参 考 文 献

・福井トシ子編（2023）：新版助産師業務要覧第 3 版 2023 年版, I 巻（基礎編）, 日本看護協会出版会, p.164-175.
・個人情報保護委員会（2022）：個人情報保護法上の安全管理措置（動画）.
〈https://nettv.gov-online.go.jp/prg/prg25177.html〉
・厚生労働省（2022）：医療分野のサイバーセキュリティ対策について.
〈https://www.mhlw.go.jp/stf/seisakunitsuite/bunya/kenkou_iryou/iryou/johoka/cyber-security.html〉
・厚生労働省（2022）：医療情報システムの安全管理に関するガイドライン第 5.2 版（令和 4 年 3 月）.
〈https://www.mhlw.go.jp/content/10808000/000936160.pdf〉
・厚生労働省：医療安全対策.
〈https://www.mhlw.go.jp/stf/seisakunitsuite/bunya/kenkou_iryou/iryou/i-anzen/index.html〉
・厚生労働省（2002）：医療安全推進総合対策～医療事故を未然に防止するために～.
〈https://www.mhlw.go.jp/topics/2001/0110/dl/tp1030-1c.pdf〉
・河野龍太郎（2014）：医療におけるヒューマンエラー—なぜ間違えるどう防ぐ, 第 2 版, 医学書院.
・認定病院患者安全推進協議会（2020）：患者安全推進ジャーナル別冊　研修・教育・学習に役立つ医療安全実践キーワード 2020.
・日本医療安全調査機構（医療事故調査・支援センター）ホームページ.
〈https://www.medsafe.or.jp〉

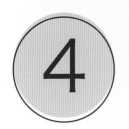

4 感染管理

2

1 総論

1）感染対策に関する法律

　感染症の予防及び感染症の患者に対する医療に関する法律（感染症法）は，人権を尊重しつつ，新感染症その他の感染症に迅速かつ的確に対応することができるよう，1999年に施行された。感染力の強さや罹患した場合の重篤性に応じて感染症を分類しており，その類型に応じて，届出の規程や入院に係る手続きが定められている（第2条，第12条第1項）。

　病院等の管理者には，医療法第6条の12で，医療安全の確保が義務づけられており，医療法施行規則第1条の11第2項第1号において，院内感染対策のための体制の確保に係る措置として，具体的に下記4項目が義務づけられている。

院内感染対策のための体制（医療法施行規則第1条の11第2項第1号）
- イ　院内感染対策のための指針の策定
- ロ　院内感染対策のための委員会の開催（注1）
- ハ　従業者に対する院内感染対策のための研修の実施（注2）
- ニ　統合病院等における感染症の発生状況の報告その他の院内感染対策の推進を目的とした改善のための方策の実施

注1：ロは，病院，患者を入院させるための施設を有する診療所及び入所施設を有する助産所に限る。
注2：年2回程度(厚生労働省医政局通知，平成19年3月30日　医政発第0330010号)

　さらに，労働安全衛生法第22条第1項第1号は，病原体などによる健康障害を防止するため必要な措置を，労働安全衛生規則第35条は安全教育を，同規則第581条は廃棄物の適切な処理を，同規則第593条は適切な保護具の備えを，それぞれ義務づけている。

　このように，病院，診療所および助産所の管理者は，院内感染対策の体制を整備する責務がある。

2）感染対策に関する診療報酬

　感染対策に関する最初の診療報酬は，1996年度に新設された「院内感染防止対策加算」である。2006年度の診療報酬改定により，院内感染防止対策は，入院基本料の算定要件の一つとして位置づけられた。現時点における加算としては，感染対策向上加算，外来感染対策向上加算，連携強化加

算，サーベイランス強化加算などがある[1]。

3）医療関連感染対策
(1) 標準予防策と感染経路別予防策の実施
　医療関連感染（healthcare-associated infections；HAI）とは，病院に限らず，すべての医療施設（訪問ケア施設，外来診療，開業施設，助産所など）において起こる感染である[2]。

　感染予防策の基本は，手指衛生，標準予防策（standard precautions），病原体ごとの3つの感染経路別予防策（空気感染，飛沫感染，接触感染：後掲の表2-15も参照）であり，これらの遵守が最も重要である[2]。

　手指衛生の方法は，「目で見える汚染がない場合は擦込式手指消毒薬を用いた手指消毒」「目で見える汚染がある場合は，石鹸と流水を用いた手指衛生」である[3]。医療従事者は，手指衛生の頻度が高く，手荒れの対策も必須である。

　管理者は，医療従事者，患者，家族が適切に予防策の実施ができるよう，石鹸，ペーパータオル，手指消毒薬，ハンドケア剤，個人防護具（personal protective equipment；PPE）（マスク，ガウン，ゴーグル，N95マスクなど）を整備する。咳エチケットにも対応できるよう，マスク販売機の設置や職員による患者へのマスクの配付を整備する。

　感染経路別予防策を行う場合は，隔離する場所を明確にする。飛沫感染予防策の場合は，患者と患者の間隔を2m確保する。空気感染予防策の場合は，陰圧室を用いる。陰圧室の整備が難しい場合は，実情に応じて，個室管理，ゾーニング（清潔区域と不潔区域を区別）を講じる。日本医療福祉設備協会による「病院設備設計ガイドライン（空調設備編）」では，病院環境を空気の清浄度により5区分に分類しており，陰圧室（空気感染隔離室）と陽圧室（防護環境）の空調条件が示されている[4]。ゾーニングを行う際，分娩室やNICUは陽圧室であるため，気流に留意する。

　管理者は，手指衛生，PPEの着脱，N95マスクの着脱が適切に実施できるよう，医療従事者，患者，家族へ教育の場を提供する。助産師のPPEの着用は従来低率[5-7]であることが指摘されており，（新型コロナウイルス感染症（COVID-19）感染拡大を受けて変わりつつあるが）PPE着用の遵守が課題である。手術中の結膜血液汚染により医師がHCVに罹患し，さらにこの医師が出産した児への母子感染が確認された事例がある[8]。医療従事者を感染から守るためには，PPEの遵守と安全な着脱が重要である。

　PPEの着脱は，技術が必要であり，安全に汚染を防ぎながら着脱できるよう教育の機会を設ける。特に，手袋を外した後の手指衛生の遵守，外す順番（手袋 → 手指衛生 → ガウン → ゴーグル → マスク）に留意する。ケアを実施しながら，N95マスクを適切に装着し続けることにも技術が必要である。N95マスクのフィットチェックとフィットテストを実施し，ケア

を実施しても漏れ率が低率であるようにトレーニングを重ねる。マスクの形状により空気の漏れ率が大きく異なることから，N95マスクは複数のマスクを準備し，医療従事者各自の漏れ率がより低くなるマスクを装着してケアできるように，物品を整備する。

(2) 職業感染対策

B型肝炎，麻疹，風疹，流行性耳下腺炎，水痘などはワクチン接種で予防可能な疾患であり，ワクチンによる感染対策が基本である。具体的なワクチン接種の方法は，日本環境感染学会「医療関係者のためのワクチンガイドライン第3版」[9]に提示されている。清掃職員などの業務委託の業者に対しても，ワクチン接種について契約書類で明記し，接種の徹底を図る。

迅速な医療関連感染対策を講じるには，ワクチン接種歴・罹患歴・抗体検査結果を把握しておく。管理者は，医療関係者に対してワクチン接種できるよう配慮する必要がある。抗体検査結果に応じて，アレルギーなどのワクチン接種不適当者でなければ，ワクチン接種の対象者となる。ワクチン接種が必要な場合は，どの疾患のワクチン接種が必要であるのかを具体的に説明し，ワクチン接種につながる関わりが必要である[10]。

新潟県内25の分娩取り扱い医療機関の周産期看護従事者を対象とした調査[6]では，複数診療科群と産婦人科単科群で比較すると，産婦人科単科群の方が過去1年間の針刺し・切創経験が有意に多く，報告書の整備が有意に少なかった。血液・体液曝露や針刺し・切創後の対応に用いる薬剤が常備されていない場合は，対応に時間がかかることが予測される。応急処置の方法，報告体制，感染源の血液検査，受診方法，HBV曝露後のグロブリン投与，HIV曝露後の抗HIV薬の予防内服を含めた事後のフォローアップに関してマニュアルを整備する。近隣病院と事前に調整を図るなど，地域全体での体制整備の強化が重要となる[6]。

(3) 滅菌と消毒

どのようなもの（機器，環境）を，どのように滅菌，消毒をするのかは，Spauldingの分類により区分されている[11]。

滅菌物の保管上の留意点を表2-14に示す[12]。消毒薬の選択は，対象とする微生物や器具によって使い分ける。消毒薬使用のポイントは，濃度，温度，接触時間である[11]。適切な濃度において20℃以上の処理温度で3分間以上の接触が必要である[11]。周産期領域において使用頻度の高い次亜塩素酸ナトリウムは，塩素ガスが発生するのでふた付きの容器で浸漬させること，金属腐食性があるので金属の消毒は不適であることに留意する[11]。

(4) 感染症の症状・徴候がある患者の早期発見

感染症の症状・徴候（発熱，咳嗽，咽頭痛，鼻汁，痰，関節痛，発疹，

表 2-14　滅菌物の保管上の留意点

場所	勧告の内容
滅菌供給部門内での保管	① 換気圧は，常圧もしくは陽圧とする。室内の明るさは，包装材の微細破損を確認できる照度を確保する。室内は，温度 20〜25℃，湿度 40〜50％を目安に維持し，温湿度変動による結露発生を防止する空調管理を行う。 ② 滅菌物は，床，天井，外壁から十分離れた場所で保管する。滅菌物を保管するための保管棚に滅菌物以外を収納しない。滅菌物は，床から少なくとも 20 cm，天井のスプリンクラー設備周辺から 45 cm 以上，外壁から 5 cm 以上の距離を確保する。保管棚は扉やカバーで保護されたキャビネットあるいは，① に記載した環境においてはオープンラックとする。
使用現場（病棟・外来）での保管	① 汚染，破れを防止するため，戸棚や引き出し式の収納棚とする。棚に品目と定数を表示し，滅菌物の有効期限を確認の上，先入れ先出しの原則に従う。 ② 滅菌物の保管棚は，流し台の横や下といった，水に濡れる可能性がある場所に配置してはならない。

（文献[12]により作成）

下痢・嘔吐，眼の充血・異物感）について，問診票による健康観察を行う。

自己申告を促すポスターを掲示するなど，申し出やすい工夫を行う。事務職員やボランティアは，最初に患者に接触することが多いことから，感染症の症状・徴候の申し出があった場合の対応方法について明確にし，職員に教育し，早期発見，早期対応に努める[10]。

(5) 面会者，分娩時の付き添いへの対応

面会者には，健康観察，ワクチン接種歴，罹患歴を確認した上で，面会や分娩時の付き添いを許可する。特に，経産婦は，同胞（上の子ども）の健康観察，保育所・幼稚園・小学校・中学校などでの流行状況にも留意する。インフルエンザの流行期は，マスク着用を必須とし，学級閉鎖時の対応や定点あたりの報告数（10：注意報，30：警報）により面会制限を講じる基準を事前に決めておく。

分娩付き添いの効果としては，経腟分娩の増加，帝王切開の減少，分娩所要時間の短縮，児のアプガースコア低値の減少などがある[13]。COVID-19 予防のために面会制限を余儀なくされた施設が多いが，国際的には，感染予防のリスクと分娩付き添いの効果から，「分娩時には無症状の付き添い者が 1 人のみ許可され，付き添い者の交替はできない」と一部制限はあるものの，分娩時の付き添いを推奨している[14]。施設の実情や感染流行状況に応じて，面会制限を行うことはやむをえないが，状況に応じて，対応を検討する。

4) 垂直感染予防
(1) スクリーニング検査の実施

垂直感染を予防するには，妊婦のスクリーニング検査が有用である。日本では，2013 年度より妊婦健康診査に公費負担が講じられた。2018 年の報告によると，B 型肝炎抗原検査，C 型肝炎抗体検査，HIV 抗体検査，梅毒血清反応検査，風疹ウイルス抗体検査，HTLV-1 抗体検査，性器クラミジア検査，B 群溶血性レンサ球菌検査の公費負担の実施率は，全市町村（*n*

＝ 1,741）において 100％となった[15]。

（2）ワクチン接種

　妊婦への生ワクチンの接種は禁忌である。現在，妊婦に接種可能な不活化ワクチンは，インフルエンザワクチン，B 型肝炎ワクチンなどである。

　妊婦のインフルエンザワクチン接種については，母体および胎児への危険性は妊娠全期間を通じてきわめて低いと説明し，希望する妊婦には接種してよい[16]。妊婦に対してワクチンを接種し，子どもを守ることは，新しいワクチン戦略の一つである[17]。特に，新生児に髄膜炎や敗血症などの重症感染症をきたす B 群溶血性レンサ球菌，新生児や乳児に肺炎などの重症呼吸器症状をきたす RS ウイルスは，そのターゲットである[18]。

　妊娠中のスクリーニング検査により風疹ウイルス抗体が陰性あるいは判定保留の場合は，今後の妊娠に備えて分娩後のワクチン接種を推奨する。さらに，パートナーおよび家族のワクチン接種を検討する。2012～2014年と 2018～2019 年の風疹の大流行を受けて，厚生労働省から注意喚起が出され，妊娠前の女性やパートナー，職場など周囲に妊婦がいる場合は，風疹のワクチン接種を受けることが推奨された。特に，風疹の第 5 期定期接種対象者の 1962 年 4 月 2 日～1979 年 4 月 1 日生まれの男性は，過去の定期接種の対象外であり，特に抗体保有率が低いため，積極的に風疹抗体検査を受け，検査結果に応じて予防接種を受けることが勧奨されている[19]。2019～2024 年度末の事業である。

　また，出生した児の乳幼児期のワクチン接種について保健指導を行うことは，児が成人してから初感染することを回避できるため，次世代の母子感染予防につながる。

（3）感染の機会をなくすこと

　妊娠中は，感染症の症状・徴候がある者との接触は可能な限り回避する必要があり，インフルエンザ，麻疹，風疹などの流行地に行くことは控えるよう指導する。

　また，トキソプラズマやサイトメガロウイルスは，経胎盤感染による先天性感染症を引き起こすことがあるが，全妊婦を対象としたスクリーニング検査ではない。日常生活において感染の機会をなくすために，トキソプラズマ感染予防のためには「野菜や果物はよく洗って食べる」など，サイトメガロウイルス感染予防のためには「おむつ交換の後には手洗いを行う」「子どもと食べ物を共有しない」などの内容を，妊婦および家族へ情報提供する[16]。

　梅毒は，2014 年ごろより増加し，先天梅毒の報告も増加している。梅毒は終生免疫を得られず，再感染する。妊娠初期に 1 回検査をするだけでは，妊娠中の感染の発見が遅れる。パートナーに梅毒が疑われる場合は，性交

を避けるよう保健指導をする[20]。

（4）感染症罹患妊婦への対応（保菌を含む）

感染症罹患妊婦は，それぞれの疾患に応じた対応が求められる。HBs抗原陽性の場合は，B型肝炎ウイルス母子感染防止対策[16]を，HTLV-1陽性の場合は，経母乳母子感染予防の観点から栄養方法について話し合う[16]。

B群溶血性レンサ球菌保菌の場合は，分娩中あるいは前期破水後にペニシリン系などの抗菌薬を点滴静注する。抗菌薬予防投与から分娩までの時間が確保できるよう，分娩時の入院時期に関する保健指導を（特に分娩経過の早い経産婦に）徹底する必要がある[21]。

5）新生児への感染対策

新生児は，細胞性免疫および液性免疫の機能が脆弱であり，易感染宿主である。出生時には，病原微生物と接触する可能性のある新生児の皮膚や粘膜上皮は常在細菌叢を持たない。そのため，病原微生物が定着・増殖する前に，できるだけ早期に常在細菌叢を獲得することが重要である[22]。

消化管の常在細菌叢は，単に病原体の定着を防ぐのみならず，全身の免疫獲得にも寄与する。母子分離をできる限り防止し，早産児であっても可能な限り早めに母乳投与と早期皮膚接触（skin to skin contact；STS）を試みる。出生時には，口腔・咽頭・消化管粘膜は無菌であり，出生後の消化管栄養が消化管内細菌叢に影響する。母乳は，望ましい消化管常在細菌叢を確立させ，病原微生物の定着・増殖を阻止する。感染予防の観点からは，STS，母子同室，母乳栄養が重要となる。なお，STS実施時は，安全には十分に配慮する。

日本の総合病院における産科単独病棟はわずかであり，少子化に伴い産科混合病棟の割合が増加している。新生児MRSA感染症と病棟背景要因を調査した報告によると，新生児MRSA感染症はすべて混合病棟で観察されたこと，分娩後母子異室の時期がある施設では発症が短期間に集中することがあり院内感染を疑わせたことから，産科混合病棟における新生児への感染予防が課題となっている[23]。

成育医療等の提供に関する施策の総合的な推進に関する基本的な方針（成育医療等基本方針）では，「分娩を取り扱う医療機関について，母子への感染防止及び母子の心身の安定・安全の確保を図る観点から，産科区域の特定などを講ずることが望ましい中，医療機関の実情を踏まえた適切な体制の整備を推進する」とされている（2021年2月9日閣議決定）。感染予防の観点からは，混合病棟の解消が望ましいと考えるが，施設の実情に応じて難しい場合は，産科区域を特定することが求められている。看護提供体制においては，ゾーニングや産科混合病棟ユニットマネジメントを実践する（p.33〜参照）[24]。

6）周産期医療に求められる感染対策に対する看護提供体制の整備

　感染症に罹患した妊婦が胎児・新生児に感染させる不安や心配を抱くことは避けがたい。助産師は，母子感染予防について理解し，妊婦や家族が過剰な不安や心配を抱えることなく，適切な行動がとれるように援助することが重要である。感染予防のためには，妊婦と家族が情報共有しやすいようにパンフレットなどの媒体を用いる工夫や，各施設における具体的な感染予防策を説明する必要があり，助産師による保健指導の役割は大きい。

　また，垂直感染および医療関連感染の予防のためには，どれくらいの人員が必要かを勘案する必要がある。参考として，日本看護協会は，助産師の人員配置数について助産師数の算出方法を提示している[25]。管理者は，施設の実情に応じた必要な人員数を確保できるよう整備することが求められている。

　周産期医療における感染制御は，安心して子どもを産み育てられる環境として欠かせないものであり，十分な対策を講じる必要がある。そのために管理者には，PPEの整備，教育体制の整備，保健指導体制の整備（院内助産・助産師外来の拡充），看護提供体制の整備（適正助産師数の算出と配置）が求められている。

2 ｜ 感染症流行時のマネジメント

1）感染予防の基本

　感染症流行時に適切なマネジメントを行うには，日ごろからの病棟における感染予防の取り組みが重要である。

　基本的な感染予防策の実践として，標準予防策（standard precautions），病原体の感染経路を遮断する対策が的確に講じられていることが基盤となる。これらについての詳細はp.101〜で解説されているため，ここでは概要のみ示しておくこととする。

　さらに，医療機関内での感染対策としての体制や組織の構築，そして地域連携も欠かせない。周産期母子医療センターなどでは，病院感染対策委員会および多職種で構成される感染対策チームの組織化が必須である。一方，診療所や助産所では感染管理に関わるリソースが十分ではないことがあるため，感染対策はさらに重要である。

　感染対策では，微生物の特性，感染症の診断，治療，予防に加え，地域の特性や文化，社会状況，個人の疾病感受性などを総合的に評価し，地域で対応を検討する必要がある。感染症の拡大状況に応じて，時には海外を含めた情報収集と整理，医療機関ごとのリスク評価を行い，迅速な対応を講じるための組織やシステム，地域のネットワークの構築が必須である。

表 2-15　感染経路別予防策

感染経路		病原体	予防策のポイント
接触感染	患者との直接接触や，微生物に汚染された器具などを介した間接接触により感染する。	薬剤耐性菌，ノロウイルスなど	・手指消毒を徹底し，手袋を着用する。 ・汚染物との接触が予測される場合は，手袋とガウンを着用する。 ・汚染物に触れたら，手袋を交換する。 ・患者は個室管理が望ましいが，難しい場合は，ベッド間距離を 1 m 以上に保ち，カーテンなどで仕切る。 ・患者に使用する器具は，可能な限り患者専用とする。共用する場合は，洗浄・消毒する。
飛沫感染	患者の咳やくしゃみ，会話で発生した微生物を含む 5 μm 以上の大きさの飛沫が，人の口腔粘膜，鼻粘膜，結膜などの粘膜に付着することによって感染する。	インフルエンザウイルス，ムンプスウイルスなど	・患者の 2 m 以内では，サージカルマスクを着用，手指衛生を徹底する。 ・患者は個室管理が望ましいが，集団隔離も可能。難しい場合は，ベッド間距離を 1 m 以上に保ち，カーテンなどで仕切る。 ・可能であれば，患者もマスクを着用する。
空気感染	微生物を含む飛沫が蒸発し，その残余飛沫核（5 μm 以下の大きさ）が空中に浮遊し，人が吸入することにより感染する。	結核菌群，麻疹ウイルス，水痘-帯状疱疹ウイルスなど	・患者との接触時には，N95 微粒子用マスクを着用する。 ・患者病室は，独立空調で陰圧設定管理された個室が原則。やむなく集団隔離する場合は，同じ病原体に限定し，他の感染が認められないこと，薬物耐性が同水準であることが基本。 ・患者は病室外に出ないよう指導する。

（文献[26]の p.22-23 を参考に作成）

(1) 標準予防策

　標準予防策（standard precautions）とは，すべての患者に対して標準的に行う感染対策である。① 手指衛生，② 防護具（手袋，ガウン，マスク，ゴーグル，フェイスシールドなど）の使用，③ 使用済み器具の取り扱い，④ 環境清掃を基本に，血液，汗を除くすべての体液，分泌物，排泄物，傷のある皮膚，粘膜は感染性のあるものとして対応することで，患者および医療者双方の感染リスクを低減するために実施する。

(2) 感染経路別予防策

　感染対策は，病原体の感染経路を遮断することが基本となる。感染経路には，空気感染，飛沫感染，接触感染の 3 つがある。標準予防策を基盤に，感染経路別の付加的な予防対策を講じる必要がある。つまり，感染症流行時には，どの感染経路なのか（空気感染なのか，飛沫感染なのか，接触感染なのか）によって対策が異なるということである（表 2-15）。

2) 感染拡大時の対応

　一般的に，地域全体におけるパンデミック，病院や病棟でのクラスター（感染者集団／集団感染）など，感染拡大時の初度対応としては，病院感染対策委員会の会議を経て，感染対策チームが中心となり，院内感染対策を策定する。感染対策を実施しながら，地域ネットワークにおいて連携し，地域における感染拡大防止に向けた支援を要請する。また，病院から管轄

保健所に速やかに報告し，保健所は，都道府県と密接に連携をとる。

　感染拡大の終息の判断は容易ではなく，病原体の検出率が通常レベルに戻った時点を終息と見なしてもよいと考えられているが，再拡大には十分な注意を払う必要がある。

　感染拡大は，いつでも起きる可能性があることを認識し，その効果的な対応策を検討することである。院内感染サーベイランスを充実させ，感染の状況を適切に把握することも重要である。

3）地域での支援ネットワークの構築

　感染拡大時には，妊産婦，産後の母親や乳児への感染も避けられない。妊産婦は，感染リスクや重症化リスクが高いことがある。COVID-19感染拡大時には，妊産婦は重症化リスクが高いことがわかり，別途対応が検討された。感染拡大時には，妊婦（胎児）の健康への影響に関する情報が不十分な場合も少なくない。まず，国や自治体，公的機関，学会などからの正確な情報を収集し，院内の感染対策委員会および感染対策チームとの協働により，周産期の外来や病棟での感染対策を講じる。情報や知見は，日々変化または集積していくため，情報収集と整理は継続的に行い，対策を最新化する必要がある。

　感染した妊産婦は，自らの健康や妊娠経過，そして胎児・新生児への影響について不安を抱え，時にマスコミの報道によってパニックに陥ることもある。妊産婦や家族への支援は必須である。しかし，医療機関に勤務する助産師は，院内で感染対策を講じたケアを提供し，緊急搬送にも対応するため，妊産婦への支援が不十分になることも考えうる。その際は，地域での支援ネットワークを活用するとよい。たとえば，自治体のサービスを活用したり，地域の助産師による相談や支援を紹介したりすることができる。感染拡大時にも，余力のある医療機関，支援の提供が可能な助産師や医療者が存在する可能性があり，迅速に地域のニーズをとらえた支援を開始している場合も多い。パンデミックや感染拡大時といった非常事態に備えるには，日ごろからの地域での支援ネットワークの構築が重要である。

4）スタッフの健康管理と支援

　COVID-19では，多くの医療機関においてクラスター（集団感染）が発生した。その発端は，患者のみならず，医療者の場合もあった。COVID-19の場合は，初期症状が軽症であり，無症状である場合が多いため，スタッフが感染期間中に勤務しているということもありうる。そのため，管理者にはスタッフの症状や体調の管理が重要である。

　そして，スタッフ間での感染を防ぐための対策を迅速に立てる。感染防止は，病原体の感染経路を遮断することが基本となる。COVID-19の場合，接触感染，飛沫感染と見られたため，換気ができない個室で話したり，

食事をしたりすることが，感染リスクを高める結果となった。管理者は，感染防止のための環境を整えること，たとえば，休憩時間を分散する，利用する食堂を分けるといった工夫，会食の制限などの対策を講じることもあった。

　スタッフの健康管理，感染防止は，病棟の運営にも大きな影響を及ぼす。欠勤が増えると，少ない人数で勤務することになり，ケアの質の低下や安全性にも問題が生じる。病棟の機能を保持するためにも，スタッフの健康管理は必須である。

　さらに，感染リスクを抱えながらの勤務は，スタッフの身体的な疲労に加え，心理面への影響が否めない。感染防止策を講じたとしても，感染した妊産婦のケアの際は，勤務内の交代やケア時間の短縮など調整が必要な場合もある。また，スタッフの不安や悩みをよく聴き，ストレスを緩和するようサポートすることも求められる。

引 用 文 献
　1）厚生労働省：令和4年度診療報酬改定の概要個別改訂事項Ⅰ（感染症対策）.
　　　〈https://www.mhlw.go.jp/content/12400000/000911809.pdf〉
　2）Centers for Disease Control and Prevention（2007）：2007 Guideline for Isolation Precautions：Prevention Transmission of Infectious Agents in Healthcare Settings.
　　　〈https://www.cdc.gov/infectioncontrol/pdf/guidelines/isolation-guidelines-H.pdf〉
　3）Centers for Disease Control and Prevention（2002）：Guideline for hand hygiene in health-care settings：Recommendations of the Healthcare Infection Control Practices Advisory Committee and the HIPAC/SHEA/APIC/IDSA hand hygiene task force. *MMWR*, 51（RR-16）：1-45.
　　　〈https://www.cdc.gov/mmwr/PDF/rr/rr5116.pdf〉
　4）病院空調設備の設計・管理指針検討委員会編（2022）：病院設備設計ガイドライン（空調設備編）HEAS-02-2022. 日本医療福祉設備協会.
　5）中村麻子，他（2013）：助産所における分娩時の個人防護具着用状況とその関連要因. 日本環境感染学会誌，28（6）：355-360.
　6）渡邉さゆり，他（2018）：周産期看護従事者における職業感染対策の教育状況，血液・体液曝露の実態―診療体制による比較と課題―. 日本環境感染学会誌，33（3）：87-93.
　7）堀内愛，他（2021）：助産師の分娩介助時における血液・体液曝露予防の実態と個人用防護具使用への影響要因. 山梨県立大学看護学部・看護学研究科研究ジャーナル，7（1）：54-62.
　8）武田正，他（2004）：院内血液汚染事故後に自然分娩した出産児にHCV感染した事例. 日本輸血学会誌，50（2）：276.
　9）日本環境感染学会（2020）：医療関係者のためのワクチンガイドライン，第3版. 日本環境感染学会誌，35（Suppl. Ⅱ）：S1-S32.
　10）脇本寛子，他（2017）：外来職員の麻疹，風疹，流行性耳下腺炎，水痘に対する免疫獲得状況―医療職と非医療職，血清抗体価測定結果による比較―. 医療マネジメント会誌，18：189-195.
　11）大久保憲，他編（2020）：消毒：滅菌の基本. 2020版消毒と滅菌のガイドライン，へるす出版，p.7-45.
　12）日本医療機器学会（2021）：滅菌物の保管・供給・リコール. 医療現場における滅菌保証のガイドライン，p.225-226.
　　　〈https://www.jsmi.gr.jp/wp/docu/2021/10/mekkinhoshouguideline2021.pdf〉
　13）Bohren, M. A., *et al.*（2017）：Continuous support for women during childbirth. Cochrane database of systematic reviews, 7.
　　　doi：10.1002/14651858.CD003766.pub6
　14）Narang, K., *et al.*（2020）：SARS-CoV-2 in Pregnancy：A Comprehensive Summary of

Current Guidelines. *Journal of Clinical Medicine*, 9.
doi：10.3390/jcm9051521

15）厚生労働省：妊婦健康診査の公費負担の状況に係る調査結果について．
〈https://www.mhlw.go.jp/content/11908000/000552443.pdf〉

16）日本産科婦人科学会，日本産婦人科医会編集・監修（2020）：産婦人科診療ガイドライン─産科編 2020.

17）斎藤昭彦（2019）：周産期感染制御のための予防接種．周産期医学，49（6）：809-812.

18）Omer, S. B.（2017）：Maternal immunization. *The New England Journal of Medicine*, 376（25）：2497.

19）国立感染症研究所感染症疫学センター（2022）：風疹に関する疫学情報：2022 年 11 月 9 日現在．
〈https://www.niid.go.jp/niid/images/epi/rubella/2022/rubella221109.pdf〉

20）国立感染症研究所（2022）：梅毒とは（2022 年 11 月 30 日改訂）．
〈https://www.niid.go.jp/niid/ja/kansennohanashi/465-syphilis-info-141107.html.〉

21）脇本寛子，他（2005）：Group B *Streptococcus* の垂直伝播予防．感染症誌，79：549-555.

22）廣間武彦（2014）：新生児の免疫は，どうやって形成されるのでしょうか？　また，早産児は正期産児に比べて免疫能が低いのはなぜでしょうか？　*Neonatal Care*，2014 年秋季増刊：10-20.

23）北島博之（2008）：わが国の多くの総合病院における産科混合病棟と MRSA との関係．日本環境感染学会誌，23（2）：129-134.

24）日本看護協会（2013）：より充実した母子ケアのために 産科混合病棟ユニットマネジメント導入の手引き．
〈https://www.nurse.or.jp/home/publication/pdf/guideline/sankakongo.pdf〉

25）日本看護協会（2015）：助産師の必要人数に関する提案．
〈https://www.nurse.or.jp/home/publication/pdf/report/2015/hitsuyoninzu.pdf〉

26）洪愛子編（2020）：病院・施設・地域で使える看護師のための感染対策，中央法規．

2

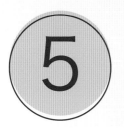

5 災害時のマネジメント

1 災害とは

1）定義・種類

災害対策基本法第 2 条では，災害とは「暴風，豪雨，豪雪，洪水，高潮，地震，津波，噴火その他の異常な自然現象又は大規模な火事若しくは爆発その他その及ぼす被害の程度においてこれらに類する政令で定める原因により生ずる被害をいう」[1]と定義されている。

災害の種類には，自然災害，人為災害，特殊災害があり，それぞれの内容と疾病構造（それらが起因となる主な疾病）を，表 2-16[2]に示す。

また，災害発生時に起こる状況の変化，災害サイクル（図 2-15）[2]と，それぞれの時期（フェーズ）において必要となる看護は，下記のとおりである。

表 2-16　災害の内容と疾病構造[2]

災害の種類	内容	疾病の構造
自然災害	地震，津波，台風，水害，火山噴火，豪雪，豪雨など	外傷，クラッシュシンドローム（挫滅症候群），溺水，低体温など
人為災害	交通事故（航空機事故，列車事故，船舶事故），大火災，工場爆発など	外傷，クラッシュシンドローム，熱傷，気道熱傷など
特殊災害	放射能漏洩事故，有毒化学物質拡散事故，NBC（核物質，生物剤，化学剤），テロ，戦争など	被曝，がんなど

（宮川祐三子氏作成）

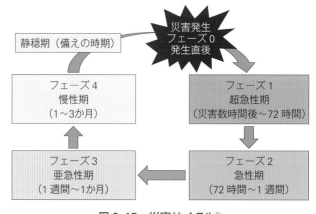

図 2-15　災害サイクル[2]

（宮川祐三子氏作成）

> **災害サイクルと看護**
> ・超急性期：被災者の人命救助，初期体制の確立，トリアージ，搬送，創処置（治療）
> ・急性期〜亜急性期：災害に伴う創傷のケア，衛生悪化の時期，避難所での看護，慢性疾患を持つ人々の悪化を防ぐケア
> ・慢性期：被災ショックによる心的外傷後ストレス障害（post traumatic stress disorder；PTSD），被災による生活立て直しの苦悩，慢性疾患の悪化に対するケア
> ・静穏期：災害への備え，災害訓練や災害医療教育など

2）災害時のマネジメント・国の体制整備

(1) CSCATTT

CSCATTT（command and control；指揮命令・統制，safety；安全，communication；意思疎通・情報取得・情報伝達，assessment；評価・判断，triage；トリアージ，treatment；治療，transport；搬送）は，イギリスで開発された標準的な災害教育プログラム，MIMMS（Major Incident Medical Management and Support）が提唱する体系的な大規模災害対応に必要な7つの基本原則である[3]。

災害現場の医療活動では，災害医療の3T（triage, treatment, transport）を円滑に進め，負傷者の救助と安全な地域への移動を行う。

3Tを有効な活動にするには，CSCA（command and control, safety, communication, assessment）が必要である。

(2) 周産期医療体制整備について[2]

2016年，「周産期医療体制のあり方に関する検討会」意見の取りまとめ[4]により，災害時の周産期医療体制について，現状と課題が整理され，下記のような対応が必要であることが指摘された。

・災害時の周産期搬送を見据えて，患者搬送や物資調達などに関する情報伝達の方法を，あらかじめ都道府県内および近隣都道府県と調整し，定めておくこと

・被災地域の医療ニーズなどの情報収集，災害派遣医療チーム（Disaster Medical Assistance Team；DMAT）や日本医師会災害医療チーム（Japan Medical Association Team；JMAT）などの医療チームとの連携調整などを行う災害医療コーディネーターのサポートとして，「災害時小児周産期リエゾン」（後述）の養成を進めること

・周産期母子医療センターを有する医療機関では，業務継続計画（business continuity planning；BCP）の策定，災害時小児周産期リエゾンと連携した訓練の実施など，災害に備えた体制を確保すること

・地域において，周産期母子医療センターなどを中心として，地域全体の周産期医療にかかる災害時の対応計画を作成すること

● **DMAT**
2005年発足。医師，看護師，業務調整員で構成され，大規模災害などの現場に急性期（48時間以内）から活動できる機動性を持つ，専門的訓練を受けた医療チーム（DMATホームページより）。
http://www.dmat.jp/

2

(3) 災害時小児周産期リエゾンの役割[2]

過去の災害において，小児周産期医療と災害医療との連携不足による混乱が生じた経験から，これらをつなぐ役割として，2016年度より，厚生労働省により養成研修が実施されている。対象は主に，医師（小児科，産婦人科，小児外科），看護師，助産師，保健師などで，情報収集と発信，医療支援の調達，保健活動を担う。

(4) 受　　　援[5]

医療者は，支援する側の視点で考えがちであるが，自身が被災者になった際にどのように支援を受けるかを明確にしておくことも重要である。医療機関では，人的支援・支援物資を受けるための受援計画をあらかじめ整備しておくことで，効率的かつ効果的な災害時医療支援を受けることができ，地域の早期復旧の足がかりにもなりうる。平時の医療機関連携をもとに，系列病院や職能団体などで，災害時支援について協定を締結しておくこともすすめられる。

2 分娩施設としての備え

周産期は，その人にとって限られた期間である。その周産期を含めた前後の期間における医療には，突発的な緊急事態に備えて，産科・小児科双方からの総合的で連続した管理観察体制が必要である[6]。

日本看護協会では，「安全で安心な出産環境整備に関する検討委員会」のもと，「分娩施設による災害発生時の対応に関するワーキンググループ」を設置し，「分娩施設における災害発生時の対応マニュアル作成ガイド」（以下，「作成ガイド」）[7]を制作した。

分娩施設の役割や機能によって，マニュアルの整備の仕方は異なる。以下，「作成ガイド」に沿って，分娩施設における災害発生時を想定し，どのような取り組みが必要か，産科管理者の役割を中心に解説する。

「作成ガイド」は，災害発生時から3か月程度を想定し，

第1章　日ごろの備えに対するマニュアルの作成
第2章　被災直後に必要なマニュアルの作成
第3章　中・長期的な支援に必要なマニュアルの作成

というように，時系列に沿って構成されており，施設の機能や医療圏での役割を踏まえ，災害への備え（院内外との連携や仕組み作り，妊産婦やスタッフの心構え）を推進し，実効力のある災害マニュアル作成を検討できる内容である。特に，備えについて助産師，産科管理者の役割を重視している。

1）日ごろの備えに対するマニュアルの作成

　災害は，予測なく発生し，未曾有の被害をもたらすことがある。南海トラフ地震，日本海溝・千島海溝周辺海溝型地震，首都直下地震，中部圏・近畿圏直下地震が発生するといわれており，今後，巨大自然災害により失われる命を激減させる覚悟が必要[1]と提言されている。このことを強く受け止め，産科管理者は，日ごろより災害時の備えに対する士気を高め，継続的なマニュアル作成・修正，訓練を行うことが重要である。

(1) 医師・助産師・看護師・その他の関係職種への教育による意識づけ

　災害に備えるには，関係者の意識変革，日ごろの業務整理，定期的な確認訓練が必要である[7]。地域により，避難方法や救護活動に違いがあるため，地域行政や医療機関を交え，策定されている災害時医療救護計画を周知しておくことが重要である。また，災害発生時の施設内・施設外との連携，行政との連携などがどのように構築されているかを産科管理者として十分に把握できているか，改めて確認する必要性がある。

　助産師の教育においては，災害発生時，周産期におけるマネジメントを行える能力を習得できるプログラムを現任教育に組み込み，確立していくことも産科管理者の役割である。

(2) 災害マニュアルの作成と点検，整備

　災害マニュアルは，突然発生する災害への対応として最適な行動の指針となり，遭遇した職員にとって最大の支援となる[8]。マニュアル作成に当たっては，できる限り多くのスタッフが関わり，防災のみでなく，被害の最小化に向けた「減災」を視野に入れ，自施設に合った具体的な行動指針を含めたものとする。そして，わかりやすく，定期的に修正・更新していくことは，災害対策を含むリスクマネジメントに関わる産科管理者にとって，肝となる役割である。

(3) 災害訓練[7]

　模擬訓練，疑似体験をすることは，非常に重要な体験である。施設全体や地域を交えた訓練と同時に，部署の特性を取り入れた災害訓練を，必要時，机上訓練も含めて実施する。特に，周産期に関する災害訓練では，他職種を交え，産科管理者としてイニシアティブをとっていくことが役割となる。

　また，重要なことは，訓練後，必ずデブリーフィング（振り返り）を行い，評価とさらなるマニュアルなどの見直しと修正を実施することである。

　災害発生時には，現在，広域災害救急医療情報システム（Emergency Medical Information System；EMIS）[9]，日本産科婦人科学会では，大規模災害対策情報システム（Perinatal Early Assessment and Communication sys-

tem for Emergencies：PEACE）などのシステムが活用されている。PEACE
に入力された被災施設の状況や搬送受け入れ側の情報は，医療施設間で共
有されるだけでなく，各自治体の災害時小児周産期リエゾンや行政側災害
担当者も閲覧可能となっており，災害時の迅速な支援体制構築に役立
つ[10]。このようなシステムも活用し，年に1回は広域災害訓練を行うこと
も必要である。

（4）妊産褥婦と家族への意識づけ

　妊産褥婦と新生児は，災害時には要援護者となることを認識し，災害へ
の備えの必要性を伝えていく。日々のケアの中で助産師が保健指導を行
い，妊産褥婦とその家族に意識づけしていくことは助産師の責務である。
　備えについては，妊産褥期を通して災害対策への意識を高めることがで
きるよう，行動レベルで指導する母乳育児の重要性，母子の福祉避難所な
どの情報や，車中泊のリスクについてなど，出産前学級で啓発することが
必要である。入院時には，オリエンテーションの中で，災害が発生した場
合の避難経路などについて説明しておく。

（5）地域・行政との連携

　自治体が策定した災害時の医療体制の計画（例：文献[11]）のもとに，各
施設の役割と災害医療コーディネーター，災害看護コーディネーター，災
害時小児周産期リエゾンなど，災害時小児周産期の医療や保健支援を調整
する役割と，委嘱および参集基準が記されていることが，連携の明確化の
一つとして望ましい。
　自施設が地域において災害発生時に担う役割をよく把握し，指揮を行う
管理者だけでなく，周産期全体で理解し，医師とともに地域医療機関との
連携の構築を行うことが重要である。

2）被災直後に必要なマニュアルの作成

　被災直後は，情報の錯綜，人手の確保などに戸惑うことが多い。そのた
め，事前にマニュアルを作成し，周知し，訓練し，発災時には，それに沿っ
て関係者が行動できるように準備しておく必要[7]がある。
　施設の状況しだいで，避難するのか，組織の意思決定によって対応が
違ってくることを念頭に置き，周産期に関する初動の体制をとることがで
きるようなマニュアルを作成する。
　「作成ガイド」[7]には，被災直後に必要な下記19事項が示されている。こ
れを参考に，周産期全体で連携の必要性を予測したマニュアルを作成する
ことが重要である。

被災直後に必要な事項[7]
① 災害発生時の行動手順
② 病棟見取り図と避難経路
③ 災害時体制・連絡方法
④ リーダー・メンバーの行動
⑤ 役割分担
⑥ 指揮命令系統
⑦ アクションカード
⑧ 被害状況チェックリスト
⑨ 持続点滴中の切迫流早産への対応
⑩ 分娩中の対応
⑪ トリアージ
⑫ 助産師と看護師の役割分担
⑬ 災害時の避難・誘導
⑭ 非常持ち出し物品
⑮ ライフラインが確保できない場合の助産ケアの提供方法
⑯ 部署別の基本的対応
⑰ 診療能力の評価（産科外来）
⑱ 入院受け入れ
⑲ 家族への対応

3）中・長期的な支援に必要なマニュアルの作成

　被災者の日常生活の再建，復興に向けた時期には，心のケアなどの精神面では，長期的に継続して支援することが必要である[7]。被災地の妊産褥婦・新生児・乳幼児や女性を守る視点で助産師が活動できるように，「作成ガイド」[7]では下記3つの項目を示している。

（1）避難生活への直接的な援助

　被災地の助産師および医療ボランティアとして被災地に派遣された助産師は，相互に協力して活動する。避難生活に特有な問題発生を防ぐため，できるだけ早期から被災した妊産褥婦・新生児・乳幼児，女性に向けて看護・保健衛生活動を開始する。

　長期化する避難所での生活を送っていると，余震などによる二次災害への恐怖，プライバシーが守られにくい環境により疲弊（ひへい）してくる。また，感染対策や安全の確保への配慮が求められる。妊産褥婦のPTSDへの対応など，専門的支援が行える支援者との協働による精神面への援助は欠かせない。災害発生時に分娩を経験した褥婦には，振り返り，気持ちを語る場を提供することも，助産師の役割となる。

　母乳育児支援は継続して重要であり，また，食生活の援助や乳幼児の栄養に関する援助も重要である。

（2）被災地の助産師の活動

　被災地の助産師および医療ボランティアで被災地に派遣された助産師は，被災地外の自治体や助産師会，他施設などと協力・連携し合う[12]こと

が重要である。

　妊産褥婦の把握は，病院であれば電子カルテが作動しないことを想定し，分娩予約台帳などの運用も検討しておく。避難所では，自治体の保健師などと協力して，早期に把握し，安否確認を行うことに努める。

　収集された情報は，必要な支援活動や支援物資の把握，要請・提供として速やかに発信することも重要となる。災害規模や種類によって，フェーズごとの優先順位と情報共有の仕方，発信の範囲や時期も異なる[13]。そのため，どのような内容の情報を誰から誰へどのような手段で収集するか，また，提供するかを明確にしておくと，具体的な行動をとることができる。

　災害は，支援者にとってもストレスフルな体験であり，災害時のストレス反応は，被災者だけでなく救援者にも現れる。支援者に現れるストレス反応とその対処法について，きちんとした知識を持つことは，大きな助けになる[14]。

（3）被災地外の助産師の活動

　被災地でない自治体や助産師会，他施設に勤務する助産師は，被災地からの要請を受け，被災地や病院施設に応援を行う。参加・協力を行う場合にはやはり，支援を受ける側の受援力と支援する側とのバランスが重要である。そして，被災地での活動や他施設での助産ケアの支援などの経験は，今後の助産師の災害支援を考える上で重要である。

引 用 文 献
1）内閣府：防災・減災，国土強靭化新時代の実現のための提言．
　　〈https://www.bousai.go.jp/taisaku/jinzai/pdf/hyojyun_text_chap1.pdf〉
2）宮川祐三子（2023）：災害時のマネジメント　総論．福井トシ子編，新版助産師業務要覧，第3版2023年版，Ⅲ巻（アドバンス編），日本看護協会出版会，p.116-120.
3）日本災害看護学会：災害看護関連用語 CSCATTT.
　　〈http://words.jsdn.gr.jp/words-detail.asp?id=40〉
4）厚生労働省（2016）：「周産期医療体制のあり方に関する検討会」意見の取りまとめ．
　　〈https://www.mhlw.go.jp/file/05-Shingikai-10801000-Iseikyoku-Soumuka/0000145749.pdf〉
5）中根直子（2023）：災害時のマネジメント　各論2：発災時および被害施設等への支援のためのマネジメント．福井トシ子編，新版助産師業務要覧，第3版2023年版，Ⅲ巻（アドバンス編），日本看護協会出版会，p.130-134.
6）石川広巳（2021）：周産期医療と災害．臨床婦人科産科，75（6）：502-608.
7）日本看護協会（2013）：分娩施設における災害発生時の対応マニュアル作成ガイド．
　　〈https://www.nurse.or.jp/home/publication/pdf/guideline/saigaitaio_jp.pdf〉
8）佐山静江（2017）：災害対策．福井トシ子編，新版助産師業務要覧，第2版2017年版，Ⅱ巻（実践編），日本看護協会出版会，p.251-258.
9）EMIS（広域災害救急医療情報システム）．
　　〈https://www.wds.emis.go.jp〉
10）川瀬昭彦（2020）：発災期（発災直後〜数時間）の行動ポイント．*with NEO*，33（4）：608-612.
11）高知県（2015；2022一部改定）：高知県災害時医療救護計画．
　　〈https://www.pref.kochi.lg.jp/soshiki/131601/files/2012032300261/file_202291438353
　　40_1.pdf〉
12）成田伸（2023）：災害リスクマネジメント．成田伸責任編集，助産師基礎教育テキスト

2023 年版，第 3 巻（周産期における医療の質と安全），日本看護協会出版会，p.216-235.

13)「東日本大震災被災地の小児保健に関する調査研究」班（研究代表：呉繁夫）産科領域の災害時役割分担，情報共有のあり方検討 Working Group（研究分担：菅原準一）：平成 27 年度厚生労働科学研究費補助金（成育疾患克服等次世代育成基盤研究事業）災害時妊産婦 情報共有マニュアル（保健・医療関係者向け）.

14) 本田義信（2021）：発生亜急性期～慢性期（1 週間以降家族・スタッフの支援，医療再構築）. *with NEO*，34（1）：153-157.

参 考 文 献

・災害救援者のピアサポートコミュニティの構築プロジェクト・看護班編（2017）：看護管理職のための 災害時マニュアル（一般編）被災時に起こりうる職場での問題や惨事ストレスへの理解と対策，看護パンフ一般 10.20.
〈https://www.jst.go.jp/ristex/output/files/12a655b228fe8903cbe824707bc51b81.pdf〉
・厚生労働省. 広域災害・救急医療情報システム（EMIS）概要について.
〈https://www.mhlw.go.jp/file/05-Shingikai-10801000-Iseikyoku-Soumuka/0000204300.pdf〉
・厚生労働省（2012）：平成 13 年度厚生科学特別研究「日本における災害時派遣医療チーム（DMAT）の標準化に関する研究」報告書.
〈https://plaza.umin.ac.jp/GHDNet/circle/12/w511-04.pdf〉
・厚生労働省（2019）：「災害医療コーディネーター活動要領」及び「災害時小児周産期リエゾン活動要領」について.
〈https://www.mhlw.go.jp/content/12601000/000504399.pdf〉
・MIMMS 日本委員会訳（2013）：MIMMS 大事故災害への医療対応―現場活動における実践的アプローチ 大型本.
・厚生労働省（2019）：病院の業務継続計画（BCP）の策定状況について.
〈https://www.mhlw.go.jp/content/10802000/000511797.pdf〉
・厚生労働省（2018）：災害時の福祉支援体制の整備について.
〈https://www.mhlw.go.jp/file/06-Seisakujouhou-12000000-Shakaiengokyoku-Shakai/0000209712.pdf〉
・厚生労働省社会保障審議会医療部会（2019）：資料 3-1「災害医療コーディネーター活動要領」及び「災害時小児周産期リエゾン活動要領等について，平成 31 年 4 月 24 日.
〈https://www.mhlw.go.jp/content/12601000/000504404.pdf〉
・日本助産師会（2013）助産師が行う災害時支援マニュアル.
・内閣府（防災担当）（2016）：避難所運営ガイドライン.
〈https://www.bousai.go.jp/taisaku/hinanjo/pdf/1604hinanjo_guideline.pdf〉
・中根直子（2020）：産婦の潜在力を最大限に活かす助産ケアの伝統と革新. 日本赤十字看護学会誌，20（1）：165-166.
・日本産婦人科医会（2018）：避難所で生活している妊産婦，乳幼児の支援のポイント.
〈http://www.jaog.or.jp/wp/wp-content/uploads/2018/09/jimurennraku3.pdf〉
・日本小児科学会災害対策委員会，日本小児医療保健協議会栄養委員会：乳児用調整液体乳（液体ミルク）の使用に関しての注意点.
〈http://www.jpeds.or.jp/modules/guidelines/index.php?content_id＝108〉
・鶴和美穂（2016）平成 27 年度厚生労働省科学研究補助金地域基盤開発推進研究事業「東日本大震災の課題から見た今後の医療体制のあり方に関する研究（研究代表者：小井土修一）」における分担研究「災害時の小児医療に関する研究」研究報告書.
・岬美穂（2018）：災害時小児周産期リエゾンの役割. 小児医療，50（3）：337-340.
・文部科学省（2012）：学校防災マニュアル（地震・津波災害）作成の手引き.
〈https://www.mext.go.jp/a_menu/kenko/anzen/__icsFiles/afieldfile/2018/12/04/1323513〉
・吉田穂波，他（2015）：東日本大震災急性期の周産期アウトカムと母子支援プロジェクト（Primary Care for Obstetrics Team：PCOT）. 日本プライマリ・ケア連合学会誌，38：136-142.
・吉田穂波（2017）：災害時に母子を守る拠点づくりで備えておきたいもの. 災害時の母子保健情報誌，No. 2：21-28.
・吉田修，横田耕治，加藤之紀（2020）：アクションカードを作ろう !! 院内管理部門編：一般病棟看護師. 小尾口邦彦編著，そのまま使える災害対策アクションカード＋はじめて

2

の病院 BCP. Ver. 2, 中外医学社, p.79-81.
・吉田穂波（研究代表者）(2014)：厚生労働科学研究費補助金（健康安全・危機管理対策
総合研究事業）妊産婦・乳幼児を中心とした災害時要援護者の福祉避難所運営を含めた地
域連携防災システム開発に関する研究報告書.
・日本助産師会災害対策委員会編(2017)：災害対策と災害時の対応：助産所の対策と対応.
助産師が行う：災害時支援マニュアル 2017 年改訂版, 日本助産師会出版, p.37-44.
・吉田穂波. 受援力のススメ.
〈https://honami-yoshida.jimdofree.com/%E3%83%AA%E3%83%BC%E3%83%95%E3%
83%AC%E3%83%83%E3%83%88〉

労務管理

1 助産提供体制マネジメントに関わる労働関係法令の基礎知識

1 日本の労働政策の動向

1）労働環境を取り巻く課題

　日本の総人口は，2008年の1億2,808万人をピークとして減少局面に入っており，2023年1月1日の推計人口は1億2,477万人と，少産多死，少子超高齢化が急速に進行している。2022年は出生数77万747人に対し死亡数156万8,961人で，これによって人口の自然減少は79万8,214人となり，減少は16年連続となった。少子超高齢化の進行は，生産年齢人口（15〜64歳）の減少をも意味しており，実数は2012〜2022年の10年間に約683.8万人の減少，総人口に占める比率も63.6%から59.4%へと4.2ポイント低下している[1,2]。さらに，2020年1月に始まる国内での新型コロナウイルス感染症（COVID-19）感染拡大は，出生数の減少と死亡数の増加，その結果としての人口の自然減を加速している。

　この間，増加する非正規雇用者については，正規雇用者との間で賃金や社会保障面での格差の拡大が大きな問題となり，他方，正規雇用者については，長時間労働による健康障害，さらには，後を絶たない過労死，過労自死に対し，実効性ある対策が求められた。また，労働関係法令に反して社員に過酷な労働を強いるいわゆる「ブラック企業」への対策も急務とされた。さらに，依然として子育てと仕事との両立が女性労働者にとって困難であること，男性の育児参加が進まないことに加え，働き盛り世代の男女労働者の「介護離職」問題が注目されるようになった。

　COVID-19の感染拡大では，女性や若者の非正規労働者など，立場の弱い労働者の困窮，社会的セーフティネットの不備などの問題が顕在化した。行動制限の中，リモートワークの普及によって，場所に縛られない働き方の選択肢が増えた一方，医療，介護，保育，福祉，公共サービス，物流，小売，生活インフラなどに携わる，いわゆるエッセンシャルワーカーにその選択肢はなく，特に医療・介護従事者は長期にわたって私生活に及ぶ行動制限を受け入れつつ業務に当たっている。

2）主な社会・労働政策

(1) 長時間労働の是正

　人口の少子超高齢化という構造的な問題に直面して，この間，国は，社

会・労働政策として少子化対策や労働力確保対策を積み重ねてきている。大きな政策方針として特筆すべきものの一つが「仕事と生活の調和（ワーク・ライフ・バランス）の推進」（2007年），さらに，「一億総活躍」（2015年）と，これに続く「働き方改革」（2016年）である。

　「仕事と生活の調和（ワーク・ライフ・バランス）の推進」については，関係閣僚，経済界・労働界・地方公共団体の代表などからなる「官民トップ会議」において，「仕事と生活の調和（ワーク・ライフ・バランス）憲章」および「仕事と生活の調和推進のための行動指針」を策定，労働政策の基本的な方向性として，長時間労働を是正するとともに働き方の選択肢を増やし，女性や高齢者など，従来のフルタイム勤務の正規雇用を中心とする雇用システムでは活躍の機会が得られにくかった多様な人材を活かすことなどを掲げた。また，「一億総活躍」については，2015年10月に関係閣僚と有識者からなる「一億総活躍国民会議」を立ち上げ，翌2016年6月，「ニッポン一億総活躍プラン」を閣議決定した。次いで，内閣府に設置された「働き方改革実現会議」は，時間外労働時間の罰則付き上限規定を新設し，勤務間インターバル設置の努力義務化などを内容とする「働き方改革実行計画」を公表（2017年3月）。その実現を図る，働き方改革を推進するための関係法律の整備に関する法律が2018年6月に成立した。同法は，「労働者がそれぞれの事情に応じた多様な働き方を選択できる社会を実現する働き方改革を総合的に推進するため，長時間労働の是正，多様で柔軟な働き方の実現，雇用形態にかかわらない公正な待遇の確保等のための措置を講ずる」[3]としており，2019年4月から主要項目が施行された。

　日本の労働時間法制は従来，使用者と労働者の代表（所定の手続きで選任された過半数代表者または過半数の職員を組織する労働組合）との書面による協定（労使協定）を締結すれば，時間外労働を実質的に無制限に延長できた。働き方改革関連法の施行により時間外労働には罰則付き上限規制が設けられ，労使協定に基づく時間外労働の上限は，月45時間，年360時間，さらに，臨時的な特別の事情がある場合に限って認められる特別条項付き労使協定による時間外・休日労働時間は年720時間，単月で100時間未満，複数月平均で80時間を限度として設定しなくてはならない。

　また，労働者の健康確保措置の実効性を確保する観点から，タイムカードやパソコンのログイン時刻など，客観的方法での勤務時間の把握が義務づけられた。さらに，年10日以上の有給休暇を与えられた労働者全員に年5日を取得させることが使用者に義務づけられた。また，勤務終了から次の勤務開始までの休息時間（勤務間インターバル）の確保が事業主の努力義務となるとともに，深夜業（交代制勤務の夜勤を含む）の回数制限を労使で話し合うこととされている。しかしながら，夜勤労働に関する規制，交代制勤務について最低限確保すべき勤務間隔時間（インターバル）の基準はなく，これらは各企業や病院などの職場の労使の協議とルール作りに

委ねられる。

(2) ハラスメント対策

　ハラスメント対策をめぐっては，女性の職業生活における活躍の推進に関する法律等の一部を改正する法律が2019年5月に成立し，事業主に対し，職場のパワーハラスメント防止のための雇用管理上の措置が義務づけられた（2020年6月施行；中小企業2022年4月施行）。顧客（患者等を含む）から職員へのハラスメント防止対策の事業主への義務づけは見送られたが，事業主がとるべき望ましい対策等が指針で示されている。

(3) 育児と仕事の両立対策

　育児と仕事との両立支援をめぐっては，育児休業，介護休業等育児又は家族介護を行う労働者の福祉に関する法律（育児・介護休業法）が2021年6月に改正され，父親の育児への関わりをよりしやすくする新たな制度が導入された。従来の育児休業とは別に取得できる新たな休暇制度「産後パパ育休」は，子の出生後8週間以内に4週間までの期間，取得可能で，必要に応じて2回まで分割取得も可能とされる。また，育児休業（男女とも）も，2回に分割して取得できることとなった（2022年10月施行）。

3) 看護職員の勤務環境改善対策

　看護職員については，夜勤を含む交代制勤務の負担に加えて，休暇のとりにくさ，時間外勤務などの労働時間に関する問題があり，さらに，特に子育てや介護との両立に際して勤務負担の軽減などの措置が受けにくいなどの事情が重なって，就業継続，確保・定着を困難にする要因となってきた。人材の確保・定着に向けては，勤務環境要因と相まって，専門職としての自己の成長や充実感・達成感が得られる職場であることも不可欠で，この点については看護職員のみならず，医療従事者すべてに共通であろう。

　看護職員の勤務環境の改善については，2010年12月，厚生労働省内に「看護師等の『雇用の質』向上に関する省内プロジェクトチーム」が設置され，看護職員の労働実態や確保・定着の現状などを踏まえた検討の結果，翌2011年6月に報告が公表された[4]。内容は，看護業務が「就業先として選ばれ，健康で生きがいを持って能力を発揮し続けられる職業」となるため，厚生行政と労働行政が連携して「職場作り」「人作り」「ネットワーク作り」に取り組むとするものだった。

　さらに，勤務環境改善の取り組みを看護職員以外の医療従事者全体に広げる趣旨で2012年10月に発足した「医療分野の『雇用の質』向上プロジェクトチーム」は，翌2013年2月に報告を公表。2014年6月には医療法の一部改正により，医療機関に従事者の勤務環境改善の取り組みを義務づけ（努力義務）とし，行政がこれを支援する医療勤務環境改善マネジメ

ントシステムが盛り込まれた。医療従事者の勤務環境改善の手法は，各医療機関がそれぞれ自主的に，その実情に応じて策定するアクションプランの実現を図るものとされ，PDCAサイクルを通じてさらなる改善を目指すものと位置づけられる。都道府県が設置する医療勤務環境改善支援センターが，都道府県内の医療関係団体などとの連携のもと，各種情報提供やコンサルテーションを通じてこれを支援するとされている。

　以上の労働政策の動向を念頭に，看護職員の勤務環境の確保と改善に資する最近の育児・介護との両立支援対策，長時間労働是正対策などのあらましをあげる（現行制度の解説は，後掲の表3-4を参照）。

(1) 育児と仕事の両立支援の拡充
【2010年】
- ・育児のための短時間勤務（1日6時間）の義務化（子が3歳になるまでの間）
- ・父母がともに育児休業を取得する場合，1歳2か月までの間に，1年間の育児休業を取得可能に（パパ・ママ育休プラス）

【2016年】
- ・子の看護休暇の半日単位付与が可能に

【2017年】
- ・保育所に入所できない場合の育児休業の再延長（子が2歳になるまで）
- ・妊娠・出産，育児・介護休業などの利用などを理由とする上司・同僚などによるハラスメント対策を事業主に義務づけ

【2021年】
- ・子の看護休暇の時間単位での取得が可能に

【2022年】
- ・男性の育児休業取得促進のため，「産後パパ育休」として，従来の育児休業とは別に，子の出生後8週間以内に計4週間までに取得できる柔軟な育児休業の枠組みを創設
- ・育児休業の分割取得可能に

(2) 介護と仕事の両立支援の拡充
【2010年】
- ・介護のための休暇制度を創設（要介護家族1人につき1年に5日まで）

【2016年】
- ・介護休業の分割取得（通算93日を3回まで）が可能に
- ・介護休暇の半日単位の取得が可能に
- ・介護のための所定労働時間の短縮（短時間勤務），フレックスタイムの適用などを，利用開始から3年の間で2回以上，利用可能に
- ・所定外労働の免除（介護終了までの期間）が請求可能に（事業主は対

応義務づけ）

【2021 年】
・介護休暇の時間単位での取得が可能に

(3) 長時間労働の是正，メンタルヘルス対策の取り組み強化
【2015 年】
・労働者のストレスチェックの実施を事業主に義務づけ
【2016 年】
・労働関係法令違反を繰り返すいわゆるブラック企業については，ハローワークでの新卒向け求人を受け付けない（2018 年からは全求人について適用）
【2017 年】
・労働基準法等の違反について是正指導を受けた企業・事業所名の公表を開始
・「労働時間の適正な把握のために使用者が講ずべき措置に関するガイドライン」[5]を公表
※以下を「労働時間」とする。
　　ア）業務の準備行為（更衣を含む），後始末
　　イ）待機（いわゆる「手待ち時間」）
　　ウ）参加が業務上，義務づけられている研修・教育訓練の受講や使用者指示による業務に必要な学習などを行っていた時間
【2019 年】
・時間外労働の上限規制導入，年次有給休暇の年 5 日取得義務づけ，客観的方法による労働時間の記録の義務づけ，勤務間インターバル確保を事業主の努力義務化
【2020 年】
・「同一労働同一賃金」の取り組み（正規雇用労働者と非正規雇用労働者の間の不合理な待遇差の解消）
・職員間のパワーハラスメント対策を事業主に義務づけ

2　労働時間管理に関わる関係法令の基礎知識

　ここでは，助産提供体制のマネジメントに当たり踏まえておきたい，労働時間管理に関わる関係法令の基本的な知識について解説する。

1）労働関係法令と職場のルール

　まず，労働基準法の意義と労働関係法令の種類，さらに，これらを踏まえた職場の就業規則の構成のあらましを解説する。
　労働基準法とは，働く人の労働条件をめぐる基本的なルールを定めたも

ので，1947年に制定された。その目的は，労働者の保護にある。看護職を含む労働者がどこかに就職して働こうとするとき，労働者と使用者との間では，「働きます」「雇います」という約束，つまり，「労働契約」が結ばれる。

本来，「労働契約」を結ぶには，使用者と労働者が対等でなければならないが，現実には労働者の立場が弱いため，使用者に有利な労働契約が結ばれてしまいがちとなる。そこで，使用者が労働者を使用する際の最低限の労働条件を定め，労働者の保護を図るのが労働基準法である。たとえ労働者側の同意があった場合でも，その基準を下回る労働契約の内容は無効となり，法律の基準が適用されることとなる（労働基準法を下回る労働契約の無効：労働基準法第13条）。

さらに，労働基準法が定める基準は「最低基準」であることから，この基準を理由として労働条件を引き下げてはならないとされている。また，労働者，使用者双方に対して，対等の立場で労働条件を決定した後は，労働協約，就業規則および労働契約を順守し，誠実に各々その義務を履行しなければならないとしている。

2) 労働時間の考え方

労働基準法では，労働時間や時間外勤務，休日などの基準が定められている。

(1) 法定労働時間（労働基準法第32条）

使用者は，原則として労働者を休憩時間を除き1週間に40時間を超えて労働させてはならず，1日について8時間を超えて労働させてはならないと定められている。

(2) 休憩時間の保証（労働基準法第34条）

使用者は，労働者の労働時間が6時間を超える場合は45分以上，8時間を超える場合には1時間以上の休憩を，労働時間中に与えなければならないと定められている。

(3) 変形労働時間制（労働基準法第32条の2）

変形労働時間制とは，1日または1週間の実労働時間が法定労働時間を超えていても，一定期間を平均すれば法定労働時間以内となるような変則的な勤務を，一定のルールの中で認めるものである。事業所の営業時間や利用者へのサービス提供時間などの関係で，1日ないしは1週間の勤務時間を，法定労働時間を超えて設定する必要がある職場については，「変形労働時間制」の適用が認められている。平均労働時間の計算期間を1週間以内，1か月以内，1年以内とする3種類があり，交代制勤務の看護職に多

表 3-1　時間外労働の基準（期間ごとの法律による上限）

期間	上限
1 週間	15 時間
4 週間	43 時間
1 か月間	45 時間
1 年間	360 時間

く適用されているのは，1 か月単位の変形労働時間制である。

　具体的には，1 か月以内の期間を定め，その期間を平均して 1 週間あたりの所定労働時間が法定労働時間の範囲内であれば，「12 時間夜勤」など，ある特定の日に 1 日 8 時間，またはある特定の週に 1 週 40 時間を超える労働時間を設定することができる。適用には，労使協定もしくは就業規則による定めが必要となる。

(4)　時間外労働と休日労働を可能とする協定（労働基準法第 36 条）

　労働基準法では，労使協定を締結し，これを届け出ることなしに時間外勤務や休日勤務を命じることはできない。この協定は，労働基準法第 36 条に規定されていることから，「36（サブロク）協定」と呼ばれている。

　時間外労働における労働時間の延長は，法律で上限が規定されている。使用者は，表 3-1 の「期間」の区分に応じ，延長時間を「上限」以内に収めなければならない。時間外労働は無制限に認められるものではなく，「上限」の範囲で，たとえば，「1 か月 45 時間を限度とする」などのように協定に盛り込む。協定に盛り込む事項について，以下に示す。

36 協定の項目
① 時間外または休日の労働をさせる必要のある具体的な事由
② 労働対象者の業務，人数（業務の区分を細分化することにより，時間外労働の必要のある業務の範囲を明確にすること）
③ 1 日についての延長時間のほか，1 日を超え 3 か月以内の期間および 1 年間についての延長時間
④ 休日労働を行う日とその始業・終業時刻
⑤ 有効期間

　臨時的に限度時間を超えて時間外労働を行わなければならない特別の事情が予想される場合には，「特別条項付き 36 協定」を結ぶことにより，限度時間を超える時間を延長時間とすることができる。その上限は，年 720時間，単月で 100 時間未満，複数月平均で 80 時間（いずれも休日労働を含む）であり，違反には罰則が課される。

　ここでいう「特別の事情」は臨時的なものに限られ，具体的には，

　① 一時的または突発的であること

　② 全体として 1 年の半分を超えないことが見込まれること

が必要である。医療機関であれば，広範囲な自然災害や大事故などの影響

で，一時的に多数の救急患者への対応が求められる場合などが想定される。逆に，人員不足で恒常的に業務多忙であることなどは理由とならない。

(5) 割増賃金の支給（労働基準法第36条，第37条）

　時間外労働，深夜労働，休日労働に対しては，割増賃金の支給が必要である。

- ・時間外割増 ：1日8時間の法定労働時間を超える労働について支給される。45時間/月までであれば25%以上，60時間/月を超える時間については50%以上の割増率となる。
- ・深夜割増：労働基準法の深夜（22時～翌朝5時）に勤務した時間数に応じて（割増率25%以上）支給される。
- ・休日割増：法定休日に勤務した時間数に応じて支給される。割増率は35%以上となる。

　なお，宿日直や，夜間・休日にオンコールで出勤した際，実労働があった場合には時間外労働と見なされ，時間外労働としての賃金支払い，さらに法定労働時間を超える時間については，割増賃金の支給が必要となる。実労働があった時間帯が労働基準法上の深夜にあたれば，併せて深夜割増の支給も必要となる。オンコールとして自宅などで待機すること自体については，法律では手当の支給を義務づけていない。しかし，オンコールによる心身への負荷や，本来自由であるべき時間を拘束されることへの代償として，何らかの手当の支給が望ましいと考えられる。

3) 休日と休暇の考え方

(1) 法定休日（労働基準法第35条）

　使用者は，労働者に毎週少なくとも1日の休日か，4週を通じて4日以上の休日を与えなければならない。これを法定休日といい，必ず暦日（午前0時～24時の24時間）で与えることとされている。4週8休制で8日の休日のうち，4日は法定休日とすると，あとの4日は「法定休日以外の休日（法定外休日）」となる。

(2) 交代制勤務での休日の設定

　労働基準法では，「休日」は暦日で与えることが原則だが，交代制勤務者についてはすべての休日を暦日で与えることが事実上，困難な場合があり，一部，例外的な運用が認められている。「法定休日以外の休日」については，勤務と勤務の間隔が24時間以上あれば，これを「1休日」と見なすことができる。

　休日の日数は月ごとに管理するが，その月に定められた休日がとれず，翌月に振替をする場合がある。そのように，本来は労働義務のない休日をあらかじめ労働日に変更し，その代わりに他の特定した労働日を休日とす

表 3-2　年次有給休暇の付与日数（正規職員の場合）

勤続年数	6か月	1年6か月	2年6か月	3年6か月	4年6か月	5年6か月	6年6か月以上
付与日数	10日	11日	12日	14日	16日	18日	20日

ることを「休日の振替」という。取得できなかった所定休日の翌月への繰り越しは，近接（おおむね2週間以内）する設定ならばやむをえないと見なされるが，所定休日の前倒し（翌月分を今月内に割り振ること）は不適切とされる。

（3）年次有給休暇（労働基準法第 39 条）

年次有給休暇とは，所定の休日以外に仕事を休んでも賃金が支払われる休暇のことで，労働者が半年間継続して雇用され，全労働日の 8 割以上を出勤していれば，10 日間の年次有給休暇を付与する。さらに勤続年数が増えていくと，8 割以上の出勤の条件を満たしている限り，1 年ごとに付与すべき休暇日数は増えていく（20 日が上限）（表 3-2）。使用者は，年 10 日以上有給休暇を付与されている労働者全員に年 5 日を取得させることが義務づけられた。

短時間勤務の職員であっても，年次有給休暇を取得できる。この場合，全労働日とは，6 か月（または 1 年）の総暦日数から，① 所定休日，② 病院・施設の都合による休業，③ ストライキによる不就労日等を除いた日数となる。出勤率を計算する場合，少なくとも ① 業務上の傷病による休業期間，② 産前・産後の休業期間，③ 育児・介護休業期間，④ 有給休暇を取得した期間は，出勤したものとして計算する。なお，継続勤務とは在籍期間を意味し，有期契約の更新を繰り返して勤務を続けている場合も継続勤務に相当する。

病院や施設は，職員が申し出た年次有給休暇の取得時季を変更する権利（時季変更権）はあるが，有給休暇の取得を制限することまではできない。時季変更権は，「事業の正常な運営を妨げるおそれがある」場合に限って行使できるとされ，常時人員不足で「入院基本料の算定要件の維持が困難である」場合などは該当しない。また，有給休暇を取得した職員に対して，賃金を減額したり，休暇取得日を欠勤と見なして精皆勤手当や賞与を算定したりするなどの不利益な取り扱いをしてはならない。有給休暇の取得を促進するに当たっては，時間単位の取得を可能としたり，労使協定を締結して「計画的付与制度」を導入したりするなどの方法がある。計画的付与制度を導入していなくとも，年度のはじめに職場で話し合い，あらかじめ取得する時期を調整するなどの方法をとっている職場もある。

年 5 日の有給休暇取得義務づけ（2019 年 4 月〜）については，自ら年 5 日以上の有給休暇を取得している職員への働きかけは不要だが，5 日に

表 3-3　夜勤と当直の相違点

夜勤	・夜間の時間帯に実作業を伴う勤務。 ・夜勤の時間は労働時間としてカウントし，休憩時間の適用あり。 ・休憩時間以外の時間はすべて労働時間と見なされる。 【週所定労働時間 40 時間の勤務例】 日勤（8 時間）×3 日，準夜勤（8 時間），深夜勤（8 時間）1 日：計 40 時間
当直 （宿日直）	・所定労働時間外の勤務。 ・当該事業場に宿泊して行う定期的巡視，緊急の文書または電話の収受，非常事態の発生に対処するための準備などを目的とする勤務。 ・宿直勤務を行わせるためには，所轄労働基準監督署長の許可が必要。 【週所定労働時間 40 時間の勤務例】 日勤（8 時間）×5 日：計 40 時間　※当直 1 回（16 時間）は所定労働時間外。

満たない職員には事業主が本人の希望を聞いた上で時季を指定して取得させなければならない。また，年次有給休暇取得管理簿を作成・保管するとともに，職員本人に周知する必要がある。

4）夜勤と当直

交代制勤務における夜勤と宿日直制における当直の理解

　交代制勤務における夜勤と，宿日直制における当直とは，同じ夜間の勤務でありながら，労働時間としての位置づけは全く異なる（表 3-3）。一言でいえば，夜勤は通常勤務，当直は所定外勤務である。

　当直勤務が所定労働時間として扱われないのは，主として緊急時に備えての待機と監視業務を中心とするものであり，通常勤務と比べて労働密度が低いとされているためである。当直勤務を含む宿日直勤務体制をとるためには，労働基準監督署長の許可が必要である。一般的な許可要件と，特に医師・看護師についての許可基準を以下に示す。

一般的な宿日直勤務許可要件
・常態として，ほとんど労働をする必要のない勤務であること
・通常の労働の継続ではないこと
・相当の睡眠設備が設置されていること
・宿直手当が支払われていること
・宿直が 1 週間に 1 回以内であること

医師・看護師の宿日直勤務の許可基準（令和元年 7 月 1 日　基発 0701 第 8 号）
・通常の勤務時間の拘束から完全に解放された後であること
・医師が，少数の要注意患者の状態の変動に対応するため，問診等による診察等（軽度の処置を含む。以下，同じ）や，看護師等に対する指示，確認を行うこと
・医師が，外来患者の来院が通常想定されない休日・夜間（たとえば，非輪番日であるなど）において，少数の軽症の外来患者や，かかりつけ患者の状態の変動に対応するため，問診等による診察等や，看護師等に対する指示，確認を行うこと
・看護職員が，外来患者の来院が通常想定されない休日・夜間（たとえば，非輪番日であるなど）において，少数の軽症の外来患者や，かかりつけ患者の状態の変動に対応するため，問診等を行うことや，医師に対する報告を行うこと
・看護職員が，病室の定時巡回，患者の状態の変動の医師への報告，少数の要注意患者の定時検脈，検温を行うこと

　現に，当直制をとっていても，上記の許可基準を満たさない実態がある場合には労働基準監督署から是正の指導があり，当直中の業務の見直し（診療体制の変更），交代制勤務への移行などの対策をとる必要があるが，日中・夜間の勤務者数を変えずに交代制に移行するためには増員が必要となるなど，一般に容易ではない。

5）育児・介護と仕事の両立支援措置の理解

　主として労働基準法，育児・介護休業法，雇用の分野における男女の均等な機会及び待遇の確保等に関する法律（男女雇用機会均等法）の定めにより，対象となる職員に対して，表3-4に示すような措置をとる必要がある。要員配置に当たっては，あらかじめこれらの対応を見越した余裕ある配置が求められる。さらに，働く妊産婦，新たな命を迎える家族を支援する視点からも，これらの法令をしっかりと理解しておきたい。

6）労働時間管理のヒント

　それでは，病院病棟での看護マネジメントの場面で，看護管理者がよく直面する問題を中心に，対応のヒントを紹介する。

表3-4　育児・介護と仕事の両立支援措置

(a) 妊産婦の就業制限

妊娠	根拠法	対象	内容
妊娠・出産に伴う時間外労働，休日労働，深夜業の免除	労働基準法第66条第2項，第3項	妊産婦（妊娠している女性，または出産後1年を経過していない女性）	妊産婦（妊娠している女性，または出産後1年を経過していない女性）が請求した場合には，時間外労働，休日労働，または深夜業（22時～翌朝5時）をさせることはできない。
変形労働時間制の適用禁止	労働基準法第66条第1項		変形労働時間制を適用し1回の勤務が実働8時間を超える勤務を行っている場合であっても，妊産婦が請求した場合には，1日および1週間の法定時間を超えて労働させることはできない。
妊産婦健診・健康管理措置	男女雇用機会均等法第12条	妊産婦（妊娠している女性，または出産後1年を経過していない女性）	事業主は，女性労働者が妊産婦のための保健指導または健康診査を受診するために必要な時間を確保することができるようにしなければならない。 妊娠中および出産後の女性労働者が医師または助産師からの指導事項（通勤緩和，休憩確保，作業制限，休業等）を守れるよう必要な措置を講じなくてはならない。
産前・産後休業	労働基準法第65条第1項，第2項	妊産婦（妊娠している女性，または出産後1年を経過していない女性）	女性が請求した場合，産前6週間（多胎妊娠の場合は14週間），就業させることはできない。産後は8週間までは請求がなくても就業禁止（ただし，産後6週間を経過後に，女性本人が請求し，医師が支障ないと認めた業務については，就業させることはさしつかえない）。

（b）育児中の労働者に対する措置

育児	根拠法	対象	内容
育児休業	育児・介護休業法第5～第9条	1歳に満たない子を養育する男女労働者。ただし，以下に該当するものであること ・日々雇用される従業員でないこと ・期間を定めて雇用される者については，以下のいずれにも該当すれば育児休業が可能 ① 同一の事業主に引き続き1年以上雇用されていること ② 子が1歳6か月になる日の前日までに，労働契約（更新される場合には，更新後の契約）の期間が満了することが明らかでないこと ・労使協定により適用除外とされた従業員でないこと	労働者は申し出ることにより，子が1歳に達するまでの間，育児休業をすることができる。両親ともに育児休業する場合は，1歳2か月まで延長できる（パパ・ママ育休プラス）。保育所に入所できないなど一定の要件を満たす場合は，1歳6か月まで延長できる。 【育児休業期間の再延長（最長2歳まで）】 子が1歳6か月以降も保育園に入れないなどの場合には，勤務先に申し出ることにより，育児休業期間を2歳まで再延長できる。育児休業給付金の給付期間も2年までとなる。 【育児休業の分割取得】 分割して2回まで取得することができる。
出生時育児休業（産後パパ育休）	育児・介護休業法第9条	子を養育する労働者（子を出産した者以外の者）	子の出生後8週間以内に計4週間まで取得可能。原則，休業の2週間前までに申し出ることとし，2回に分割も可（2022年10月1日施行）。
育児時間	労働基準法第67条	1歳未満の子を養育する女性労働者	生後満1年に達しない子を育てる女性は，1日2回，各々少なくとも30分の育児時間を請求することができる。
育児のための短時間勤務	育児・介護休業法第23条	以下のいずれにも該当する男女労働者 ① 3歳未満の子を養育する従業員であって，短時間勤務をする期間に育児休業をしていないこと ② 日々雇用される従業員でないこと ③ 1日の所定労働時間が6時間以下でないこと ④ 労使協定により適用除外とされた従業員でないこと	事業主は，3歳未満の子を養育する従業員について，希望すれば利用できる短時間勤務制度を設けなければならない。1日の所定労働時間を原則として6時間とする措置を含むものとしなければならない。 〈補足説明〉 1日6時間の短時間勤務制度を設けた上で，そのほかの短時間勤務のコースを設けて選択肢を増やすことは望ましいとされている。
時間外勤務の免除（所定外労働の制限）	育児・介護休業法第16条の8	3歳未満の子を養育するすべての男女労働者	3歳未満の子を養育する従業員が申し出た場合には，事業主は，その従業員を所定労働時間を超えて労働させてはならない。 〈補足説明〉 たとえば，病院の就業規則で定める週所定労働時間が37時間45分である場合に，これを超える勤務をさせてはならない。
時間外勤務の制限（法定時間外労働の制限）	育児・介護休業法第17条	小学校就学前の子を養育するすべての男女労働者	小学校就学前の子を養育する従業員が申し出た場合には，事業主は，1か月につき24時間，1年につき150時間を超える時間外労働をさせてはならない。
深夜業の免除（＊）	育児・介護休業法第19条		小学校就学前の子を養育する従業員が申し出た場合には，事業主は，深夜業をさせてはならない。
子の看護休暇	育児・介護休業法第16条の2		小学校就学前の子を養育する従業員は，事業主に申し出ることにより，小学校就学前の子が1人であれば年に5日まで，2人以上であれば年に10日まで，時間単位で休暇を取得することができる。
小学校入学前の子を養育する労働者の所定労働時間の短縮等の措置（努力義務）	育児・介護休業法第23条第2項，第24条		育児休業制度，所定外労働の制限に関する制度，所定労働時間短縮の措置，フレックスタイム制あるいは始業時刻・終業時刻の繰り上げまたは繰り下げ，託児施設の設置運営その他これに準ずる便宜の供与（労働者の委託を受けてベビーシッターを手配することおよびその費用を負担することなどを含む）を設けること。

3

(c) 介護中の労働者に対する措置

介護	根拠法	対象	内容
介護休業	育児・介護休業法第11〜第15条	要介護状態の家族（配偶者（事実婚を含む），父母，子，配偶者の父母，祖父母，兄弟姉妹および孫）を介護するすべての男女労働者。ただし，以下に該当するものであること ・日々雇用される従業員でないこと ・期間を定めて雇用される者については，以下のいずれにも該当すれば介護休業が可能 　①同一の事業主に引き続き1年以上雇用されていること 　②取得予定日から起算して93日を経過する日から6か月を経過する日までの間に，労働契約（更新される場合には，更新後の契約）の期間が満了することが明らかでないこと ・労使協定により適用除外とされた従業員でないこと	従業員は事業主に申し出ることにより，対象家族1人につき通算93日まで，3回を上限として分割して，介護休業をすることができる。 〈補足説明〉 要介護状態とは，負傷，疾病または身体上もしくは精神上の障害により，2週間以上の期間にわたり常時介護を必要とする状態のことを指す。ただし，介護保険制度における要介護認定・要介護度とは異なるため，注意が必要である。
介護休暇	育児・介護休業法第16条の5	対象家族を介護するすべての男女労働者	従業員は事業主に申し出ることにより，対象家族が1人であれば年に5日まで，2人以上であれば年に10日まで，時間単位で休暇を取得することができる。
深夜業の免除（＊）	育児・介護休業法第19条，第20条		対象家族を介護する従業員が申し出た場合には，事業主は，深夜業をさせてはならない。
介護のための所定労働時間短縮等の措置	育児・介護休業法第23条第3項		事業主は，要介護状態にある対象家族の介護をする労働者に関して，対象家族1人につき，以下のうちいずれかの措置を選択して講じなければならない（選択的措置義務）。 ①所定労働時間の短縮措置 ②フレックスタイム制度 ③始業・終業時刻の繰り上げ・繰り下げ ④労働者が利用する介護サービス費用の助成その他これに準じる制度 介護休業とは別に，利用開始から3年の間で2回以上の利用を可能としなければならない。
介護のための所定労働時間短縮等の措置（努力義務）	育児・介護休業法第23条第3項	対象家族を介護するすべての男女労働者	介護休業制度，所定労働時間短縮等の措置に準じて，その介護を必要とする期間，回数等に配慮した必要な措置を講じること。

上記の育児・介護と仕事の両立支援措置の利用を理由とする不利益措置（例：解雇，雇い止め，正社員を非正規社員とするような契約内容変更の強要など）は禁止されている（育児・介護休業法第10条）。

（＊）育児または介護を行う労働者の深夜業の免除について

〈深夜業免除の対象外にできる労働者〉
・日々雇用される労働者
・雇い入れられてから1年未満の労働者
・保育または介護ができる，次のいずれにも該当する16歳以上の同居の家族がいる労働者
　①深夜に就労していないこと（深夜の就労日数が1か月につき3日以下の者を含む）
　　※同居家族の深夜（22時〜翌朝5時）の就労が月4日以上ある場合は，「深夜に就労している」と見なす。深夜業免除の対象外とすることはできない。
　②負傷，疾病または心身の障害により保育または介護が困難でないこと
　③産前6週間（多胎妊娠の場合は14週間），産後8週間以内の者でないこと
・1週間の所定労働日数が2日以下の労働者
・所定労働時間の全部が深夜にある労働者

（文献[6]をもとに作成）

表 3-5　時間外勤務として取り扱われるべき時間の判断のポイント（例）

始業時刻前	・職員が自由に時間を使えない。 ・その時間にいなかったことに対するペナルティが科されている。
研修・委員会	・参加が強制されており，欠席すると何らかのペナルティがある。 ・職務内容と深く関係のある研修である（受講しなければ業務に支障を及ぼすと考えられる内容）。 ・院内の安全衛生に関わる内容である。 ・院内の公式な委員会である。
終業時刻後	・超過勤務を指示あるいは承認したエビデンスがある。

　看護職員の労務管理に携わる関係者には，前述した労働時間に関する「職場の労使の協議とルール作り」の重みを踏まえ，職場内のコミュニケーションを通じて適切なルールの構築と運営に努めていただきたい。

(1) 時間外勤務の取り扱い

　時間外勤務（時間外労働）の取り扱いは，長時間労働の是正の観点から，また，割増賃金の適正な支給の観点から，労働時間管理の中でもきわめて重要なテーマである。

　時間外勤務は命じられた業務の遂行に時間がかかり，勤務終了時刻を過ぎてもそのまま業務を継続した場合に発生する。上司の指示で行うことが原則だが，実際には職員自身の判断で業務を継続し，事後的に上司の承認を得ることが多い。しかし，時間外勤務をめぐっては職場内で管理者とスタッフとの間で認識の食い違いがあったり，職場のルールが曖昧だったりするためのトラブルや，スタッフ側の不満が生じやすい。さらに，看護職の専門職としての自己研鑽と，業務上の指示に基づく教育・研修との区別が曖昧だと，当然，時間外勤務とされるべき時間が時間外勤務として扱われないだけでなく，時間の長さへの歯止めがかかりにくいなどの問題が生じる。前述の「労働時間の適正な把握のために使用者が講ずべき措置に関するガイドライン」[5]によるほか，看護現場で問題になりがちな「時間外勤務として取り扱われるかどうか」の判断のポイントをまとめると，表 3-5 のようになる。

　始業開始前に業務を始める，いわゆる「前残業」については，どうしてもその時刻に始めなければ業務が滞るというのであれば，時間外勤務として扱うか，始業時刻自体を前倒しして変更するなどの対応を検討したい。

　研修や勉強会については，業務扱いか，自己研鑽扱いかをあらかじめスタッフに明示することが望ましい。また，委員会の開催は勤務時間外に設定されがちだが，勤務時間内の開催をルール化したある病院の事例では，子育て中など，時間外勤務ができない立場のスタッフにも，委員会の担当を任せられるようになったなどの効果があり，一考に値する。無論，時間外勤務については手当，つまり，割増賃金が支払われればよい，という問

題ではなく，業務効率化を進め，時間外勤務自体を減らすことが重要であるのはいうまでもない。

(2) 夜勤・当直の取り扱い

24時間・365日を通じた入院患者へのケア提供が看護職員の重要な役割であり，その提供体制の構築と適切な運営は，マネジメントの柱でもある。病棟の看護体制は，診療報酬の入院料算定要件において，「交代制をとること」とされており，宿日直制（当直制）は認められていない。

近年，夜間の看護ニーズの量的な増大と質的な変化（複雑化）が相まって，夜間看護体制の充実がニーズに追いつかず，夜勤従事者の勤務負担が増大している。一方で，育児や介護，自身の健康問題などによって夜勤に制約のある職員を病棟が相当数抱える状況が一般的になっており，夜勤可能なメンバーに夜勤負担が偏って過重になっている側面も見過ごせない。夜勤・交代制勤務がもたらす従事者の健康への影響，さらには医療・看護の安全確保への影響を防ぐため，適切なマネジメントによってさまざまなリスクの低減対策をとることが必須である。

詳細については，日本看護協会「看護職の夜勤・交代制勤務に関するガイドライン」（2013年）を参照していただきたい。

3 診療報酬（入院料）算定に関わる看護関連要件の理解と運用

1) 病棟看護要員配置決定の仕組みと必要要員数の試算

まず，一般的な病棟配置人員数の決定の仕組みについて解説する。最初に病棟全体の配置人員数を決め，さらにこれを各病棟に割り振る，という順番が一般的である。

第一に，病棟全体の配置人員数の決定だが，診療報酬の算定に際しては，同じ種別の入院基本料を算定するすべての病棟を一括して，届出のための人員配置などの計算をすることになっている。たとえば，同一の「一般病棟入院基本料」を算定する病棟が院内に5病棟あれば，この5病棟を1つの「塊」と見なして，一括して看護配置の計算をし，対象病棟を合計した配置人員数を決める。診療報酬の入院基本料の届出区分である「7対1」「10対1」「13対1」などのうち，その病院が算定する区分で，入院患者数に対して最小限必要な人員数を確認し，その人数にさらに相応の余裕を持たせた人数を，対象病棟全体の配置人員数とする。

次いで，各病棟の人員配置を決定する。それぞれの病院の看護部門には，各病棟への人員配置についての基本的な考え方がある。各病棟に一律に入院基本料の届出区分に基づく配置をすることもできるが，患者数，病床稼働状況，診療科特性，スタッフの状況などを考慮して，傾斜配置，つまり，

表 3-6　2022 年度診療報酬改定における入院基本料算定要件(看護関係)のあらまし

看護職員の配置	1 か月ごとに，届出単位となる病棟全体で計算し，配置基準（「7 対 1」「10 対 1」「13 対 1」「15 対 1」など）を満たす。その上で，病棟ごとの傾斜配置が可能。
看護師比率	看護職員中の看護師・准看護師比率。実際に配置されている看護師・准看護師の比率でなく，「届出区分配置基準を満たす最少月のべ勤務時間数」に対する「看護師の月のべ勤務時間数（実績）」の比率で計算し，判断する。
平均在院日数	届出単位となる病棟全体で，直近 3 か月間について算出。届出区分ごとに基準があり，「急性期一般入院料 1（7 対 1）」は「18 日以内」など。
重症度，医療・看護必要度Ⅰ	入院患者を評価票 A，B，C 項目により評価した結果，該当する患者の割合を規定。A 項目の一部と C 項目については，DPC の診療実績データを用い，B 項目と合わせて該当患者割合を評価。
重症度，医療・看護必要度Ⅱ	評価票の A・C 項目については，DPC の診療実績データを用い，B 項目と合わせて該当患者割合を評価。
自宅等退院患者割合	自宅等に退院する患者の比率が 80％以上。「急性期一般入院料 1（7 対 1）」のみ。 【自宅等】 ・自宅 ・居住系介護施設等（介護医療院を含む） ・回復期リハビリテーション病棟 ・地域包括ケア病棟 ・療養病棟（在宅復帰機能強化加算の届出病棟に限る） ・介護老人保健施設（いわゆる在宅強化型老健施設等に限る） ・有床診療所（在宅復帰機能強化加算の届出施設に限る）
夜間看護体制	交代制の勤務体制で，夜間も病棟ごとに 2 人以上の看護職員を配置（療養病棟に限り，補助者との組み合わせ可）。「7 対 1」「10 対 1」「13 対 1」病棟では，看護職員中に必ず看護師を含む（准看護師のみの夜間体制不可）。
平均夜勤時間数	月 72 時間以内。届出単位となる病棟全体で計算し，基準を満たす。

上記のほか，「出産，育児又は家族介護に関する休業等が確保されるよう配慮を行うこと」とされており，労働基準法，育児・介護休業法などに基づく法定の休業や勤務制約をあらかじめ見込んだ配置が求められる。

病棟により配置の手厚さに差をつけることもしばしばある。各部署の管理者それぞれが，看護部門の看護配置の考え方を理解しておく必要がある。

2022 年度診療報酬改定における主な算定要件を表 3-6 に示す。

入院料の算定に関わる病棟看護職員の配置に当たっては，計算の根拠となる入院患者数に，健康な新生児を含めることとされている。当然，一般病棟全体の入院料届出計算では健康な新生児を含めた入院患者数を用いているはずであるが，産科系病棟への傾斜配置に当たっての「健康新生児を含めた入院患者数に対応する看護配置」の確保は，各病院（の看護部門）に委ねられる。

上記を踏まえて，ある病院の一般病棟について，必要配置看護職員数を試算すると，以下のようになる。

入院患者数	に対して	届出区分の比率	を満たす	看護職員配置がある
直近 1 年間の平均数（健康な新生児・正常産の妊婦・保険診療外の患者を含む）		7 対 1，10 対 1，13 対 1，15 対 1.		病棟勤務者全員の 1 か月ののべ病棟勤務時間数を，「配置数」に換算して基準充足を確認する

一般病棟 4 病棟で「急性期一般入院料 1（7 対 1）」を届け出る場合の試算
1 日平均入院患者 190 人（直近 1 年間；健康な新生児，正常産の妊婦，保険診療外の患者を含む）
① 190 人÷7（**配置比率**）＝27.1 人……1 日 24 時間を通じて，常に 27.1 人が勤務する体制が必要
② 1 人 1 日の勤務時間 8 時間として，1 日 24 時間を通じて，常に 1 人が勤務するには，1 日に 3 人の勤務が必要であるから，
　1 日ののべ勤務者数＝27.1×3＝81.3 人 → 82 人（端数切り上げ，整数に）
③ 4 病棟全体の看護職員の月のべ病棟勤務時間数は，
　8 時間×31 日×82 人（暦月の日数）＝20,336 時間
④ 看護職員 1 人の月病棟勤務時間数を 136 時間（← 病棟での年間稼働日数 204日・月 17 日）とすると，月 20,336 時間を提供するために必要な看護職員数は，
　20,336（時間）÷136（時間）＝149.5 人……150 人（病棟看護師長を含む）

　このように，4 病棟で日勤・準夜勤・深夜勤を合わせ，毎日のべ 82 人が出勤する体制が要件となる。後述するように，年間の所定休日や有給休暇取得，病棟外での勤務日などを念頭に，無理のない病棟稼働日数をおおむね年間 204 日・月 17 日と想定すると，月の稼働時間数は 1 人 136 時間（8時間×17 日）となり，要件充足に必要な月のべ病棟勤務時間数「20,336 時間」を提供するために最小限必要な看護職員数は，150 人となる。

　さて，各病棟に配属された看護職員は各勤務帯に分かれて勤務するが，その際の勤務者数の目安の算出例を図 3-1 に示す。前述のように，各病棟については傾斜配置が可能であるため，必ずしも診療報酬算定届出の看護配置比率とならない場合があるが，参考として入院患者数 42 人（新生児を含む）で「患者 7 対 1」の配置をする例である。

◎ 平均入院患者 42 人÷7（配置比率）＝6 人……1 日 24 時間を通じて常に 6 人が勤務する体制

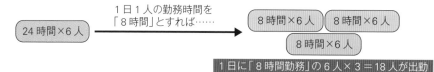

◎ 改めて「1 日の 18 人の勤務者」を，各勤務帯に振り分けると……

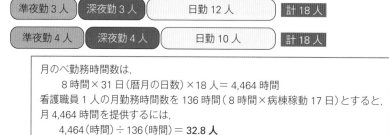

| 準夜勤 3 人 | 深夜勤 3 人 | 日勤 12 人 | 計 18 人 |
| 準夜勤 4 人 | 深夜勤 4 人 | 日勤 10 人 | 計 18 人 |

月のべ勤務時間数は，
　8 時間×31 日（暦月の日数）×18 人＝4,464 時間
看護職員 1 人の月勤務時間数を 136 時間（8 時間×病棟稼働 17 日）とすると，
月 4,464 時間を提供するには，
　4,464（時間）÷136（時間）＝32.8 人
……**33 人の看護職員配置（病棟看護師長を含む）が必要**

図 3-1　病棟単位の看護職員配置の目安（平均入院患者 42 人，7 対 1 配置病棟の計算例）

2) 月平均夜勤時間数要件の理解と運用

入院基本料の算定要件は，病棟の夜間の看護体制を規定しており，内容は，病棟ごとに複数夜勤体制，つまり，常時2人以上の体制をとること，また，夜勤に従事する看護職員の，月または4週の平均夜勤時間数は72時間以内であることとされている。「複数夜勤」は，夜間の患者の安全を守る最低限の看護体制である。「72時間以内」の「72時間」とは，三交代夜勤でいうなら夜勤回数9回に相当し，看護サービスの質確保のために看護職員の夜勤負担に歯止めをかける趣旨で設定されたものである。

以下は，「月平均夜勤時間数72時間以内」要件の運用のポイントである。

「月平均夜勤時間数72時間以内」要件の運用のポイント
・届出のための計算期間（1か月または4週間）はどちらでも選択可。
・平均夜勤時間数計算は届出単位の全病棟を一括して行う。
・病棟単位の計算は不要。各人ごとの上限はない。
　※負担軽減対策が不可欠。
・（7対1および10対1）月夜勤時間数16時間未満の者と夜勤専従者は，平均夜勤時間算出計算から除外。短時間正職員については，12時間以上で平均夜勤時間算出計算に含める。
・（13対1および15対1）月夜勤時間数8時間未満の者と夜勤専従者は，平均夜勤時間算出計算から除外。
・届出後の変動許容幅は「1割以内の3か月以内の変動」。72時間の1割増以内の超過（＝79.2時間）なら，最長3か月まで許容される。

実際の夜勤時間数の計上方法は，図3-2を参照していただきたい。病棟での勤務時間数として計上する時間は，図中で示した「始業時刻」から「終

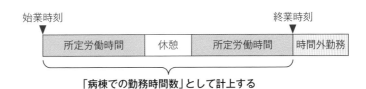

「病棟での勤務時間数」として計上する

「夜勤時間帯」は入院料算定に係る夜勤時間数の計上のために設けるもので，長さ16時間とし，各病院が開始・終了時刻を設定する。必ずしも実際の夜勤の開始・終了時刻に合わせる必要はないが，労働基準法上の深夜業時間帯（22時〜翌朝5時）を含む時間帯とする。「夜勤時間帯」以外の時間帯が「日勤時間帯」となる。
下図の例では，「夜勤時間帯」は「17：00〜9：00」。勤務シフトの名称にかかわらず，「夜勤時間帯」にかかる勤務時間を「夜勤時間数」として，「日勤時間帯」にかかる勤務時間を「日勤時間数」として計上する。

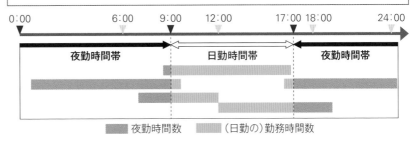

図3-2　病棟での「勤務時間数」計上のポイント

業時刻」までの，病棟で勤務した時間数となる。この間，所定の労働時間以外に，休憩や食事の時間が置かれているが，休憩・食事の時間については病棟での勤務時間数に含めてよい。時間外勤務については計上することはできない。2つの勤務帯が重複する時間があって，この時間帯に「申し送り」が行われる場合には，申し送りを「送る」側と「受ける」側のいずれかについて，勤務時間を計上するが，「申し送り」の形態をとらない場合は，実態に即して計上する。

　勤務時間数計上に当たって注意しておかなければならないのが，「夜勤時間帯」という考え方である。「夜勤時間帯」は入院料算定にかかる夜勤時間数の計上のために設けるもので，長さ16時間として，各病院が開始・終了時刻を設定する。1日24時間の中に，長さ16時間の「夜勤時間帯」を設定すると，残りの8時間が「日勤時間帯」となる。「夜勤時間帯」は，必ずしも実際の夜勤の開始・終了時刻に合わせる必要はないが，労働基準法上の深夜業時間帯である22時～翌朝5時を含む時間帯とする。図3-2の例では，「夜勤時間帯」は「17：00～9：00」に設定されている。勤務シフトの名称にかかわらず，「夜勤時間帯」にかかる勤務時間を「夜勤時間数」として，「日勤時間帯」にかかる勤務時間を「日勤時間数」として計上する。

　以下の特定入院料等算定病棟・ユニットは，「72時間以内」要件が適用とならない。したがって，夜勤負担が過重にならない適切な労務管理の責任は，各病院・施設に委ねられている。

「月平均夜勤時間数72時間以内」要件が適用とならない入院料等
- 救命救急入院料
- 特定集中治療室管理料（ICU，CCU）
- 新生児特定集中治療室管理料（1および2）
- 総合周産期特定集中治療室管理料
- 新生児治療回復室入院医療管理料
- 小児入院医療管理料
- 回復期リハビリテーション病棟入院料
- 地域包括ケア病棟入院料　など

4 労働時間から見た助産師配置

1) 夜勤体制に応じた必要助産師配置数の考え方

　助産師による夜間ケア提供を可能とするため，実際には何人の助産師を配置する必要があるかを，簡単な試算で示す。

　まず，1人の病棟勤務助産師が，年間に何日間病棟で稼働できるか，一定の仮定をおいて試算する。表3-7で示すとおり，各病院の所定の休日（公休）の日数，ならびに有給休暇の取得，病棟外での活動（教育・研修の受講，病棟外での活動など）を見込む。（例1）では年間204日，（例2）で

表 3-7　病棟での年間稼働日数の考え方（例）

病棟で稼動しない日数（項目例）	日数設定（例1）	日数設定（例2）
所定の休日（公休）	131	101
週休	4 週 8 休制（105）	4 週 6 休制（79）
国民の祝日	（16）	（16）
年末年始休暇	（5）	（5）
（元日は国民の祝日として計上）		
夏季休暇	（5）	（0）※有給休暇取得をあてる
その他の休日	（0）	（1）
年次有給休暇取得	20	20
病棟外での稼働日数	10	10
教育・研修の受講	（6）	（6）
病棟外での活動	（4）	（4）
病棟で稼働しない日数の合計	161	131
病棟での年間稼働日数	204	234
年間の日数	365	365

表 3-8　夜間ケア提供体制による必要助産師数と，可能となる日勤帯のケア提供体制の試算
　　　　（1 人あたり年間稼働日数 204 日の例）

夜間のケア提供体制		必要助産師配置の前提とする 1 人月平均夜勤回数（三交代制勤務での準夜勤・深夜勤の合計）・年間のべ夜勤回数			可能となる日勤帯のケア提供体制		
夜間の助産師体制	年間ののべ夜勤回数（のべ夜勤助産師数(人日)）	月平均回数	助産師 1 人が年間に行えるのべ夜勤回数	必要助産師配置数	配置助産師の年間ののべ稼働日数（合計）	日勤帯にあてられるのべ稼働日数	1 日平均日勤者数
1 人	（準夜勤 1 人＋深夜勤 1 人）×365（日）＝730（人日）	8 回	・8 回の場合：8 回×12 か月＝96 回 ・9 回の場合：9 回×12 か月＝108 回	730÷96＝7.60 →8 人	8 人×204 日＝1,632 日	1,632－730＝902 日	902÷365≒2.5 人
		9 回		730÷108＝6.75 →7 人	7 人×204 日＝1,428 日	1,428－730＝698	698÷365≒1.9 人
2 人	（準夜勤 2 人＋深夜勤 2 人）×365（日）＝1,460（人日）	8 回		1,460÷96＝15.2 →16 人	16 人×204 日＝3,264 日	3,264－1,460＝1,804 日	1,804÷365≒4.9 人
		9 回		1,460÷108＝13.5 →14 人	14 人×204 日＝2,856 日	2,856－1,460＝1,396 日	1,396÷365≒3.8 人
3 人	（準夜勤 3 人＋深夜勤 3 人）×365（日）＝2,190（人日）	8 回		2,190÷96＝22.8 →23 人	23 人×204 日＝4,692 日	4,692－2,190＝2,502 日	2,502÷365≒6.9 人
		9 回		2,190÷108＝20.3 →21 人	21 人×204 日＝4,284 日	4,284－2,190＝2,094 日	2,094÷365≒5.7 人
4 人	（準夜勤 4 人＋深夜勤 4 人）×365（日）＝2,920（人日）	8 回		2,920÷96＝30.4 →31 人	31 人×204 日＝6,324 日	6,324－2,920＝3,404 日	3,404÷365≒9.3 人
		9 回		2,920÷108＝27.0 →27 人	27 人×204 日＝5,508 日	5,508－2,920＝2,588 日	2,588÷365≒7.1 人

は年間 234 日の病棟稼働を見込んでいる。実際の試算に当たっては，各病院・施設の就業規則と労務管理方針を踏まえて，適切な日数を設定していただきたい。

　次に，夜勤にあたる助産師数を「1 人」〜「4 人」とした場合，おおむね何人の助産師の配置が必要かを試算した（表 3-8）。試算は，年間ののべ夜勤回数と 1 人の助産師が 1 年間に行える夜勤回数をもとに行っている。夜間に 1 人助産師を配置するには，月平均夜勤回数を「8 回」とした場合

には8人，「9回」とした場合には7人の助産師配置が必要となる。さらに，この助産師配置数を前提に，病棟での年間稼働日数を204日と仮定して，配置助産師全員の年間病棟稼働のべ日数から夜勤にあてる稼働日数を差し引くと，日勤にあてることができる年間病棟稼働のべ日数が得られ，これを「1日平均日勤者数」として示した。夜間1人体制，総配置助産師8人の場合，1日平均日勤者は平均2.5人となる。

2) 病棟助産師のオンコール・当直勤務

　上記のように，助産師による交代制がとられ，24時間ケア提供が可能となることが望ましいが，現実には助産師が，看護師とともに交代制勤務のシフトに組み込まれながら，さらに当直やオンコール体制を求められている。

　日本看護協会の調査によれば，産科または産科混合病棟の助産師の勤務体制が「オンコール」または「当直」である場合に，「交代制勤務をしながらオンコールを行っている」割合は76.0%，「交代制勤務をしながら当直（管理当直を除く）を行っている」割合は11.6%である（図3-3）。オンコールは病院の規模を問わず，また，当直は小規模病院で実施されている率が高い傾向があった[7]。

　夜間の分娩の対応のため，少人数の助産師が当直またはオンコールによる待機を余儀なくされている現状が読み取れる。当直中，または，オンコールによる呼び出しによって夜間に実労働に従事した場合，その時間は時間外労働として扱われ，勤務時間数に応じて割増賃金の支給が必要となる。また，次の勤務までの間に十分休息がとれるよう，当直については「明け」の勤務を要しない勤務編成を，オンコールについては呼び出しがあった場合の代休付与を，それぞれルール化することが望ましい。

　法的には，交代制勤務をする労働者がさらに宿日直勤務をすること，また，オンコール体制をとること自体は禁じられていない。しかしながら，

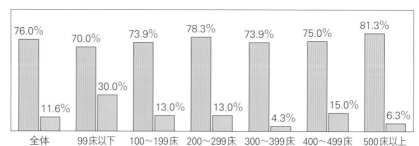

交代制勤務をしながらオンコールを行っている助産師がいる。
交代制勤務をしながら当直を行っている助産師がいる。
回答は，産科または産科混合病棟を持つ全国665病院による。

図3-3　産科または混合病棟で助産師として勤務する職員の夜間勤務体制
（文献[7]により作成）

交代制勤務をしながら，オンコールや当直を課せられることで，勤務負担がさらに重くなると見られ，勤務者の健康面からも，また，安全なケアの提供確保の観点からも望ましくないことはいうまでもない。早急な見直しが必要である。

引 用 文 献
1) 厚生労働省：人口動態統計（概数）の概況.
2) 総務省：人口推計.
3) 厚生労働省（2018）：第 144 回労働政策審議会労働条件分科会，資料 No. 1「働き方改革を推進するための関係法律の整備に関する法律（平成 30 年法律第 71 号）の概要」（2018 年 7 月 19 日）.
   〈https://www.mhlw.go.jp/content/12602000/000336490.pdf〉
4) 厚生労働省（2011）：看護師等の「雇用の質」の向上に関する省内プロジェクトチーム報告書.
   〈https://www.mhlw.go.jp/stf/houdou/2r9852000001fog4-att/2r9852000001foyp.pdf〉
5) 厚生労働省（2017）：労働時間の適正な把握のために使用者が講ずべき措置に関するガイドライン.
   〈https://www.mhlw.go.jp/stf/seisakunitsuite/bunya/koyou_roudou/roudoukijun/roudouzikan/070614-2.html〉
6) 厚生労働省（2017）：育児・介護休業制度ガイドブック.
7) 日本看護協会（2015）：2014 年「看護職の夜勤・交代制勤務ガイドライン」の普及に関する実態調査報告書.
   〈https://www.nurse.or.jp/nursing/shuroanzen/yakinkotai/chosa/pdf/2015hokoku.pdf〉

参 考 文 献
・内閣府（2007）：仕事と生活の調和（ワーク・ライフ・バランス）憲章.
  〈https://wwwa.cao.go.jp/wlb/government/20barrier_html/20html/charter.html〉
・首相官邸（2017）：働き方改革実行計画.
  〈https://www.kantei.go.jp/jp/headline/ichiokusoukatsuyaku/hatarakikata.html〉
・日本看護協会（2017）：はたさぽ〜ナースのはたらくサポートブック，第 3 版.
  〈https://www.nurse.or.jp/nursing/shuroanzen/madoguchi/hatasapo/index.html〉
・日本看護協会（2013）：看護職の夜勤・交代制勤務に関するガイドライン.
  〈https://www.nurse.or.jp/home/publication/pdf/guideline/yakin_guideline.pdf〉
・厚生労働省（2013）：医療分野の「雇用の質」向上プロジェクトチーム報告.
  〈https://www.mhlw.go.jp/stf/houdou/2r9852000002uzu7-att/2r9852000002v08a.pdf〉
・厚生労働省保険局医療課長通知「基本診療料の施設基準等及びその届出に関する手続きの取扱いについて」，平成 28 年 3 月 4 日　保医発 0304 第 1 号.

3

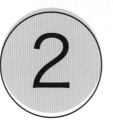

人材のマネジメント

1 安全に助産ケアを提供するための人員配置

1) 安全な助産ケア

安全とは,「危害または損傷・損害を受けるおそれのないこと」「危険がなく安心なさま」(『大辞林』) をいう。

医療法第1条は,医療の安全を確保するために必要な事項を規定しており,医療を受ける者の利益の保護および良質かつ適切な医療を効率的に提供する体制の確保を図ることを定めている。さらに,第1条の2では,医師,歯科医師,薬剤師,看護師その他の医療の担い手と医療を受ける者との信頼関係に基づき,その内容は良質かつ適切であることを定めている。

助産に関しては,医療法第3章「医療の安全の確保」の中の第6条の10において,「当該病院等に勤務する医療従事者が提供した医療に起因し,又は起因すると疑われる死亡又は死産」「当該管理者が死亡又は死産を予期しなかったもの」について「医療事故」として医療事故調査・支援センターに報告しなければならないと規定されている。

周産期医療を受ける女性の希望は,妊娠中何事も起こらず順調な経過で,無事元気なわが子を抱くことである。そのために必要となる安全な助産ケアとは,以下の3点である。

① 助産・周産期医療を受ける側の身体の安全,心の安心 (security and safety)

② 医療を提供する医療従事者の安全

③ 環境の安全

安全な助産ケアを行う上で重要な点は,経過中注意し,母児の生命に危険がないこと (結果回避義務),医師・助産師・看護師とケアの受け手との間に信頼関係を築くことである。日本助産師会は,厚生労働省「安全な医療を提供するための10の要点」[1]を応用し,「助産の安全10か条」[2]を推進している。

◉ Ⅰ巻の第4章の4で紹介している。

> **助産の安全10か条**[2]
> ① 心がけよう初心から,異常予測と早めの対応
> ② 母子とわが身を守る助産記録
> ③ いざという時に備えておこう,人と物
> ④ 限界になってからでは,もう遅い! 迷った時点で相談,搬送
> ⑤ 自分ひとりでできると思うな,緊急時の対応

⑥ 顔の見える関係がつくるスムースな緊急搬送
⑦ 自己の限界を知っているのが，本当のプロフェッショナル
⑧ 誠実な対応で築く信頼関係は，安全の第一歩
⑨ 知識がなければ予測もできない，学び続けよう新たな知識
⑩ 共有しよう私の経験

2）安全に助産ケアをするための適正配置

（1）現状と課題

① 助産師の人員配置に関する明確な法律がないこと

　医療法施行規則には，看護師と准看護師については，員数の明記がある。しかし，助産師の員数については，医療法や診療報酬上に明記されていない。医療法施行規則第19条2と第22条の2に，「産婦人科又は産科においてはそのうちの適当数を助産師とするもの」と記載されているのみである。

② 助産師が偏在していること

　人口動態統計（概数）によると，2022年の出生数は77万747人，一方，日本産科婦人科学会[3]のデータによると，2022年現在の全国の分娩取り扱い施設数は2,086（2021年：2,158）である。2021年の医療施設（動態）調査・病院報告の概況によると，2021年の一般病院で産婦人科・産科を標榜する施設は1,283（前年1,291）で，内訳は産婦人科1,083（前年1,094），産科200（前年197）である。2020年の一般診療所では，産婦人科・産科3,143で，内訳は産婦人科2,826，産科317である。また，2023年4月現在の施設数は，総合周産期母子医療センター112，地域周産期母子医療センター295である[4]。

　そして，2020年の衛生行政報告例の概況によると，就業助産師は37,940人であり，2018年より1,029人（2.8%）増加している。就業場所を比較すると，市区町村が約3.4%から約3.9%に増加しており，新生児訪問や産後ケアなどに従事していると推測する。一方，少子化に伴い，産婦人科・産科を標榜する一般病院・診療所数は年々減少している。また，周産期母子医療センターは，ハイリスク妊産婦が増加傾向であり，都市部に集中している。地方では中核都市に立地し，助産師が偏在している。

③ 産科混合病棟における助産ケア提供が困難であること

　日本看護協会が2016年度に分娩取り扱い施設について行った調査によると，産科混合病棟は約77.4%であった[5]。助産師は7対1看護の人員に組み込まれ，他科患者を受け持ちながら産婦の観察・分娩介助をしなければならない。産婦は不安を抱えながらの，あるいは我慢を強いられたと感じる出産体験となりやすく，分娩第1期から助産師が助産に専念する制度・組織が必要である。

④ 助産師の実践能力の強化が必要であること

日本産科婦人科学会は，「タスク・シフティング推進に関するヒアリング」において，「アドバンス助産師」の認証により，院内助産・助産師外来の推進が可能になり，産科における有力なタスクシフトのパートナーとなることが期待できるとしている[6]。医師から助産師に移管可能と考えられる業務は，① 低リスク妊娠を対象とした妊婦健診の一部を助産師外来，② 低リスク分娩を対象とした分娩管理業務の一部を院内助産に移管可能とされている。

同様に，厚生労働省は，「現行制度の下で医師から他の医療関係職種へのタスク・シフト／シェアが可能な業務の具体例」として，助産師については，「院内助産・助産師外来ガイドライン2018」[7]を参考に，院内助産・助産師外来の運営・開設に取り組むことをあげている[8]。業務が移管できるのは「高度な助産業務が可能な助産師」とされており，つまり，一定水準の助産実践能力を認証されている「アドバンス助産師」を指す。

(2) 適正な人員配置
(i) 配置前の確認事項
① 病棟の業務量，業務遂行能力

自分が勤務する施設周辺の人口動態，産業，女性のニーズ，外来通院の実態，病棟の業務遂行の実態を把握する。

② 病棟の助産理念，助産目標

病院の理念から看護部の理念，そしてそこから病棟の助産理念を考える。どのような助産ケアを提供するのかを明確にし，助産目標を掲げる。勤務している助産師は助産目標を理解し，助産師自身が業務を遂行しているかを確認する。

③ 助産師個々の能力

「アドバンス助産師」数，リーダー勤務可能者数，教育担当可能者数，新人～3年未満の業務遂行能力を把握する。

④ ケア提供の体制

ケアの内容（必要なケア，提供可能なケア）を抽出し，日勤帯の助産師配置数，夜勤の配置数を考える。医療法施行規則第19条2，第22条の2は，「適当数を助産師とする」としているが，病院では診療報酬算定要件に基づき，「7対1」「月平均夜勤時間数72時間」を厳守しなくてはならない。

(ii) 人員配置をするときに考慮すべき事項
  ① 新生児数
  ② 妊産婦のリスク
  ③ 各勤務帯に1人以上の助産師がいること
  ④ 総夜勤時間数
  ⑤ 産科混合病棟における看護師などとの配置と業務分担

なお，②の妊産婦のリスクについては，厚生労働科学研究班で作成された妊娠リスクスコア[9]が使用されている。

3）必要な助産師配置数

（1）要　　件

① 年間労働時間（2023年の場合）

　○年間の勤務日数　365日－141日＝224日

　〈141日の内訳〉

　・週休と法定休日（土日とは限らない）4週8休体制＝年間104日

　・国民の祝日＝17日

　・年次休暇＝20日*

　*：現実的には，年間20日の年次休暇は困難なため，労働時間は勤務場所により相違が生じる。2019年4月より，すべての企業において年10日以上の年次有給休暇が付与される労働者（管理監督者を含む）に対し，年5日を取得することが義務づけられた。

　○1日の勤務時間＝8時間

　●年間総労働時間数＝（365－141）日×8時間＝1,792時間

　〈含まれていること〉

　・1人の平均夜勤時間＝72時間/月

　・研修，院外活動＝10日（80時間）/月

② 平均在院日数（病棟の直近3か月）

③ 看護配置比率＝7対1

④ 病棟全体の月のべ勤務時間数

（2）必要従事者数の算出例

① 必要配置数＝7対1配置基準を念頭に置く

　・平均入院患者数＝妊婦・産婦・褥婦35人＋新生児15人*＝50人

　・1日24時間を平均した出勤数＝50人÷7＝7.1人

　・1日ののべ出勤者数＝7.1人×3**＝21.3人≒22人

　*：月の平均分娩数75，5日入院と想定。
　**：24時間を職員3人で担当する3交代制。

② 夜勤従事者数

　・1日ののべ出勤者数22人における日勤人数（例：準夜勤3人，深夜勤3人とする）＝22人－（3人＋3人）＝16人

　・この月ののべ夜勤時間数＝（3人×16時間）×31日＝1,488時間

　・平均夜勤時間数72時間以内とするための必要夜勤従事者数＝1,488時間÷72時間≒20.6≒21人

③ 1日22人の看護配置（1勤務8時間）を行う場合の，1か月（31日）ののべ看護時間数（月のべ勤務時間数）＝22人×8時間×31日＝5,456時間

④ 5,456 時間を満たす看護職員数＝5,456 時間÷150 時間＊≒36.4 人≒
37 人

＊：150 時間：1 人の看護職員が 1 か月に提供できる勤務時間数の目安。
年間総労働時間数＝1,792 時間÷12 か月＝149.3 時間≒150 時間

2 今後の助産師必要人数

　2015 年に日本看護協会が「助産師の必要人数算出に関する提案」[10]を示
して以後，超少子化，産科の混合病棟化，生殖医療や無痛分娩の実施件数
の増加など，助産を取り巻く状況は，複雑かつ高度に変化している。助産
に関連する制度・体制・組織により，助産師必要人数のあり方を再考する
時期である。また，妊産婦に対して安全で標準的な助産ケアを提供するた
めにも助産師の配置に関するガイドライン化の検討が期待される。

　また，必要人数となる助産師は，社会の変遷に伴い，妊産褥婦とその家
族に対して適切・快適・満足度の高い良質な助産ケアを提供しなければな
らない。そのためには，高度医療に対応でき，妊産褥婦のニーズを考慮し
た助産ケアが提供できる自律した助産師の人材育成が重要である。さら
に，助産師の人材育成においては，個々の能力を高める方法を考えなけれ
ばならない。

引 用 文 献
1）厚生労働省（2001）：安全な医療を提供するための 10 の要点．
　〈https://www.mhlw.go.jp/topics/2001/0110/tp1030-1f.html〉
2）日本助産師会安全対策委員会（2010）：助産の安全 10 か条ポスター
3）日本産科婦人科学会：分娩取扱施設検索．
　〈https://shusanki.org/area.html〉
4）厚生労働省（2022）：周産期母子医療センター一覧．
　〈https://www.mhlw.go.jp/content/10800000/000766068.pdf〉
5）日本看護協会（2017）：平成 28 年度分娩取扱施設におけるウィメンズヘルスケアと助
　産ケア提供状況等に関する実態調査報告書，p.6.
6）日本産科婦人科学会（2019）：タスク・シフティング推進に関するヒアリング．
　〈https://www.mhlw.go.jp/content/10803000/000529934.pdf〉
7）日本看護協会（2018）：平成 29 年度厚生労働省看護職員確保対策特別事業「院内助産・
　助産師外来ガイドライン 2018」．
8）厚生労働省医政局長通知「現行制度の下で実施可能な範囲におけるタスク・シフト／
　シェアの推進について」，医政発第 0930 号第 16 号　令和 3 年 9 月 30 日．
9）中林正雄（主任研究者）（2005）：厚生労働科学研究費補助金医療技術評価総合研究事業
　「産科領域における安全対策に関する研究」分担研究報告書「妊婦のリスク評価」．
10）日本看護協会（2015）：助産師の必要人数算出に関する提案．

参 考 文 献
・奥村元子（2013）：日本看護協会産科管理者交流集会講演「助産師の労働環境と人員配置
　を考える〜診療報酬要件の理解と活用〜」資料．
・日本看護協会編（2021）：「母子のための地域包括ケア病棟」推進に向けた手引き．
・森島基博（2004）：人材マネジメント入門（日経文庫），日本経済新聞社．

 **助産業務の管理（人事・労務管理）**

　管理者の役割は，部署の責任者として，組織の理念に基づき組織化を図り，施設経営を支援していくことである。施設の経営戦略や目標を理解し，資源管理（ヒト・モノ・カネ・情報の管理）を行いながら，目標を達成していくことが求められる。

　経営目標を達成するための人の確保，人の活用，人の教育，労働条件の明確化，組織の活性化，安全衛生や福利厚生などの経営活動に関わる施策は不可欠である。労働条件一般，福利厚生，労使関係などの主に組織に対する集団的管理を労務管理，個々の従業員に対する採用，配置，人事考課などの個別的管理を人事管理と区別するが，近年では両者を合わせて「人事・労務管理」と呼ぶことが多い。ここでは，中間管理職（主任，師長クラス）に焦点を当てた人事・労務管理について述べる。

　中間管理職には，① 部署で安全に業務が遂行できるような人員計画を策定すること，② スタッフの能力を適正に評価し，能力開発をすること，③ スタッフのワーク・ライフ・バランス（WLB）と健康管理を考慮した働きやすい職場環境作りを行うことが求められる。

1 ｜ 人 員 計 画

　人員計画を策定するに当たっては，下記のような部署の基本データ，労務に関するデータを確認し，分析する必要がある。

既存データなどの確認・分析
① 施設の特徴：役割・機能，稼働状況，患者の重症度，平均在院日数，混合・単科病棟
② 分娩に関すること：分娩件数，異常分娩の比率，産婦の状況（年齢，分娩回数，妊娠週数，分娩所要時間，分娩時刻，ハイリスク件数），助産師外来件数，母乳外来件数，各種クラスの実施状況など
③ スタッフに関すること：人数，年齢分布，経験年数分布，「アドバンス助産師」数，既婚率，子の人数・年齢，保育状況，産休取得予定者数，介護をしている人数，離職率，離職理由，職員満足度など
④ 労働環境：現行の就業規則，所定休日日数，年休取得率，時間外勤務，健康診断結果など
⑤ 夜勤交代制勤務の状況：拘束時間，休憩・仮眠の確保状況，夜勤人員，夜勤回数など
⑥ その他の指標：有害事象（ヒヤリ・ハット）の報告件数，業務量調査など

看護配置と診療報酬算定要件は，産科も他科と同様である。入院基本料を7対1，10対1，13対1のいずれでとっているかで人員配置数が決まるが，分娩室の人員数に規定はなく，新生児も人員配置の対象にはなっているものの，施設によってバラツキがある。入院基本料算定には，「入院患者数に見合った看護配置数」「夜勤体制」「平均在院日数」の基準がある。

　既存のデータに加えて，就業についてのスタッフの意識，夜勤の負担，勤務に関するヒアリングを行うことが望ましい。ヒアリングに関しては，管理者として耳の痛いこともあるが，まずは現状を把握する必要がある。

　既存データの分析から，助産師・看護師の必要人数を割り出し，経営層に説明し，理解を求めることが中間管理職の役割である。人員を要求する際は，産休取得予定者数や現任教育の日数，年間公休数，有給休暇の必須取得数などを加味して人員計画を立てると同時に，業務の見直し，申し送り時間の短縮などの業務改善も行い，人員要求の根拠を明確にすることが必要である。

　たとえば，「分娩室をLDRにしたいが，分娩室の人員は以前と同じで大丈夫か」と相談を受けることがあるが，安全性を担保できるのか考える必要がある。近年は，医師の労働環境改善などで，医師の労働時間が労働基準監督署の指導で厳しくなっていることにより，助産師の業務量が増えていることも考慮する。

　労務関連法規は毎年のように改正されており，人事・労務・職場のトラブルも，時代の変化に伴い多様化している。中間管理職は，施設の就業規則を把握し，労働基準法も理解し，法律が守られない状況であれば，早めに経営層と相談していくことが重要である。

　就業規則は，労働基準法を基盤に，働く人々の労働条件，服務規律を各組織で定めたもので，パートやアルバイトも含め常時10人以上の労働者のいる組織では作成し，労働基準監督署に届けることになっている。

　ここでは，筆者の勤務する聖路加国際病院（以下，当院）の産科（以下，当科）の状況を例に説明する。

1）勤 務 計 画

　当院は，地域周産期母子医療センターだが，三次救急も行っているので，リスクの高い妊婦が増加している。産科病棟，分娩室，新生児室，助産師外来，母乳外来，各クラス，産科手術室の運用を助産師が担っている。

　当科の離職率は低いが，産休や子育て中の中堅助産師が増え，勤務計画が立てにくくなっている。新人以外には，年次有給休暇5日間の取得義務があるので，5月には夏期休暇の大まかな予定を決める。2年目以上の助産師が8〜10日間の夏期休暇を取得するため，キャリア別に分け，各キャリアから3人以上が重ならないように希望を募り，6月から翌2月までに取得することにしている。年度の初めに長期休暇の予定が決められるた

め，スタッフの受け入れはよい。年末年始も連休が取得できるように事前に調整している。また，定められた人員で計画的に休暇を取得し，安全に業務するために，業務改善は不可欠である。

　勤務計画表は，WLB やスタッフの健康状態，家庭の状況，現任教育を加味して作成している。指定された院内活動は業務時間内で行う傾向にあり，ノー残業デーも組み込むなど，勤務計画表作成も難しくなっているが，日本看護協会の「看護職の夜勤・交代制勤務に関するガイドライン」を勤務管理の手引き書として活用している。

　病院全体では二交代制が推進されているが，子育て中の職員や体力的に二交代制が難しいスタッフもいるため，二交代制と三交代制の混合勤務を取り入れている。夜勤時間を短時間にする取り組みは，院内で検討したが，看護職員全体のアンケート調査結果から保留になった。夜勤従事者全体の月平均 72 時間以内，夜勤専従者の 144 時間以内を守り，勤務希望の調整をしながら，新人とベテランをバランスよく配置するのはなかなか難しく，苦労している。

　妊婦や育児中のスタッフの勤務は，話し合いながら調整していく必要があるが，規定労働時間内であれば，育児時間の対象者でなくとも勤務開始時間を調整するなど，可能な限り柔軟に対応できるとよい。産科病棟は女性を対象とした病棟であることから，ここで働く妊婦や子育て中の女性にも理解のある職場作りをしたいと考えている。今後は，介護を担うスタッフも増加すると予想されるが，個々のライフスタイルを加味した勤務計画表を作成するには，病棟スタッフの協力が必要であり，労働に関する法律なども含めてスタッフに説明し，納得してもらう必要がある。

　就労女性の労務管理に関する法規の知識は，労働基準法，男女雇用機会均等法などに定められている（詳細は，本章の 1 を参照）。助産師が，妊娠中や育児休業後における就業を円滑に行えるような知識を持つことは，就労妊産婦への指導においても必要である。

就労女性の労務管理に関する主な法規
・労働基準法（産前・産後休暇，育児時間，妊産婦の就業規則）
・男女雇用機会均等法（妊娠・出産後の健康管理措置）
・育児・介護休業法（看護，介護休暇，育児休業，介護休業など）
・健康保険法（分娩費，出産育児一時金支給）
・生活保護法（出産扶助など）
・就業規則（法的措置内容，施設での申請手続き方法など）

2）リリーフ体制の整備

　産科の中では，病棟から分娩室へ，助産師外来から病棟へのリリーフは，当然のように行われているが，院内全体でもリリーフ体制を整備している。

　看護部に待機者をプールすることが難しいため，姉妹病棟を決めて，30 分などの短時間でもリリーフし合う体制である。産科は GCU と姉妹病棟

になっているが，日中や夜間など，患者数や忙しさに応じてリリーフし合っているので，大変助かっている。また，他科の看護師がリリーフに来たり，助産師が他科にリリーフに行ったりすることもあり，リリーフ体制が院内に定着していると感じる。リリーフマニュアルなどを作成し，業務を標準化することで，スムーズにリリーフを行うことができる。

2 人事考課と人材育成

目標には，戦略，組織，職務からあるべき成果を期待する「成果目標」と，動機づけにより能力・資質を伸ばし，支援していこうとする「能力・行動開発目標」がある。「成果目標」は人事考課に結びつけられ，「能力・行動開発目標」は人材育成として活用される。

1) 目標による管理（目標管理）

本来，人事考課の目的は，個人の能力を把握することによって，適切な能力開発や育成を行うことにある。看護マネジメントにおいて，「目標による管理」（目標管理；management by objectives，MBO）を行うことは，部下と一定期間に達成したい目標を話し合い，相互理解のもとに目標を決定することであり，目標達成過程で看護者としての成長過程になるよう支援することである。

目標管理を取り入れている施設も多いと思うが，経営目標をいかにうまく利用して，本人の能力と意欲を成長させ，それにより目標を達成させるかが重要である。一般に，施設では，経営方針や経営目標を職員に示しているが，病院の経営目標から看護部の目標が設定され，さらに病棟の目標を設定し，個人の目標に落とし込んで達成することになる。

目標の指標には，業績評価指標（組織の業績や目標の達成度合いを定量的に測る指標）があるが，スタッフに身近なのは，数値化している病棟目標の達成度，クオリティインディケーター（医療の質の評価指標），患者満足度調査，職員満足度調査の改善などだろう。

目標達成にはPDCAサイクルを活用するよう，スタッフに指導している。PDCAサイクル（図3-4）とは，マネジメントサイクルであり，P＝計画（plan），D＝実施・実行（do），C＝点検・評価（check），A＝改善（action）からなる。プロセスの評価は，「何を」「いつまでに」「どのようにするか」という具体的な行動目標で示されることもある。

問題は，組織目標と個人のしたいことが一致するかである。当科では，目標設定の際に，病棟の各チームや個人と話し合い，病棟の問題点や達成課題を明確にし，スタッフの同意を得て方向性や目標値などを決めるようにしている。病棟の目標は，係などのチームで達成するようにし，個人がどのような役割をどの程度担っているかで個人の評価をすることもある。

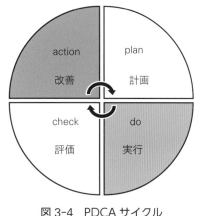

図 3-4　PDCA サイクル

病棟や個人の年間目標が明確になり，成果は大きい。

　管理者の役割は，課題解決の進捗状況を確認し，見守りながら，スタッフが目標達成できるようにフィードバックし，サポートすることである。特に，変革を起こす必要のある課題には，外部調整や抵抗勢力への対応をする役割を担う。目標の達成は，モチベーションにも影響するため，重要である。当院の目標管理は，人事考課の賞与査定や昇級にも影響があるため，人事考課が公正，公平に行われるように管理者教育がある。

2）人材育成

　施設の経営目標を達成することは重要であるが，スタッフの能力開発がもう一つの課題である。所属施設の周産期医療機能を踏まえ，助産理念を明確にする。助産理念に沿った助産サービスを提供するために，所属している助産師が持つべき実践能力は何か，成果を得るために，どのような人材を，いつまでに，どのように育成するか，ローテーションはどうするかなどの人材育成計画を明確にする必要がある。

　中・長期的な計画で教育プログラムを作成し，育てることが人材育成である。人は組織にとっては財産であり，看護部が組織としてどのように人材育成に取り組むか，どのように現任教育を行うかが重要である。たとえば当科では，「アドバンス助産師」の意義を看護部に承認させ，幅広い助産実践や助産師教育に活用している。数年間にわたる交渉の末，「アドバンス助産師」に，認定看護師と同様の手当が認められた。このことは，助産師のモチベーションになり，「アドバンス助産師」を目指す助産師も増えている。

　2010 年に新人看護職員の臨床研修が努力義務化され，新人助産師は，看護研修と助産師研修を並行して受けるようになった。新人の負担は大きいが，ローリスクのみならずハイリスクの妊産婦管理を行う施設では，助産と看護の知識を習得することが必須である。

　当科では，新人助産師は 1 年間で産科病棟，分娩室，新生児室をロー

テーションし，OJT（on the job training；職場内研修），off-JT（off the job training；職場外研修）を通して，基本的な助産の技術や実践的な知識を習得できるように計画している。その後は，OJT，off-JT も含めて母乳外来や母親学級，助産師外来を学んでいく体制をとっている。

新人教育にはプリセプターや実地指導者，教育担当者が関わっているが，6 年目の助産師は，「アドバンス助産師」の称号を持つ教育担当者から，実地指導者として分娩指導法の教育を受ける制度をとっている。個人の経験で体得した指導法ではなく，OJT と off-JT を併用し，指導方法を理論的，実践的に学ぶことは，新人教育や職員教育に役立っている。

当科では，人事考課の面談とは別に，育成面談として，助産実践能力習熟段階（クリニカルラダー；CLoCMiP®）に基づく評価面談を「アドバンス助産師」と副師長がペアになり行っている。評価面談はレベル評価とともに，今後のキャリアの方向性に関する面談としても大きな意味がある。

中堅助産師やベテラン助産師の人材育成は特に重要で，モチベーションの面からも，能力や関心に応じた役割や課題を与え，個々の強みを活かして個人の能力を伸ばしていく必要がある。スタッフ一人一人をよく観察し，評価することは必要だが，能力を伸ばすためには，「承認する」「助言する」「気づかせる」「挑戦の機会を与える」ことが重要である。

3 健康管理

部署管理者には，スタッフの健康管理を行い，スタッフが生き生きと働ける職場の環境を整える役割がある。

1）職員満足度

顧客満足のためには，職員満足が必要であり，看護サービスにおいても同様である。助産師は経験を積むほどに，自律した助産活動や，よいケアを提供したいという欲求が高い傾向にある。当院は，職務満足度調査を毎年行っているが，助産師の結果を見ると，例年，「職場の人間関係」「仕事のやりがい」「信頼関係」はポイントが高いが，「仕事の内容に対しての報酬」「承認」「福利厚生」はポイントが低い傾向にある。

特に，「職場の人間関係」は，職場の忙しさやコミュニケーション量が影響する。新型コロナウイルス感染症（COVID-19）感染拡大の影響下，職場での「個食」や「黙食」，職場内での会食禁止，会議のオンライン化などで，スタッフ間のコミュニケーション量が減ると，「職場の人間関係」「信頼関係」のポイントが低くなった。先輩スタッフからは「発言の意図が伝わりにくくなっている」，後輩スタッフからは「先輩に話しかけにくい」との声が聞かれるようになった。

改善策として，ワーキンググループを設置し，「働きやすい職場環境を作

る」「各自が自分らしく成長できる環境を作る」を目標に取り組みを行った。病棟の助産師・看護師に対し，職場環境や人間関係などに関してアンケート調査を行い，その後，数人ずつのグループでファシリテーターを置いて，自分たちの考えや想いを伝え合い，病棟の強み，弱み，各自ができることを話し合った。さらに，強みと弱みを分析し，強みに焦点を当てて取り組むこととした。結果，先輩・後輩間でのコミュニケーションの機会になり，「職場の人間関係」「信頼関係」のポイントも上昇するという結果となった。ワーキンググループのメンバーが，試行錯誤しながら，「働きやすい職場を作りたい」という意志で取り組んでくれた結果である。

　沼上[2]は，企業組織のような社会システムを運営する上で，日常的に一番重要なのは自己実現欲求ではなく，低位での承認・尊厳欲求であり，これは，たとえ昇給・昇進がなかったとしても，自分自身が「できるようになった」という有能感を獲得することや，仕事の成果を周囲から承認され，ほめられ，尊敬されることで満たされると述べている。つまり，管理者は，自身で思っている以上に，スタッフを認め，ほめることを意識して行う必要があるということだ。また，スタッフに達成感のある仕事をする機会を与えることや，スタッフの企画や研究成果をケアに取り入れ，周囲からも成果が認められるようにすることが必要である。

　当院では，年間に病棟で力を入れた活動や成果を発表し，感想や感謝を伝えたり，院内全体で部署や病棟，個人にも感謝のメッセージを送り合ったりする機会を持ち，賞賛と承認をする文化を大切にしている。

2）ストレスマネジメント

　メンタルヘルスについて，看護師はハイリスクグループとされている。看護師は他の職種に比べ，量的労働負荷（仕事量）やその変動が大きいといわれている。周産期に携わる助産師・看護師も，分娩などの緊張感を伴う業務や医師との関係性，交代制勤務による不規則な生活，患者や家族との関係などでストレスが高まるため，部署でのストレスマネジメントが重要である。特に緊張感が高まる新人には，優先的に休息や食事休憩をとらせることが必要である。

　部署管理者は，他職種との調整役を担い，スタッフが意見をいいやすく，相談しやすい雰囲気作り，スタッフが互いに協力し合える職場環境作りを行うとともに，スタッフが問題を抱えた場合に備え，院内の相談ルートを把握しておく必要がある。

　下記のような点においてスタッフの様子をよく観察し，声掛けするなど，厳しさの中にも居心地のよい職場環境を作ることを心がけたい。

心の健康問題の特性	労働者の個人情報保護の配慮
心の健康については，その評価は容易ではなく，さらに，心の健康問題の発生過程には個人差が大きいため，そのプロセスの把握が困難です。また，すべての労働者が心の問題を抱える可能性があるにもかかわらず，心の健康問題を抱える労働者に対して，健康問題以外の観点から評価が行われる傾向が強いという問題があります。	メンタルヘルスケアを進めるに当たっては，健康情報を含む労働者の個人情報の保護および労働者の意思の尊重に留意することが重要です。心の健康に関する情報の収集および利用に当たっての，労働者の個人情報の保護への配慮は，労働者が安心してメンタルヘルスケアに参加できること，ひいてはメンタルヘルスケアがより効果的に推進されるための条件です。

留意事項

人事・労務管理との関係	家庭・個人生活等の職場以外の問題
労働者の心の健康は，身体の健康に比較し，職場配置，人事異動，職場の組織等の人事・労務管理と密接に関係する要因によって，より大きな影響を受けます。メンタルヘルスケアは，人事・労務管理と連携しなければ，適切に進まない場合が多くあります。	心の健康問題は，職場のストレス要因のみならず，家庭・個人生活等の職場以外のストレス要因の影響を受けている場合も多くあります。また，個人の要因等も心の健康問題に影響を与え，これらは複雑に関係し，相互に影響し合う場合が多くあります。

図 3-5　メンタルヘルスケア推進のための留意事項
（文献[7]より抜粋して作成）

> **メンタルヘルスに注意するべきスタッフの様子の例**
> ・遅刻，早退，欠勤が増えた。
> ・仕事の能率が悪くなり，思考力，判断力が低下した。
> ・報告や相談，職場での会話がなくなった。
> ・表情に活気がなく，元気がない。
> ・ミスやトラブルが目立つ。
> ・不自然な言動が目立つ。
> ・「食欲がない」「眠れない」などの言動がある。
> ・服装の乱れが見られる，衣服が不潔である。

　スタッフによってはプライベートに問題を抱えていることもあり，親身に相談に乗る必要がある。職場管理者の姿勢が職場の風土を作り，ストレスマネジメントにつながる。

　労働安全衛生法第 69 条第 1 項に示す「事業者が講ずべき健康の保持増進のための措置」の適切かつ有効な実施を図るための指針として，厚生労働省は，「労働者の心の健康の保持増進のための指針」（メンタルヘルス指針）を定め，メンタルヘルスケア対策を推進してきた（図 3-5）[7]。

　心の健康作りの長期目標は，① 管理監督者を含む従業員全員が心の健康問題について理解し，心の健康作りにおいてそれぞれの役割を果たせるようにすること，② 円滑なコミュニケーションの推進により活気ある職場作りを行うこと，③ 管理監督者を含む従業員全員の職場環境による心の健康問題を発生させないことである。

　2015 年 12 月 1 日より，改正労働安全衛生法に基づくストレスチェック

制度が開始された。本制度は，定期的に労働者のストレスの状況について検査し，本人にその結果を通知することで，自らのストレスの状況について気づきを促し，メンタルヘルス不調のリスクを低減させることを目的としている。本制度の開始により，労働者50人以上の事業場では，労働者に対して，医師，保健師などによる心理的な負担の程度を把握するための検査（ストレスチェック）を実施することが義務づけられた。

当院でも，2016年度からインターネットを利用したストレスチェックが始まった。必要な項目にチェックすると，現在のストレス度が判定され，アドバイスなどが表示される。また，メンタルヘルスに関しては，産業医による面接指導や健康相談の実施のみならず，病院外に相談窓口を設置し，病院に知られることなく受診できるようになっている。このように，ストレスマネジメントは，病院の人事，労務管理と部署管理者が一体となって取り組む必要がある。

引用・参考文献
1) ロビンス，スティーブン・P.(高木晴夫訳)（2011）：新版組織行動のマネジメント―入門から実践へ，ダイヤモンド社.
2) 沼上幹（2011）：第4章　欲求階層説の誤用. 組織戦略の考え方―企業経営の健全性のために，筑摩書房，p.82-99.
3) 日本看護協会編著（2013）：看護職の夜勤・交代制勤務に関するガイドライン　資料付き，メヂカルフレンド社.
4) 奥村禮司（2021）：労務管理の基本的な考え方，産業能率大学.
5) 奥村禮司（2021）：労務管理の実践，産業能率大学.
6) 厚生労働省（2021）：令和3年度「過労死等の労災補償状況」，別添資料2「精神障害に関する事案の労災補償状況」.
〈https://www.mhlw.go.jp/content/11402000/000955417.pdf〉
7) 厚生労働省（2020）：職場における心の健康づくり～労働者の心の健康の保持増進のための指針～.
〈https://www.mhlw.go.jp/content/000560416.pdf〉

3

助産師に関連する法律・制度・政策の変遷

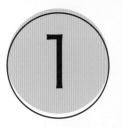

1 助産師に関連する近年の法律・制度

1 母子保健施策

1) 母子保健施策の概要と助産師の活動

　日本の母子保健施策は，従来は乳児死亡などの減少を目的とした栄養改善や感染症対策が中心課題であったが，現在は，疾病や障害の予防と早期発見，病児の療養援護，子育て支援にも重点が置かれており，女性が子どもを宿し，受容し，パートナーや子どもと家族になることを支援する，妊娠期からの切れ目ない支援が目指されている。

　母子保健施策は，母子保健法（1965 年公布）によるものが多く，1997年の改正・施行により，乳幼児健康診査（健診）などの住民に身近なサービスが市町村事業となり，さらに 2013 年の改正・施行で，低出生体重児の届出や未熟児の訪問指導，養育医療（未熟児等に対する医療費の公費負担）も市町村事業となった。このことにより，在宅で高度医療を必要とする障害児への療育支援や，小児慢性特定疾病児に対する療育指導（児童福祉法による医療費給付の窓口である）などは都道府県型保健所が行っているが，そのほかの母子保健事業は市町村（および一部の政令指定都市や中核市の保健所）が実施するという重層的な体制となっている。

　母子保健法の概要は，下記のとおりである。また，女性の思春期から妊娠・出産を経て，その子どもがおおむね幼児期に至るまでに関係のある母子保健対策の体系を図 4-1 に示す。

母子保健法の概要
【目的】
母性並びに乳児及び幼児の健康の保持及び増進を図るため，母子保健に関する原理を明らかにするとともに，母性並びに乳児及び幼児に対する保健指導，健康診査，医療その他の措置を講じ，もつて国民保健の向上に寄与すること
【定義】
・妊産婦：妊娠中又は出産後 1 年以内の女子
・乳児：1 歳に満たない者
・幼児：満 1 歳から小学校就学の始期に達するまでの者
・新生児：出生後 28 日を経過しない者
【主な規定】
・保健指導（第 10 条）　　　　　　・母子健康手帳（第 16 条）
・健康診査（第 12 条，第 13 条）　・低出生体重児の届出（第 20 条）
・妊娠の届出（第 15 条）　　　　　・養育医療（第 20 条）

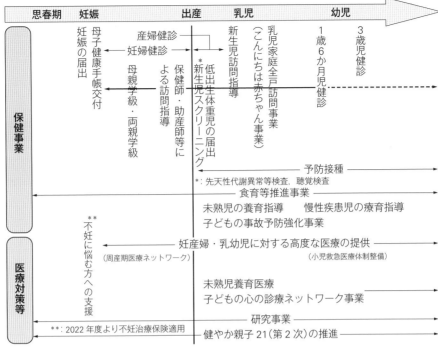

図 4-1　母子保健関連施策の体系

　母子保健法では，妊産婦を「妊娠中又は出産後1年以内の女子」と定義している。医療では，分娩中または分娩直後の女性を産婦とするが，同法では「出産後1年以内」となっており，たとえば産後数か月に助産師が行う家庭訪問は，産婦訪問として市町村が国に実施状況を報告している。労働基準法による妊産婦も同様に，妊娠中および出産後1年以内の女性とされていることに留意する。

　母子保健対策としては，思春期から，性と健康の相談センターなどの生涯を通じた女性の健康支援事業が行われ，妊娠すると市町村に妊婦などが妊娠の届出を行い，母子健康手帳と妊婦健康診査受診券（または補助券など）が交付される（図4-1参照）。出産後は，新生児訪問指導や乳幼児健康診査と母子保健サービスが続いて実施され，また，これらの時期を通して子どもの事故予防，食育の推進などが行われている。

　この体制の中で助産師は，行政職として，あるいは行政と連携して，地域で生活する母子とその家族を支援するため，妊娠，出産，子育てにおける身近な存在として，さまざまな場で活躍している。たとえば，妊婦健康診査，母親・両親学級，訪問指導，乳幼児健康診査，学校などでの思春期講座など，母子保健全般にわたり，母子とその家族を支援している。特に，子育て世代包括支援センター（後述）においては，妊娠期からの切れ目ない支援の第一歩として，妊娠届出時の保健師や助産師などの専門職による

●　2024年4月より，子ども家庭センター。

面談が関係性構築に重要であるとされ，助産師の活躍する場面が増えてきている。

2）母子保健の新たな課題

乳児死亡率，妊産婦死亡率などの母子保健の水準が世界最高水準に至っている一方で，最近では，不妊に悩む人への支援，低出生体重児の割合が高いことへの支援，産後の時期における支援，児童虐待相談対応件数の増加など，従来の母子保健活動に加えて，さらなる対応の強化が必要となっている。

（1）子育て支援との連携に加え，児童福祉分野との連携の促進

近年，核家族化の進展や地域のつながりの希薄化などに伴い，子育て中の保護者の多くが悩みや不安を抱えており，妊娠期から子育て期にわたる切れ目ない支援が求められている。

児童福祉法等の一部を改正する法律（2022年公布）において，母子保健法の子育て世代包括支援センター（法律上の名称は「母子健康包括支援センター」）に関する規定が削除され，2024年度から児童福祉法において設置が市町村の努力義務となる，こども家庭センターに関する規定が示された。母子保健法第22条には，こども家庭センターの母子保健事業として，「母性並びに乳児及び幼児の健康の保持及び増進に関する包括的な支援を行うことを目的として，第一号から第四号までに掲げる事業又はこれらの事業に併せて第五号に掲げる事業を行うものとする」とあり，以下のような，これまでの子育て世代包括支援センター（母子健康包括支援センター）と同様の内容が掲げられている。

母子保健法第22条（こども家庭センターの母子保健事業）
一　母性並びに乳児及び幼児の健康の保持及び増進に関する支援に必要な実情の把握を行うこと。
二　母子保健に関する各種の相談に応ずること。
三　母性並びに乳児及び幼児に対する保健指導を行うこと。
四　母性及び児童の保健医療に関する機関との連絡調整並びに第九条の二第二項の支援を行うこと。
五　健康診査，助産その他の母子保健に関する事業を行うこと（前各号に掲げる事業を除く。）。

地域住民の子育ては，日々の生活の中で行われており，問題が生じてからの支援ではなく，日々の生活が変化することを念頭に置いた問題を予防する支援が重要である。それには，公的サービスとの初めての出会いであることが多い妊娠届出時（母子健康手帳交付時）や，妊娠で初めて受診する医療機関などにおける面談や問診時において，保健師や助産師が一方的な指導ではなく，対話を通じて信頼関係の構築を行う必要がある。

妊娠期からの切れ目ない支援を行うためには，事業実施の時間や場所と

いった物理的切れ目をなくすことも求められるが，何よりも，信頼関係の構築により，何でも相談できる「顔の見える」関係性が必要とされている。こども家庭センターの母子保健事業では，利用者目線に立った支援に，助産師などの専門職の積極的関与が期待されている。

(2) 産後の支援

産後の支援は，分娩施設の減少による入院日数短縮化や，核家族化による周囲のサポート力の低下もあり，ますます重要となっている。特に，出産に満足し，その直後からゆったりと児に向き合うことは，子どもの受容とその後の子育てに重要であり，「健やか親子21（第2次）」の指標として「妊娠・出産に満足している者の割合」が掲げられ，中間目標値70.0%，最終目標値は85.0%とされている。具体的な内容は，「産後，退院してからの1か月程度，助産師や保健師等からの指導・ケアは十分に受けることができましたか」と3〜5か月児健康診査で聞いており，「はい」と答えた「妊娠・出産に満足している者の割合」は2017年度で82.8%であった[1]。保健・医療が連携し，助産師などの専門職がこの数値を高める支援を行う必要がある。

産後の支援は，産後うつの予防や児童虐待予防などを図る観点からも重要である。医療機関では，助産師による電話相談や外来相談日を設けていたり，「エジンバラ産後うつ病質問票」（II巻の表4-15参照）を用いた産後2週間・4週間産婦健康診査を行う医療機関が増えてきている。

また，多くの市町村では，訪問事業やさまざまな仲間作りの教室などが実施されたりしている。特に，ショートステイ（宿泊）やデイサービス（通所），アウトリーチ（居宅訪問）の支援が行われる産後ケア事業は，妊娠・出産包括支援事業として一部の市町村で実施されていたが，2019年に母子保健法に位置づけられ，市町村の努力義務事業となった。改正母子保健法の施行は2021年4月であり，第4次少子化社会対策大綱（2020年5月閣議決定）において，2024年度末までの全国展開を目指すとされている。これまで行われていた産後数か月までが対象の事業から，産後うつ病による自殺予防と，低出生体重児や多胎児では母親の育児不安などが特に強いことから，「出産後1年を経過しない女子及び乳児」が対象の事業となり，助産師と多職種の連携による事業展開が期待されている。

(3) 低出生体重児の割合上昇への対応

出生体重2,500g未満の低出生体重児は，1975年の出生数に占めるその割合が5.1%だったのが，2021年では9.4%と増加している[2]。これは経済協力開発機構（OECD）加盟諸国と比較しても高く，この増加傾向は日本特有であると注目されている。要因としては，母親のやせ志向や出産年齢の上昇，早産，喫煙などが想定されている。

2019 年国民健康・栄養調査によると，20 代女性の 20.7%がやせ（BMI ＜18.5）であることがわかっている[3]。また，胎児期の栄養状態が将来の生活習慣病リスクと関係するという説（DOHaD 説：Ⅱ巻の第 4 章の 8 を参照）も注目されており，妊婦の栄養状態の確認と併せて妊娠前からの健康作りとその啓発などが求められる。

（4）不妊に悩む人への相談支援

近年の晩婚化に伴い，不妊の悩みも増加している。2020 年には，特定不妊治療（体外受精および顕微授精）による出生の割合は，出生全体の 7.2%に達した。[●1]

妊娠に悩む人に対しては，母子保健事業を通じた相談支援や，性と健康の相談センター，不妊専門相談センターなどで専門的な相談指導や情報提供がなされているが，医療費が高額であり，2022 年度から一般不妊治療の人工授精，生殖補助医療の体外受精，顕微授精などの検査や治療は保険適用となった（詳細は，Ⅱ巻の第 4 章の 4 を参照）。

（5）児童虐待予防・早期発見

全国の児童相談所における児童虐待に関する相談対応件数は，2021 年度において 207,660 件と，年々増加している[4]。また，厚生労働省社会保障審議会の児童部会「児童虐待等要保護事例の検証に関する専門委員会」による第 18 次報告（2020 年度の事例，2022 年報告）においては，77 人の死亡事例が確認され，心中以外の虐待死 49 人の中では，0 歳児が 65.3%と最も多く，そのうち，0 か月児の死亡が 50.0%と高い割合を占めていた。

このような状況を踏まえ，児童虐待への対応については，これまで，児童虐待の防止等に関する法律（児童虐待防止法）や児童福祉法の累次の改正により，制度的な充実が図られてきた。

2016 年に成立した児童福祉法等の一部を改正する法律により，妊娠の届出や乳幼児健康診査などの母子保健施策の実施に当たっては，悩みを抱える妊産婦等を早期に発見し，相談支援につなぐなど，児童虐待の予防や早期発見に資するものであることに留意する必要があることが母子保健法に明記された。

また，児童福祉法により，要支援児童等に日ごろから接する機会が多い，病院，診療所，児童福祉施設，学校などが，特定妊婦（出産後の養育について，出産前において支援を行うことが特に必要と認められる妊婦）や要支援児童等と思われる者を把握した場合には，居住する市町村に情報を提供するよう努めなければならないことが規定されており，関係機関からの情報提供をもとに早い段階から市町村の支援につないでいくことが期待されている。[●2]

2019 年には，児童虐待防止対策の強化を図るための児童福祉法等の一

●1 日本産科婦人科学会「2020 年体外受精・胚移植等の臨床実施成績」による（総出生児数は，人口動態統計）。なお，体外受精出生児数は，新鮮胚（卵）を用いた治療数，凍結胚（卵）を用いた治療数の合計。

●2 「要支援児童等（特定妊婦を含む）の情報提供に係る保健・医療・福祉・教育等の連携の一層の推進について」，平成 28 年 12 月 16 日　雇児総発 1216 第 2 号，雇児母発 1216 第 2 号。

部を改正する法律が成立し（2020年4月施行），親権者は児童のしつけに際して体罰を加えてはならないことや，要保護児童対策地域協議会（要対協）から情報提供などの協力の求めがあった関係機関等は，これに応じるよう努めなければならないなどの規定が設けられた。

　児童虐待は，特別な家庭だけに発生するものではなく，すべての子育て家庭で起こる可能性があり，関係機関との情報共有などを密に行い，虐待が深刻化する前の早期発見，早期対応がきわめて重要であることに留意する必要がある。

　さらに，妊婦自身からの相談を待つだけでなく，特定妊婦に積極的にアプローチすることが必要であり，母子健康手帳の交付時に，保健師，助産師などの専門職が妊婦と直接面談し，支援の必要な妊婦を把握するための取り組みの強化が求められる。また，妊婦が妊娠を1人で抱え込まずに，必要な支援を求め，相談することを促すには，子育て支援に関する情報提供だけではなく，経済的な支援や，特別養子縁組を含めた社会的な養護といった，幅広い相談体制の充実と，そのような相談機関の存在を周知することにも努めるべきである（詳細は，II巻の第4章の7を参照）。

(6) 他機関・他職種との連携・協力

　母子保健の新たな課題に対応するためには，今まで以上に機関間・職種間での連携や，質の高いサービスの提供が求められる。都道府県，市町村，医療機関，福祉施設，保育所，幼稚園や学校，母子保健を地域で支援している関係団体などと密接に連携をとりながら対応することで，地域における母子保健の課題を把握し，解決策を検討することが可能となる。そのため，連携に当たっては，定期的に情報交換を行うなど，普段からの関係作りを行っておくことが必要である。

3) 成育基本法

　2019年12月に，成育過程にある者及びその保護者並びに妊産婦に対し必要な成育医療等を切れ目なく提供するための施策の総合的な推進に関する法律（成育基本法）が施行された。子どもたちの健やかな成育を確保するため，成長過程を通じた切れ目ない支援，科学的な知見に基づく適切な成育医療等の提供，安心して子どもを産み育てることができる環境の整備などを基本理念として，関係する施策を総合的に推進していくことを目的としている。

　幅広い法律であり，後述の「健やか親子21（第2次）」も包含した取り組みが進められることになり，関係施策を総合的に推進する，成育医療等の提供に関する施策の総合的な推進に関する基本的な方針（成育医療等基本方針）[5]が2021年2月に閣議決定された。

　図4-2に示す基本的な事項である「(3) 教育及び普及啓発」で言及され

令和3年2月9日閣議決定

基本的方向　成育過程にある者等を取り巻く環境が大きく変化している中で、成育医療等の提供に当たっては、医療、保健、教育、福祉などのより幅広い関係分野での取組の推進が必要であることから、各分野における施策の相互連携を図りつつ、その需要に適確に対応し、子どもの権利を尊重した成育医療等が提供されるよう、成育過程にある者等に対して横断的な視点での総合的な取組を推進する。

成育過程にある者等に対し必要な成育医療等を切れ目なく提供するための施策を総合的に推進

成育医療等の提供に関する施策に関する基本的な事項

（1）成育過程にある者及び妊産婦に対する医療
①周産期医療等の体制　▶総合周産期母子医療センター及び地域周産期母子医療センター等の整備を通じた地域の周産期医療体制の確保 等
②小児医療の体制　▶子どもが地域において休日・夜間を含め、いつでも安心して医療サービスを受けられる小児医療体制の充実 等
③その他成育過程にある者に対する専門的医療等　▶循環器対策基本法等に基づく循環器病対策の推進 等

（2）成育過程にある者等に対する保健
①総論　▶妊娠期から子育て期にわたるまでの様々なニーズに対する地域における相談支援体制の整備の推進 等
②妊産婦等への保健施策　▶産後ケア事業の全国展開等を通じた、成育過程にある者とその保護者等の愛着形成の促進 等
③乳幼児期における保健施策　▶乳幼児健診による視覚及び聴覚障害や股関節脱臼等の早期発見及び支援体制の整備 等
④学童期及び思春期における保健施策　▶生涯の健康づくりに資する栄養・食生活や運動等の生活習慣の形成のための健康教育の推進 等
⑤生涯にわたる保健施策　▶医療的ケア児等について各関連分野が共通の理解に基づき協働する包括的な支援体制の構築 等
⑥子育てや子どもを持つ家庭への支援　▶地域社会全体で子どもの健やかな成長を見守り育む地域づくりの推進 等

（3）教育及び普及啓発
①学校教育及び生涯学習　▶妊娠・出産等に関する医学的・科学的に正しい知識の普及・啓発の学校教育段階からの推進 等
②普及啓発　▶「健やか親子21（第2次）」を通じた子どもの成長や発達に関する国民全体の理解を深めるための普及啓発の促進 等

（4）記録の収集等に関する体制等
①予防接種、乳幼児健診査、学校における健康診断に関する記録の収集、管理・活用等に関する体制、データベースその他の必要な施策　▶PHR
②成育過程にある者が死亡した場合におけるその死亡原因に関する情報の収集、管理・活用等に関する体制、データベースその他の必要な施策　▶CDR 等

（5）調査研究　▶成育医療等の状況や施策の実施状況等を収集し、その結果を公表・情報発信することによる、政策的対応に向けた検討 等
（6）災害時等における支援体制の整備　▶災害時等における授乳の支援や液体ミルク等母子に必要となる物資の備蓄及び活用の推進 等
（7）成育医療等の提供に関する推進体制等　▶各施策に関する各地域の優良事例の横展開を通じた各地域の施策の向上 等

その他の成育医療等の提供に関する施策の推進に関する事項

▶国・地方公共団体は、施策の進捗状況や実施体制等を客観的に評価し、必要な見直しにつなげるPDCAサイクルに基づく取組の適切な実施　等

図 4-2　成育基本法を踏まえた「健やか親子 21」および関連施策について[6]

ている「健やか親子 21（第 2 次）」は，国民健康作り運動である「健康日本 21」の一翼を担うものであり，2001 年に「健やか親子 21」が，2015 年からは「健やか親子 21（第 2 次）」が開始されている。成育基本法の基本的な事項に位置づけられたことから，関係者，関係機関・団体が一体となって 21 世紀の母子保健の主要な取り組みを提示するビジョンともいえる。

4）「健やか親子 21（第 2 次）」

　「健やか親子 21（第 2 次）」は，2019 年度から 2024 年度までの計画であり，基盤課題 A「切れ目ない妊産婦・乳幼児への保健対策」，基盤課題 B「学童期・思春期から成人期に向けた保健対策」，基盤課題 C「子どもの健やかな成長を見守り育む地域作り」に加えて，重点課題 ①「育てにくさを感じる親に寄り添う支援」，重点課題 ②「妊娠期からの児童虐待防止対策」として，2019 年に 52 指標の中間評価が行われた[7]。表 4-1 に中間評価結果を示す。悪くなっている指標は 4 指標（7.7％）と少なく，一定の成果が出ていると考えられる。

　一方で，以下の成果や課題が示唆された。

　・妊産婦の自殺数が産科的合併症による母体死亡数を上回っていることなど，妊産婦のメンタルヘルスケアも大きな課題である。引き続き，

表 4-1 「健やか親子 21（第 2 次）」中間評価結果[7]

評価（策定時の値と直近値とを比較）		該当指標数（割合）
1：改善した	①：目標を達成した	12 指標（23.1%）
	②：目標に達していないが改善した	22 指標（42.3%）
2：変わらない		5 指標（9.6%）
3：悪くなっている		4 指標（7.7%）
4：評価できない		9 指標（17.3%）

　　　子育て世代包括支援センターなどを中心とした多機関連携による支援の充実を図る必要がある。
・「10 代の自殺死亡率」「児童虐待による死亡数」などは改善しているとはいえず，引き続いての対策が求められる。
・学童期・思春期から成人期に向けた保健対策においては，10 代の性に関する課題について正しい知識を身につけることの重要性が強く指摘されており，産婦人科医師や助産師等の専門家を講師として活用するなど，効果的な性教育に取り組むことが求められている。
・父親の育児への取り組みが大きく変化している一方で，育児に伴う父親の産後うつなどについての実態の把握が十分とはいえない状況を踏まえ，父親の育児支援や心身の健康に関する現状の把握を進める必要がある。
・地域間での健康格差を解消するためには，母子保健サービスを担う各市町村が取り組みの質の向上を図ることに加え，都道府県においては，地域間の母子保健サービスの格差の是正に向けた，より広域的，専門的な視点での市町村支援が求められる。

5）助産師に期待される役割

　「健やか親子 21（第 2 次）」中間評価では，「妊娠・出産について満足している者の割合」など，目標を達成した指標もあった一方で，上記のように，妊産婦のメンタルヘルスや父親への育児支援の必要性など，課題も明らかとなった。
　妊産婦のメンタルヘルスの不調は，本人の問題のみならず，子どもの心身の発達にも影響を及ぼし，養育不全などのリスクにもなりうる。妊娠・出産という人生の一大転機を迎えるすべての妊産婦が，喜びを持って子どもとの新生活を送ることができるよう，助産師をはじめとする関係者の積極的な取り組みが求められている。
　また，近年，父親の育児参加が増えている。父親の出産・育児への積極的な関わりが母親の精神的安定をもたらすことが期待されるが，母親を支える父親自身も支援される立場にある。今後，母親に限らず，父親や身近な養育者をも対象とした，より一層の支援が望まれている。
　2023 年 4 月には，こども家庭庁が発足した。その任務として，助産師の

業務とも関連の深い事項が示されている（「2　助産師を取り巻く現状」を参照）。これらのことを踏まえ，すべての子どもが健やかに育つ社会の実現を目指し，助産師一人一人が，職種を越えた連携の中で専門性と役割を発揮していくことが求められている。

2 助産師教育

1）日本の助産師教育課程の種類

助産師教育の根拠法は，保健師助産師看護師法（以下，保助看法）であり，同法第 20 条には，文部科学大臣の指定した学校において 1 年以上，助産に関する学科を修めた者，都道府県知事の指定した助産師養成所を卒業した者等が国家試験受験資格を有すると規定されている。

日本の助産師教育課程は，各種学校，専修学校，短大専攻科，大学，大学専攻科，大学別科，大学院，専門職大学院の 8 種類があり，教育年限は大学院と専門職大学院は 2 年間，4 年制大学では 4 年間の中に助産師教育課程として組み込まれ，他はいずれも 1 年以上である。2004（平成 16）年に専門職大学院，2005（平成 17）年に大学院，大学専攻科が開設され，漸増傾向にある。2022（令和 4）年 5 月現在，大学院・専門職大学院 50 校（23.0%），大学専攻科・別科 43 校（19.8%），大学 79 校（36.4%），短期大学専攻科 3 校（1.4%），各種学校・専修学校 42 校（19.4%）となっている（文部科学省高等教育局医学教育課資料による）（I 巻の図 2-5 参照）。

2）助産師教育カリキュラム改正の変遷[9-12]

助産師は，看護職の中で最も古くから職業として成立し，江戸末期から産婆教育が開始されていた。1874（明治 7）年には醫制が制定されて入学資格は 40 歳以上とされ，産婆資格に必要な教育内容，正常産 10 事例，難産 2 事例を取り扱うこと，免許付与などが規定された。1899（明治 32）年の全国統一的法規としての産婆規則では，入学資格は 20 歳以上の女子，修業年限 1 年以上となり，正規および異常妊娠・分娩・産褥・新生児取り扱い法，妊産褥婦・新生児の疾病，消毒法，産婆心得などの教育が行われた。

以降，入学年齢，修業年限，教育内容が変更されながら第二次世界大戦後の 1948（昭和 23）年，新たに保助看法が制定されて明治以来の「産婆」は「助産婦」に名称変更された。1949（昭和 24）年制定の保健婦助産婦看護婦学校養成所指定規則では，修業年限は 1 年以上，学生 1 人につき 10 回以上の分娩介助とされていたが，1951（昭和 26）年の指定規則改正では，助産師教育は看護師教育の中に浸透されるという考え方のもと[13]，修業年限が 6 か月以上へと半減され（分娩介助例数 10 回以上は変更なし），戦後約 60 年の長きにわたり 6 か月間教育が助産師教育の標準となった。

● 学校（大学，短期大学，高等学校），養成所（専修学校，各種学校）は，ともに文部科学大臣と厚生労働大臣の共同省令である「保健師看護師助産師学校養成所指定規則」（以下，指定規則）に基づき教育を実施している[8]。

その後，社会情勢や医療の変化，助産ケアへのニーズに対応できる助産学の構築を目指して，1971（昭和46）年（第1次改正），1989（平成元）年（第2次改正）に，大幅な指定規則改正が行われた。1996（平成8）年の第3次指定規則改正では，分娩取り扱いは「分娩取扱件数の実態を踏まえ少子化社会の中で可能であり，かつ，助産婦としての基礎的知識技術を身につける最低の線」[14,15]として，学生1人につき「10回以上」から「10回程度」（10回または9回）に変更されて現在に至っている。2011（平成23）年の第5次指定規則改正により教育年限1年以上に復帰し，日本の助産師教育にとっては画期的な改正となったが（表4-2）[16,17]，助産師教育として推奨される国際規準年限には達していない。

3）超少子高齢化の影響と助産師教育課程における課題

この間，日本では世界に類を見ない超少子高齢化が加速度的に進んだ。地域や家族機能が脆弱化する中，女性職業生活における活躍推進（2015年）も打ち出され，女性の晩婚化・晩産化もさらに進み，ハイリスク妊産褥婦も増加傾向にある。一方，子育て環境は未だに整わず，その狭間で育児に困難を抱える母親・父親・家族は増加し，育児不安や不適切な養育，虐待等も右肩上がりの増加傾向にある。加えて，女性の生涯にわたるリプロダクティブ・ヘルス／ライツにおける課題も顕在化してきた。

このような現代的課題に対応するために，高い助産診断能力，実践能力を備えて医師と協働し，院内助産や助産師外来を自立して実施し，妊産褥婦を切れ目なく継続的に支援することや女性の生涯にわたる健康と家族への支援を行うことが，今まで以上に助産師に求められるようになっている。

その一方で，全国助産師教育協議会（全助協）が2015年に実施した，助産学生の「助産教育修了時の到達レベル—自己評価に関する実態調査」[18]では，助産学生が獲得すべき助産実践能力（I．助産における倫理的課題に対応する能力，II．マタニティケア能力，III．性と生殖のケア能力，IV．専門的自律能力）の多くは，目標とする「少しの助言で自立してできる」という到達レベルには達しておらず，2016年に実施した「助産学学生の分娩期ケア能力到達度に関する調査」[19]においても，分娩介助のうち，特に児の娩出に関わる技術や，分娩進行の時間軸に沿った総合的判断・予測・修正能力，児の母胎外適応を促進するケア，とりわけ，【分娩進行に伴う異常の発生の予測と予防的行動】は，10例以上においても到達できないと，学生自身も指導者もともに評価していた。このように，助産師基礎教育においては，助産学生が獲得すべき実践能力到達度には課題が多い実態が明らかになっていた。

4）助産師基礎教育カリキュラム改正（第6次指定規則改正）[20]

これらの実態を踏まえ，2020（令和2）年の第6次指定規則改正では，

● 助産師の国際組織である国際助産師連盟（International Confederation of Midwives；ICM）による「助産師教育の世界基準」（Global Standards for Midwifery Education revised 2021）では，「看護の基礎教育修了者／医療従事者に関する教育課程の最短期間は18か月間と規定されている（I巻の**第2章の3**を参照）。

表4-2 戦後の保健師助産師看護師学校養成所指定規則の変遷

年	1949 (昭和24) 年	1951 (昭和26) 年	1971 (昭和46) 年 第1次改正	1989 (平成元) 年 第2次改正	1996 (平成8) 年 第3次改正	2008 (平成20) 年 第4次改正	2011 (平成23) 年 第5次改正	2020 (令和2) 年 第6次改正
修業年限	1年以上	6か月以上	6か月以上	6か月以上	6か月以上	6か月以上	1年以上	1年以上
学科目(時間数)	産科学 (75) 助産学 (60) 臨床教授 (400) 統計および法規 (15) 社会学 (15) 産科公衆衛生看護 (20) 新生児学 (50) 栄養 (30) 助産婦倫理および助産史 (15)	産科学 (90) 新生児学 (40) 臨床児学 (60) 助産原理および実際 (計130) 助産倫理および助産史 (15) 助産史 (15) 助産法 (80) 母性保健指導 (20) 乳児保健指導 (15) 母子衛生行政 (10) 衛生教育 (15) 社会学 (15) 栄養 (15) 医療社会事業 (15) 研究 (35)	母子保健概論 (15) 母子保健医学 (60) 助産論 (105)・実習 [135] 助産業務管理 (15)・実習 [45] 助産倫理および助産史 (15) 母子保健管理 (105)・実習 [120] 地域母子保健 (45)・実習 [60] 家族社会学 (15)	助産学概論 (15) 生殖の形態・機能 (45) 性の心理・社会学 (45) 乳幼児の成長発達 (15) 助産診断学 (105) 助産技術学 (105) 実習 [270] 地域母子保健 (15)・実習 [45] 助産業務管理 (15)・実習 [45]	基礎助産学 (6 or 5*) 助産診断・技術学 (6) 地域母子保健 (1) 助産管理 (1) 臨地実習 助産学実習 (8)	基礎助産学 (6 or 5*) 助産診断・技術学 (6) 地域母子保健 (1) 助産管理 (1) 臨地実習 助産学実習 (9)	基礎助産学 (6 or 5*) 助産診断・技術学 (8) 地域母子保健 (1) 助産管理 (2) 臨地実習 助産学実習 (11)	基礎助産学 (6) 助産診断・技術学 (10) 地域母子保健 (2) 助産管理 (2) 臨地実習 助産地実習 (11)
計	680時間	370時間以上	720時間 [実習含む]	720時間 [実習含む]	22 (21*) 単位 [実習含む]	23 (22*) 単位 [実習含む]	28 (27*) 単位 [実習含む]	31 (30) 単位 [実習含む]
実習	42週 (分娩取り扱いは学生1人につき10回以上)	21〜22週以上 (分娩取り扱いは学生1人につき10回以上)	360時間 (分娩取り扱いは学生1人につき10回以上)	360時間 (分娩取り扱いは学生1人につき10回以上)	360時間 (分娩取り扱いは学生1人につき10回程度) [1単位45時間で算出]	405時間 (分娩取り扱いは学生1人につき10回程度) [1単位45時間で算出]	495時間 (分娩取り扱いは学生1人につき10回程度) [1単位45時間で算出]	時間数は削除された (分娩取り扱いは10回程度)

*：統合カリキュラム。

(文献 12, 17) およぶ保健師助産師看護師学校養成所指定規則別表二，厚生労働省医政局看護課資料により作成)

63項目の卒業時到達目標のほかに，助産師特有のテクニカルスキル（手技）として，基本的な「妊婦健康診査に係る手技」「分べん進行の診断に係る手技」「分べん介助に係る手技」に加え，緊急時や異常時に早期対応できる実践能力強化に向けた「異常発生時の母子への介入に係る手技」からなる「助産師教育の技術項目と卒業時の到達度」30項目が新設された。さらに，学内演習と臨地実習での到達度を区別し，実習において教員や指導者の指導なしに「Ⅰ：単独で実施できる」「Ⅱ：指導の下で実施できる」「Ⅲ：実施が困難な場合は見学する」と3段階の明確な到達レベルが設定され，より明確な到達度評価と能力獲得を目指すこととなった。

また，周産期領域における喫緊の課題に対応するため，ハイリスク妊産婦への対応能力，正常な妊娠経過を診断する能力，正常からの逸脱の判断や異常を予測する臨床判断能力，緊急時に対応できる実践能力や，産後うつなどの周産期におけるメンタルヘルスや虐待予防などへの支援として，多職種と連携・協働し，地域における子育て世代を包括的に支援する能力，産後4か月程度までの母子のアセスメントを行う能力，加えて，生涯にわたる女性の健康を促進するためのウィメンズヘルスケア能力などを強化するカリキュラム改正が行われた（詳細は，Ⅰ巻の第2章の2を参照）。

さらに，対象者を多面的，統合的にアセスメントする能力，対象者と多職種間で連携できるための高いコミュニケーション能力，継続支援能力，新生児・母子・家族支援能力の強化や，助産管理における災害に対する体制・管理として，平時における災害への備えと，被災時の対応の両者の観点からの支援が必要である旨も追記された。2019年末に始まる新型コロナウイルス感染症（COVID-19）流行の影響は未だに避けられないものの，2022年度から開始された新カリキュラムによる教育の継続的な卒業時到達度評価，教育の検証と改善が望まれる。

なお，この改正を受けて，全助協から「助産師教育のコア内容におけるミニマム・リクワイアメンツの項目と例示 Vol. 2（2012–）」（minimum requirements）が提示された。最新版は，Vol. 3（2021–）である（Ⅰ巻の第2章の2を参照）[21]。また，全助協では，看護基礎教育に積み上げた修業年限2年以上の助産師教育を推進しており，2020年には「望ましい助産師教育におけるコア・カリキュラム2020年版」，2023年にはその実装としてカリキュラムモデルを提示している。

5）助産師教育課程における課題と実践能力強化

助産師教育においては，激動する時代の変化と当事者のニーズに対応できる倫理性の高い実践能力と，実践を支える思考力・判断力を備えた助産師の育成に向けて，教育年限・教育内容・教育方法等を含めた教育改善を行うことが喫緊の課題である。

超少子化に歯止めがかからない昨今，助産実習や母性看護実習・小児看

●1 厚生労働省医政局看護課長通知「母性看護学実習及び小児看護学実習における臨地実習について」, 平成27年9月1日 医政看発0910第4号。

護実習のための施設を確保することが困難な状況が続いている。このような中，助産学実習に係る学生1人あたりの分娩取り扱い件数を，現行の「10回程度」から「8回程度」に緩和する要望が内閣府に提出されたが[22]，助産学実習において分娩介助10例程度は最低基準として必須であることが再確認されている[23]。また，実習を効果的に行う補助的方法として，看護師等養成所における実習の一部を学内における演習に置き換えるなどの具体的な提案が発出されている[※1]。コロナ禍による臨地実習経験の不足も加わり，助産師教育課程入学生に対する母性看護学内容の補完的教育も必要となるため，なおさらのこと，学内演習で補える技能と実践現場の複合的状況の中でこそ獲得できる実践能力を峻別し，最大限の教育効果が得られるよう実習環境を整備して教育展開することが必須となる[24]。

現在の助産師教育課程においては，分娩を基点として妊娠期から産褥期・新生児期まで連続的に経過診断できるように多様な教育方法を組み合わせて教育展開されている。他方，妊娠初期・中期のケア，産科救急，地域母子保健，周産期以外のライフステージにおける女性と家族への教育機会が乏しいことが明らかとなっている。

これらの現状を踏まえ，現在推進されているアクティブラーニングの点からも，認知・論理能力やチーム力，課題探求／解決能力などを向上させるプロブレム・ベースド・ラーニング（problem-based learning；PBL），チーム・ベースド・ラーニング（team-based learning；TBL），プロジェクト・ベースド・ラーニング（project-based learning；PBL）をはじめ，e-ラーニングなどオンデマンド型教材配信，シナリオ・ロールプレイ・模擬妊産褥婦・シミュレーターなどを活用したシミュレーション教育，実習開始前の知識・技能・態度を総合的に評価する客観的臨床能力試験（objective structured clinical examination；OSCE）とコンピュータ試験（computer-based testing；CBT）を組み合わせて活用するなど，教育方法をさらに改善することが求められている[25]。

同時に，実践現場において獲得できる能力を育成するための多様な実習施設やフィールド，十分な実習時間を確保することも必要である。基礎教育機関の教員と実習施設やフィールドの助産師との対話による信頼関係を構築し，双方の資質向上と助産ケアの質改善につながる協働的活動を推進することが望まれる。これにより，基礎教育と実践現場との乖離を埋め，確かな実践能力を獲得した学生を社会に送り出し，切れ目なく「助産実践能力習熟段階（クリニカルラダー；CLoCMiP®）」を一段一段ステップアップしていくことのできる〈専門的自律能力〉を備えた助産師を多く輩出することが，今後の助産実践を発展させるカギとなる[※2]。

●2 参考：卒後継続教育として，「新人看護職員研修ガイドライン【改訂版】」[26]，「新卒助産師研修ガイド」[27]，「助産実践能力習熟段階（クリニカルラダー；CLoCMiP®）」[28,29]研修などがある。

引 用 文 献
1）山梨大学（2019）：平成30年度子ども・子育て支援推進調査研究事業「健やか親子21（第2次）」中間評価を見据えた調査研究事業報告書.

2）厚生労働省：人口動態統計.

3）厚生労働省：令和元年「国民健康・栄養調査」の結果.

4）厚生労働省：福祉行政報告例の概況.

5）厚生労働省（2021）：成育医療等の提供に関する施策の総合的な推進に関する基本的な方針.
　〈https://www.mhlw.go.jp/content/000735844.pdf〉

6）厚生労働省（2022）：成育基本法を踏まえた健やか親子21及び関連施策について.
　〈https://www.mhlw.go.jp/content/11920000/000902757.pdf〉

7）厚生労働省（2019）：「健やか親子21（第2次）」の中間評価等に関する検討会報告書.
　〈https://www.mhlw.go.jp/stf/shingi/0000041585_00001.html〉

8）看護行政研究会編（2023）：看護六法令和5年版.　新日本法規.

9）亀山美智子（2004）：新版看護学全書別巻7.　看護史，メヂカルフレンド社.

10）日本看護歴史学会編（2014）：日本の看護のあゆみ—歴史をつくるあなたへ，第2版改題版，日本看護協会出版会.

11）金子光編集（1992）：初期の看護行政—看護の灯をたかくかかげて，日本看護協会出版会.

12）日本看護協会保助看法60年史編纂委員会編（2009）：保健師助産師看護師法60年史—看護行政のあゆみと看護の発展，日本看護協会出版会.

13）前掲書12），p.174.

14）厚生労働省（1996）：看護職員の養成に関するカリキュラム等改善検討会中間報告書.

15）内閣総理大臣小泉純一郎（2005）：参議院議員円より子君提出助産師に関する質問に対する答弁書.　内閣参質一六二第一号，第162回国会（常会）.
　〈https://www.sangiin.go.jp/japanese/joho1/kousei/syuisyo/162/touh/t162001.htm〉

16）前掲書12），p.80-93.

17）安達久美子（2015）：第7章A　わが国における助産師教育.　我部山キヨ子，武谷雄二編，助産学講座1　基礎助産学［1］助産学概論，第5版，医学書院，p.164.

18）全国助産師教育協議会（2015）：助産教育修了時の到達レベル—自己評価に関する実態調査.
　〈https://www.zenjomid.org/wp-content/uploads/2021/02/2015_2katei.pdf〉

19）全国助産師教育協議会（2016）：平成27年度助産学学生の分娩期ケア能力到達度に関する調査.
　〈https://www.zenjomid.org/wp-content/uploads/2021/02/20160927.pdf〉

20）厚生労働省（2019）：看護基礎教育検討会報告書.
　〈https://www.mhlw.go.jp/content/10805000/000557411.pdf〉

21）全国助産師教育協議会：助産師教育のコア内容におけるミニマム・リクワイアメンツの項目と例示Vol. 3（2021-）.
　〈https://www.zenjomid.org/wp-content/uploads/2022/01/Minimum-requirements2021-.pdf〉

22）厚生労働省（2015）：平成27年地方分権改革に関する提案募集　提案事項—厚生労働省（内閣府と関係府省との間で調整を行う提案），管理番号312（助産実習に係る分娩取り扱い数基準の規制緩和）提案募集.
　〈https://www.cao.go.jp/bunken-suishin/doc/tb_27_kohyou_11_1_mhlw.pdf〉

23）厚生労働省：平成27年地方分権改革に関する提案募集　提案事項—厚生労働省（内閣府と関係府省との間で調整を行う提案），管理番号312（助産実習に係る分娩取り扱い数基準の規制緩和）提案募集，厚生労働省からの第2次回答.

24）全国助産師教育協議会，日本助産師会，日本助産学会，日本助産評価機構（2016）：母性看護実習における臨地実習に関する要望.
　〈https://www.zenjomid.org/wp-content/uploads/2021/02/20160130_kosei4dantai.pdf〉

25）全国助産師教育協議会（2017）：助産実践能力を育成する教育方法に関する調査.
　〈https://www.zenjomid.org/wp-content/uploads/2021/02/20170915_report.pdf〉

26）厚生労働省（2016）：新人看護職員研修ガイドライン【改訂版】.

27）日本看護協会（2012）：新卒助産師研修ガイド.

28）日本看護協会（2022）：助産実践能力習熟度段階（クリニカルラダー）活用ガイド2022.

29）日本助産実践能力推進協議会編（2021）：助産実践能力習熟度段階（クリニカルラダー）にもとづいた助産実践能力育成のための教育プログラム.　医学書院.

4

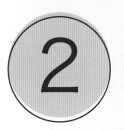

2 助産師を取り巻く現状

1 母子を取り巻く課題

1）少子化の進行

　急速な少子化の進行は，日本が直面している大きな課題の一つである。合計特殊出生率は，2005年に1.26と，過去最低を更新し，その後，横這いもしくは微増傾向も見られたものの，2022年も1.26（概数）と依然として低い水準にある[1]。この合計特殊出生率低下の人口学的な要因としては，晩婚化の進行と夫婦出生児数の減少が指摘されている。2020年国勢調査報告によると，25〜29歳の未婚率は男性76.4%，女性65.8%，30〜34歳男性51.8%，女性38.5%であった[2]。

　一方で，国民の結婚や出産に対する希望に関しては，2021年出生動向基本調査において，いずれは結婚しようと考える未婚者（18〜34歳）の割合は，男性81.4%，女性84.3%と，独身男女の8割超が結婚意思を持っていることが明らかになっている。また，夫婦にたずねた理想的な子どもの数は2.25人であった[3]。しかし，夫婦の最終的な出生子ども数の平均値は，1.81人と，2人を下回っている[3]。さらに，母親の年齢別に見た年次別出生数は，20代，30代ともに減少傾向にあり，2021年の母親の年齢別出生割合では，30歳以上が6割以上を占めている（図4-3）[1]。

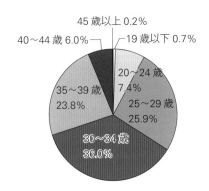

図 4-3　母親の年齢別に見た出生割合
（厚生労働省：令和3年人口動態統計により作成）

2）子育て環境の変化

　子育ての環境について見ると，核家族化が進み，地域のつながりが希薄化するとともに，長時間労働などにより父親の育児参加が十分に得られない中，子育てが孤立化し，負担感が大きくなっていることが知られている。そのため，子育て家庭を支える取り組みが必要となっている。2020年5月に閣議決定された第4次少子化社会対策大綱は，少子化社会対策基本法に基づく総合的かつ長期的な少子化に対処するための施策の指針であり，結婚，妊娠，子ども・子育てに温かい社会の実現を目指している（図4-4）。5年前の第3次大綱より少子化が深刻さを増したことから，総合的な少子化対策を大胆に進め，諸外国の取り組みに学び，長期的な対策を実践するとしている。

　2020年以降の新型コロナウイルス感染症（COVID-19）の流行は，安心して子どもを産み育てられる環境整備の重要性を改めて浮き彫りにした。2022年の出生数はこれまでにない70万人台にまで減少するとの予測もあり，国は「異次元の少子化対策」を進めるとしている（実際，2022年の出生数は，770,747人（概数）だった）[1]。2022年の補正予算で妊婦・子育て家庭への伴走型相談支援と経済的支援の一体的実施（出産・子育て応援交付金）が打ち出された。

　妊娠・出産は，心身の変化が著しいことが特徴であるが，それよりも，新しく家族となる，または家族が増えることであり，日々生活が変化し，誰にでも支援が必要な時期である。そこで，妊娠期から子育て期にかけての切れ目ない支援として，2017年4月に施行された改正母子保健法において，市区町村の設置が努力義務である「母子健康包括支援センター」（2016年6月発出の通知により「子育て世代包括支援センター」）が位置づけられ，2022年4月時点での全国市区町村設置率は，94.6%となった。ここでは，妊娠届出時の専門職による全数面接が広く行われており，助産師が役割を担っていることも出てきている。妊娠，出産，子育てに関する状況は変化しており，それに伴い，母子保健に関わる助産師にも，これまでよりも幅広い活動が期待されている。

　なお，2022年の児童福祉法等の改正で，2024年度から母子保健法の子育て世代包括支援センターと児童福祉法の「拠点」（市区町村子ども家庭総合支援拠点）が一体的に「こども家庭センター」となり，市区町村の設置が努力義務とされている。こうした動きからも，リスクのある人のみへの支援ではなく，妊娠・出産・子育ては誰にでも状況に変化があることから，子育て困難に至ることを予防的に支援することが今まで以上に重要といえる。

基本的な目標

「希望出生率1.8」*の実現に向け，令和の時代にふさわしい環境を整備し，結婚，妊娠・出産，子育てに希望を見いだせるとともに，男女が互いの生き方を尊重しつつ，主体的な選択により，希望する時期に結婚でき，かつ，希望するタイミングで希望する数の子どもを持てる社会をつくることを基本的な目標とする。
*：若い世代における結婚，妊娠・出産，子育ての希望がかなうとした場合に想定される出生率。

重点課題

1. 結婚・子育て世代が将来にわたる展望を描ける環境をつくる
2. 多様化する子育て家庭の様々なニーズに応える
3. 地域の実情に応じたきめ細やかな取組を進める
4. 結婚，妊娠・出産，子供・子育てに温かい社会をつくる
5. 科学技術の成果など新たなリソースを積極的に活用する

➡ これら重点課題について，結婚前，結婚，妊娠・出産，子育てのライフステージにおける施策が示された（ここでは，結婚前，結婚，妊娠・出産について示す）。

ライフステージにおける施策

1．結婚前

○ **ライフプランニング支援**
➡ ライフプランニング支援の充実，学校教育段階からの妊娠・出産等に関する医学的・科学的に正しい知識の教育，性に関する科学的な知識の普及，妊娠や家庭・家族の役割に関する教育・啓発普及，ライフイベントを踏まえたキャリア教育の推進，学校・家庭・地域における取組の推進
○ **若い世代のライフイベントを応援する環境の整備**
➡ 若い世代の結婚・出産・育児を妨げない労働環境の整備，ロールモデルの提示，企業経営者等の意識変革，イクボスや子育てを尊重するような企業文化の醸成，一般事業主行動計画（次世代育成支援対策推進法）の策定・公表の促進等，企業等による事業所内保育施設等の設置の促進，入札手続等におけるインセンティブの付与

2．結婚

○ **経済的基盤の安定**
➡ 若者の雇用の安定，非正規雇用対策の推進，結婚・子育て資金や教育資金の一括贈与に係る贈与税の非課税制度の実施等
○ **地方公共団体による総合的な結婚支援の取組に対する支援等**
➡ 地方公共団体による総合的な結婚支援の取組に対する支援等，結婚支援における AI 等の適切な活用
○ **ライフプランを支える働き方改革**
➡ 長時間労働の是正及び年次有給休暇の取得促進，「仕事と生活の調和（ワーク・ライフ・バランス）憲章」等に基づく取組の推進，多様な正社員制度の導入・普及，テレワークの推進，転勤等に関する仕事と生活の調和（ワーク・ライフ・バランス）の推進の更なる取組，時間単位の年次有給休暇制度の企業への導入促進，国の率先的取組，非正規雇用対策の推進，雇用によらない働き方の者に対する支援

3．妊娠・出産

○ **妊娠前からの支援**
➡ 女性健康支援センターにおける相談指導，不妊専門相談センターの整備，不妊治療に係る経済的負担の軽減等，不妊治療と仕事の両立のための職場環境の整備
○ **妊娠期から子育て期にわたる切れ目のない支援**
➡ 妊娠期から子育て期にわたる切れ目のない支援，予期せぬ妊娠等に悩む若年妊婦等への支援，相談支援体制の整備（妊娠・出産，人工妊娠中絶等）
○ **安全かつ安心して妊娠・出産できる環境の整備**
➡ 妊婦健診や出産・産前産後休業期間中に係る経済的負担の軽減，産科医療補償制度の整備，出産環境の確保，助産師の活用，周産期医療体制の整備・救急搬送受入体制の確保，母子保健・母子感染予防対策の推進，マタニティハラスメント等の防止，女性労働者の妊娠中及び出産後の母性健康管理の推進

図 4-4　少子化社会対策大綱～新しい令和の時代にふさわしい少子化対策へ～
（内閣府ホームページにより作成）

2 助産師を取り巻く課題

1）日本の母子と周産期医療体制の現状

第 1 次ベビーブーム（1947～1949 年）のころには約 270 万人だった日本の出生数は，2016 年に 100 万人を下回り，前述のように 2022 年には

COVID-19 の感染拡大が継続した影響もあり，過去最少の 770,747 人（概数）となった[1]。少子化が進む中で，日本は出産をより安全なものにするために医療提供体制の充実を図ってきた。1980 年には 19.5 であった妊産婦死亡率（出産 10 万対）は，2021 年には 2.5 まで低下しており[1]，世界的に見ても安全な出産ができる環境（周産期医療体制）が整っているといえる。

　ハイリスク妊産婦を扱う総合周産期母子医療センター，地域周産期母子医療センターは，2017 年度には全都道府県に設置され，主にローリスクを扱う診療所や一般病院，助産所との機能を分化することで，地域で安全な周産期医療体制を機能的に実行する体制が構築されている。

　一方，分娩を取り扱う医療機関は減少しており，1996 年には 3,991 施設だったが，2020 年には約半数の 2,070 施設となっている。また，産婦人科または産科を標榜していても，実際には分娩を取り扱っていない医療機関も増えてきている。2020 年において，産婦人科または産科を標榜していても分娩を取り扱っていない施設は，病院で 25.4%，診療所で 64.8% と，診療所が高い[4]。産婦人科医師数は増加傾向にあるが，全国には産婦人科医師不在や分娩取り扱い施設が存在しない，つまり産科がない周産期医療圏もあり[4]，安全な周産期医療体制の構築における課題となっている。

　こうした母子や周産期医療の現状を踏まえ，助産師にはその専門性を活かして，チーム医療におけるタスクシフト／シェアに貢献することが求められている。医師不足や分娩施設の減少，医師の時間外労働の上限規制といった現状がある中でも，妊婦の多様なニーズに応え，地域における安全・安心・快適な出産の場を確保しなければならない。病院・診療所の助産師が，本来の機能である正常産を取り扱う役割を担うことは，産科医師の負担軽減につながるとされており，「助産師の専門性の積極的な活用」によるタスクシフト／シェアが推進されているのである。

　また，産科の混合病棟化が進んでおり，厚生労働省の調査によると，2020 年度に周産期母子医療センター 340 か所において，産科単科は 174 か所（51.1%），混合病棟は 166 か所（48.8%）であった[4]。一般病棟に比べて助産師の就業者数が多いと考えられる周産期母子医療センターにおいても，半数が混合病棟なのである。こうしたことからも，全国で混合病棟化が進んでおり，少子化を踏まえると，その波は止められないことが推測される。そうした中でも，助産師が専門性を活かして母子への支援を安全に行うことができるよう，区域管理（ゾーニング）やユニット化により産科区域の特定による管理が行われているが，医療計画上，産科区域の特定に関する記載はない。今後，さらなる推進が求められている。

2）助産師の需給見通し

　厚生労働省は，看護職員の需給見通しは看護職員確保の基本的な資料として，おおむね 5 年ごと，これまでに 7 回にわたり（第 7 次看護職員需給

見通し：2011〜2015年度），病院などへの全数調査により把握した数字を積み上げる方法により策定してきた。

　その後，人口構造の変化や地域の実情に応じた医療提供体制の構築に資するよう，地域医療構想との整合性の確保や地域間偏在等の是正などの観点を踏まえた医師・看護職員等の需給について検討するとされた。そして，これを受け，従来の積み上げ方式ではなく，医師の需給推計方法との整合性を図りつつ，将来の医療需要を踏まえた推計方法を検討することとなった。

　「医療従事者の需給に関する検討会看護職員需給分科会」は，2016年3月の設置以来，医療従事者の働き方の見直しの影響について考慮しつつ，医師の需給推計方法との整合性を確保する観点から必要とされた中断を経て，地域医療構想に基づく需給推計方法のあり方を検討してきた。看護職員確保策についても議論を進め，第7次医療計画や第7期介護保険事業計画等看護職員の需給見通しに与える影響などを加味し，2025年における看護職員の需給推計を行ったものとして，2019年11月に中間とりまとめ[5]を発表している。

　この中間とりまとめでは，看護職員の勤務先として，病院＋有床診療所，精神病床，無床診療所，訪問看護事業所，介護保険サービス等，学校養成所等に区分された需給推計が行われており，助産師に特化した推計は行われていない。2025年における需要推計に関しては，都道府県からの報告では180万人となった。これに，ワーク・ライフ・バランス（WLB）の充実を前提として，看護職員の超過勤務時間や有給休暇の取得日数など勤務環境改善について，看護職員の労働環境の変化に対応して幅を持たせた3通りのシナリオを設けて推計したところ，188万〜202万人となった。しかし，2025年における供給推計に関しては175万〜182万人程度と見込まれ，ギャップが生じている[5]。

　助産師の需給見通しについては，2010年の「第七次看護職員需給見通しに関する検討会」報告書で示されている。看護職員のうち助産師の需要数については，約32,000人から約35,000人に増加するもの（2011〜2015年）と見込んでおり，約9.4％の伸び率となっている。また，看護職員のうち，助産師の供給数については，2011年の約3万人から，2015年の約34,000人に増加するものと見込んでおり，約14.3％の伸び率となっている。しかし，助産師数は増加しているものの，就業先の偏在は依然として大きいことや，WLBの実現を目指した働き方の変化に応じ，現場での助産師の不足感は継続している。

　助産師の需給に影響するものとして，新規養成と復職支援がある。助産師の国家試験合格者数は，2001年には1,545人であったが，2021年には2,100人にまで増加しており，新規養成の数は増えてきている[6]。一方，助産師は女性であることから，自身の妊娠・出産や子育て，また，介護など

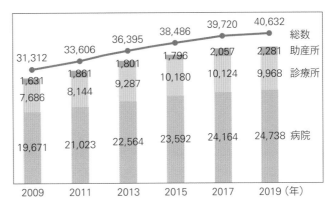

図 4-5　就業場所別助産師数の経年変化
(文献[6]により作成)

によって休職や離職をすることも多い。そのため，生涯にわたって助産師資格を活かして長く働き続けられるような復職支援を含むキャリア形成支援が必要である[5]。

3）助産師の就業場所の偏在

(1) 出生場所における偏在

　助産師の就業者数については，2009 年は 31,312 人であったが，2019 年には 40,632 人となっており，増加傾向が継続している。助産師の就業者数の増加に伴い課題となるのが，就業場所の偏在である。

　2019 年に出生した 865,239 人の出生場所は，病院が 55.0%（476,240人），診療所が 44.3%（382,472 人），助産所が 0.5%（4,238 人）であった。

　一方，同年の助産師 40,632 人の就業場所は，病院が 60.9%（24,738 人），診療所が 24.5%（9,968 人），助産所が 5.6%（2,281 人）となっている。

　出生場所別の出生数と就業場所別の助産師数を見ると，診療所では 4 割強の出生を扱っているにもかかわらず，診療所で勤務する助産師は 2 割強であり，助産師が病院に多く勤務する偏在の状態であることがわかる（図4-5）[6]。

　助産師の偏在をより詳細に見てみる。2017 年では，産婦人科を標榜する医療機関（4,640 か所）は病院 28.3%（1,313 か所）に対し，診療所 71.7%（3,327 か所）であるが，出生場所（出生数 946,146 人）は病院 54.4%（514,629 人），診療所 44.9%（424,766 人）であり，診療所は分娩を取り扱っていない場合も多いことがわかる。

　また，2017 年の病院と診療所で勤務する助産師数を 100%（34,288 人）とした場合，病院勤務は 70.5%（24,164 人），診療所勤務は 29.5%（10,124人）であることから，助産師が病院に偏在して勤務しており，診療所での助産師数が十分ではないことがわかる（図4-6）[6]。

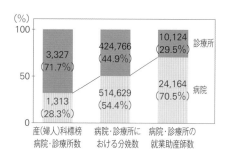

図 4-6　病院・診療所における偏在状況
　　　　（2017 年）
（文献6)により作成）

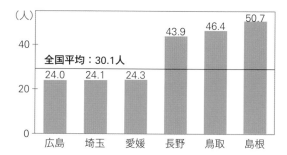

図 4-7　人口 10 万対の就業助産師数の高い・低い
　　　　都道府県（2020 年）
（文献7)により作成）

（2）地域における偏在

　偏在は，都道府県別にも顕著に見られる。2020 年の衛生行政報告例から都道府県別人口 10 万対就業助産師数を見ると，多い方から島根県（50.7 人），鳥取県（46.4 人），長野県（43.9 人），少ない方から広島県（24.0 人），埼玉県（24.1 人），愛媛県（24.3 人）となっている[7]。全国平均は 30.1 人である。多い県と少ない県で比較すると 2 倍にもなることから，地域における助産師の偏在も顕著であることがわかる（図 4-7）[7]。

（3）助産師の偏在がもたらす影響

　このように助産師が偏在すると，すべての妊娠・出産に助産師が介入し助産ケアを提供することが困難となるため，是正されるべき課題である。

　そもそも助産師が偏在する理由とは，若い助産師が就職する際に大病院を選択する傾向があったり，分娩取り扱い施設の集約が進んでいたりすることなどが原因として考えられる。また，助産師の配置人数については，医療法にも診療報酬にも規定はないことも大きな問題である。妊産婦の状況（リスクの度合い）に応じて発生しうる業務内容をもとに，また，年間総労働時間数や夜勤時間数といった助産師の WLB にも配慮しながら，助産師の配置を検討し[8]，必要な地域・場所そして場面において助産師のケアが提供されるように偏在を是正することが必要である。

4）助産師に関連する法律や政策の最近の動向

（1）成育基本法と成育医療等基本方針

　COVID-19 の感染症拡大の影響もあり，少子化が想定外のスピードで進んでいる。少子化対策や，子どもを産み育てる人や家族への公的な支援として，さまざまなものが新しく計画・実施されている。

　成育過程にある者及びその保護者並びに妊産婦に対し必要な成育医療等を切れ目なく提供するための施策の総合的な推進に関する法律（成育基本法）は，下記のような目的を掲げ，2018 年に公布された。

成育基本法の目的（同法第 1 条）
次代の社会を担う成育過程にある者の個人としての尊厳が重んぜられ，その心身の健やかな成育が確保されることが重要な課題となっていること等に鑑み，児童の権利に関する条約の精神にのっとり，成育医療等の提供に関する施策に関し，基本理念を定め，国，地方公共団体，保護者及び医療関係者等の責務等を明らかにし，並びに成育医療等基本方針の策定について定めるとともに，成育医療等の提供に関する施策の基本となる事項を定めることにより，成育過程にある者及びその保護者並びに妊産婦に対し必要な成育医療等を切れ目なく提供するための施策を総合的に推進すること

　成育基本法と，これに関する施策を包括的に推進する，成育医療等の提供に関する施策の総合的な推進に関する基本的な方針（成育医療等基本方針）には，周産期医療や小児医療体制から，妊産婦のメンタルヘルス，父親への支援，産後ケア，プレコンセプションケアなどの助産師の業務に関わりの深い内容が定められている。比較的新しい法律ではあるが，その動向を注視する必要がある。

　また，成育医療等基本方針については，2022 年に 2023〜2028 年度における成育医療等の施策の基本的方向等を策定するため，基本方針改定の議論が行われ，2023 年 3 月 22 日に閣議決定された。こども家庭庁（後述）の設置や，医療的ケア児及びその家族に対する支援に関する法律の制定，産後ケア事業などの母子保健の課題等を背景として，改定が行われており，その具体的な内容は，下記のとおりである。

成育医療等基本方針改定案反映後の内容[11]
Ⅰ　成育医療等の提供に関する施策に関する基本的方向
1　成育医療等の現状と課題
2　成育医療等の提供に関する施策の推進に向けた基本的な考え方
3　関係者の責務及び役割

Ⅱ　成育医療等の提供に関する施策に関する基本的な事項
1　成育過程にある者及び妊産婦に対する医療
　（1）周産期医療等の体制
　（2）小児医療等の体制
　（3）その他成育過程にある者に対する専門的医療等
2　成育過程にある者等に対する保健
　（1）総論
　（2）妊産婦等への保健施策
　（3）乳幼児期における保健施策
　（4）学童期及び思春期における保健施策
　（5）生涯にわたる保健施策
　（6）子育てやこどもを育てる家庭の支援
3　教育及び普及啓発
4　記録の収集等に関する体制等
5　調査研究
6　災害時等における支援体制の整備
7　成育医療等の提供に関する推進体制等

(2) こども家庭庁の設置

第208回通常国会において，こども政策の新たな推進体制に関する基本方針（2021年12月閣議決定）に基づくこども家庭庁設置法，こども家庭庁設置法の施行に伴う関係法律の整備に関する法律が成立し，下記の任務のもと，2023年4月1日にこども家庭庁が設置されることになった[12]。育児支援についても所掌することから，助産師の業務にも関わりが深い省庁となるといえる。

> **こども家庭庁の任務（こども家庭庁設置法第3条）**
> こどもが自立した個人としてひとしく健やかに成長することのできる社会の実現に向け，子育てにおける家庭の役割の重要性を踏まえつつ，こどもの年齢及び発達の程度に応じ，その意見を尊重し，その最善の利益を優先して考慮することを基本とし，こども及びこどものある家庭の福祉の増進及び保健の向上その他のこどもの健やかな成長及びこどものある家庭における子育てに対する支援並びにこどもの権利利益の擁護に関する事務を行うとともに，当該任務に関連する特定の内閣の重要政策に関する内閣の事務を助けること

(3) 出産育児一時金の増額と出産費用の「見える化」

2022年，厚生労働省社会保障審議会医療保険部会では，2023年度からの出産育児一時金の増額を決定した。

出産育児一時金は，健康保険法等に基づく保険給付として，健康保険や国民健康保険などの被保険者またはその被扶養者が出産したとき，出産に要する経済的負担を軽減するため，2022年では1分娩あたり原則42万円（産科医療補償制度対象外の分娩の場合は40.8万円）が支給されていた。

医療保険部会では，「出産育児一時金は，必要十分な金額設定をし，出産を躊躇させてはならない」「出産費用が増額傾向にあり，出産費用の実態に即した出産育児一時金の引き上げが必要」「当面の対応策として，出産育児一時金の増額による対応が欠かせない」などの意見が出され，2023年4月から全国一律で50万円への引き上げが決定した。

一方で，出産費用が年々上昇し，地域差もある状況を踏まえ，より詳細な出産費用の分析を行うとともに，出産費用の「見える化」の効果などを踏まえ，引き上げ後3年を目途に，出産育児一時金のあり方について，引き続き検討するべきであるとされた[13]。

なお，出産費用の「見える化」とは，被保険者等である妊婦が適切に医療機関等を選択できるよう，直接支払い制度を行っている医療機関等に，①その医療機関等の特色（機能や運営体制など），②室料差額や無痛分娩（硬膜外麻酔分娩）の取り扱いなどのサービス内容，③その医療機関等における分娩に要する費用および室料差額，無痛分娩などの内容（価格など）の公表方法に関してそれぞれ報告を求め，④直接支払い制度の専用請求書の内容に基づき算出した平均入院日数や出産費用，妊婦合計負担額などの平均値に係る情報と併せ，専用のホームページを新設して，医療機関等ご

とに公表するというものである[13]。

(4) 出産・子育て応援交付金

2022年度の第2次補正予算において，出産・子育て応援交付金が創設された。妊娠届時より妊婦や特に0〜2歳の低年齢期の子育て家庭に対して出産・育児などの見通しを立てるための面談や継続的な情報発信などを行うことを通じて必要な支援につなぐ「伴走型相談支援」を充実させ，妊娠届出や出産届出を行った妊婦等に対して，出産・育児関連用品の購入費助成や子育て支援サービスの利用負担軽減を図る経済的支援（計10万円相当）を一体として実施する事業を支援するもので，補助率は国2/3，都道府県1/6，市区町村1/6である。実施主体は市区町村であるが，民間の機関などへの委託も可能である[13]。

5）個人や組織で取り組むこと

助産師は，現場で専門性の高い業務を担っているからこそ，法律や政策，制度とはあまり関係のない業種ととらえられることもあるかもしれないが，決してそうではない。私たちの生活はさまざまな法律や制度によって形作られ，支えられており，助産師の業務についても同じことがいえる。

「もし，保健師助産師看護師法（保助看法）が日本になかったらどうなるのか」

これは，筆者が助産・看護学生に政策について伝えるときにまず行う発問である。この問いを，助産師としての経験を積んでこられた方々にもぜひ考えていただきたいと思う。

看護職のよりどころとなる保助看法がなければ，日本には助産師も看護師も存在しない。国家資格に裏づけられた専門職としての助産師が社会に存在しないことにより，「助産」的なものを提供して得られる対価は，その専門性に見合ったものにはならないだろう。しかし，出産のように，他者からの支援が必要なときは必ずあるので，「助産」的なものを誰かから提供してもらい，支援を受けるということが発生するが，そこには専門的な知識や技術は存在しないため，妊産婦や子どもの安全を守るのが難しくなり，妊産婦死亡は増加するかもしれない。

このように考えると，すべての助産師に関連する法律や制度は，私たち専門職を守るものである場合もあるが，最終的には，国民の健康を含む人生や生活を守るために存在していることがわかる。一つ一つの目の前の事例を大切に支援する助産師の活動が，母子やその家族の健康に対するミクロなものであるとすれば，法律や制度などの助産政策は，母子や家族を直接支援する助産師などの専門職を支えることで母子や家族の健康を間接的に支えたり，母子や家族を多角的に支援したりする社会を形作るマクロなもので，それらは車の両輪のようなものである。だからこそ，助産師それ

表 4-3　現場での活動が政策提言につながるプロセス

社会情勢・背景	少子化，核家族化で母親が孤立している。
実際の事例	産後 3 週間の A さんが，出産した病院の産科外来を思いつめた様子で訪れ，「産後は自宅に引きこもっている。育児に自信が持てなくてつらい」と話した。
活動の例	助産師は外来で話を聞き，A さんの了解を得て，居住する市区町村の保健師に情報提供し，支援を依頼した。A さんは帰宅。
困ったこと	外来では短時間しか話を聞けず，帰宅した A さんの様子が心配だった。
具体的にどのような制度があるとよいのか	A さんのような育児に不安がある人には，分娩後の入院（5日間）だけではなく，その後の産後のケアを病院に宿泊（入院）して提供することができればよいのではないか。 その際に，公的な資金の補助があれば利用しやすいのではないか。
制度化した場合の事例への影響	A さんが孤立感を解消し，育児にも自信を持てるようになるのではないか。
社会への影響	孤立する母親の虐待予防につながるのではないか。

ぞれが，自身の活動に関連する法律や制度，政策について情報収集し理解しておくことは，非常に重要であると考える。

また，法律や制度は生き物であるともいえ，社会の情勢に合わせて変化するものであり，常にアンテナを張って変化をとらえていくことも重要である。

そして，助産師の現場での活動を通して感じた疑問をマクロに検討してみるということも重要である。表 4-3 に，2019 年の母子保健法の改正によって法制化された産後ケア事業を例として，政策という観点で改善策を考えるというプロセスを示す。

「孤立によって育児に不安がある A さん」という事例について，社会情勢や背景をとらえつつ，助産師としての活動で困ったことをマクロな視点で考えると，なぜその「困ったこと」が起こり，そしてどのような制度があったら改善することができるのかを考察することができる。こうしたミクロな事例をマクロに考え検討することは，実際の事例に接して活動している助産師だからこそできることである。そして，そこで見出した課題や解決策が実際に法律や制度に結びつけば，母子は家族の健康を守り，増進することにつながるだろう。

こうした日々の助産師としての活動を鳥の目で俯瞰的にとらえることは，助産師個人においても日常的に取り組むことが必要になるが，具体的に法律や政策，制度について検討することは個人では難しい面もある。そこで，所属する組織内で管理者等から助言を受けて検討すること，また，日本看護協会や都道府県看護協会といった職能団体に加入するなどして，他施設で活動する助産師と協働することも必要である。さまざまな場で活動する助産師と協働することで，自ずと自身の活動を客観的・俯瞰的にとらえることになり，さらに直面した「困ったこと」が自施設だけの問題な

のか，地域や社会全体の問題なのかもとらえることができるかもしれない。そして見出した改善策を助産師という専門職の集団（職能団体）として社会や行政に提言することにつながっていく。一つ一つの事例を知っているからこそ見出せる政策があることを踏まえ，助産師を取り巻く課題を考えていくことが必要だと考える。

引用・参考文献
 1）厚生労働省：人口動態統計の概況.
 2）総務省統計局：令和2年国勢調査人口等基本集計結果.
 3）国立社会保障・人口問題研究所（2021）：第16回出生動向基本調査.
 4）厚生労働省（2022）：第11回第8次医療計画等に関する検討会，資料1「5疾病・5事業について（その2：5事業について），令和4年7月27日.
   〈https://www.mhlw.go.jp/content/10800000/000969381.pdf〉
 5）厚生労働省（2019）：医療従事者の需給に関する検討会看護職員需給分科会中間とりまとめ.
   〈https://www.mhlw.go.jp/content/10805000/000567572.pdf〉
 6）日本看護協会編（2022）：令和3年看護関係統計資料集，日本看護協会出版会.
 7）厚生労働省：衛生行政報告例（就業医療関係者）の概況.
 8）厚生労働省医政局長通知「現行制度の下で実施可能な範囲におけるタスク・シフトシェアの推進について」，令和3年9月30日　医政発0930第16号.
 9）日本看護協会編（2021）：「母子のため地域包括ケア病棟」推進に向けた手引き.
10）厚生労働省社会保障審議会医療保険部会（2022）：議論の整理，令和4年12月15日.
11）厚生労働省子ども家庭局母子保健課：「成育医療等の提供に関する施策の総合的な推進に関する基本的な方針」改定の方向性（案）.
   〈https://public-comment.e-gov.go.jp/servlet/PcmFileDownload?seqNo=0000245075〉
12）内閣官房：こども家庭庁設置法（令和4年法律第75号）の概要.
   〈https://www.cas.go.jp/jp/houan/220622/75gaiyou.pdf〉
13）厚生労働省子ども家庭局総務課少子化総合対策室事務連絡「妊婦・子育て家庭への伴走型相談支援と経済的支援の一体的実施（出産・子育て応援交付金）について」，令和4年11月9日.

4

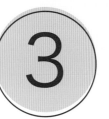

3 助産政策の必要性と政策が実現される過程

1 助産政策とは

妊産婦を取り巻く課題を解決するための助産師の活動

少子化に伴って，出産環境や子育て環境は激変している。この環境の変化が，妊産婦あるいは子どもにとって不利益になっている場合，誰が改善すべきなのだろうか。私たち助産師のケアの対象である妊産婦や子どもが不利益をこうむっているのであるから，課題を解決するための提案を行うことも助産師の役割である。「課題を解決する」ということは，妊産婦の置かれている環境や子育て環境を「あるべき姿にする」ということでもある。

妊産婦に関わる法律には，医療法，健康保険法，成育過程にある者及びその保護者並びに妊産婦に対し必要な成育医療等を切れ目なく提供するための施策の総合的な推進に関する法律（成育基本法），そして母子保健法などがある。これらの法律によって，妊産婦の環境が守られることになるはずだが，妊産婦を取り巻く状況は，これら法律をもってしても解決を困難にしている課題が山積している。そのため，これらの法律を変え，政策が実現することによって，妊産婦の置かれた環境や子育て環境があるべき姿に近づくことになる。

政策とは，社会を効率よく機能させるためのものであって，個人の利害を超えて公的に取り組むべき課題を実践するための前提となる方針や行動プランのことをいう。また，法律や制度だけではなく，具体的な問題解決の方策など，広い意味での政策は，理想やあるべき姿を実現するための方針から具体的な実施に至るプロセスまでを含んでおり，〈政策 → 施策 → 事業〉というように，理念から具体的に変化する。政策が形成される段階から実施することを前提としているため，プロセスとしてとらえられることが多い。

したがって，助産政策とは，

「妊産婦や子育て環境のあるべき姿（目的）に向かって，現在の妊産婦や子育て環境の問題などを改善するために，助産師などが関係者間で政策を形成，実施し，評価を行う一連の過程である」

と，筆者は定義している。事業を実施しても効果が得られない，妊産婦や子育て支援の成果として事業自体を円滑に運営できない，という場合に，あるべき姿とのギャップを解消するための提案などを行うことも，助産政

策には含まれる（Ⅰ巻の第6章を参照）。

2 助産政策が実現される過程

　ここでは，市町村の予算事業として実施されていた「産後ケア事業」が，母子保健法上に位置づけられた背景などを紹介しながら，助産政策の必要性について述べる。

1）産後ケア事業が母子保健法に位置づけられるまで
（1）メニュー事業としての産後ケア事業の課題
　予算事業として実施されていた産後ケア事業は，メニュー事業であるため，実施するかどうかは，市町村に委ねられている。つまり，市町村によっては，「行わない」という選択肢もあるということである。妊産婦側から見れば，どこで産むか，どこで育てるかによって，受けることのできる母子保健サービスが異なるということでもある。「すべての母子が，必要なときに，活用可能な場所で，支払い可能な料金でサービスを受けることができる」が，本来のあるべき姿である。
　「産後ケア事業の現状及び今後の課題並びにこれらを踏まえた将来のあり方に関する調査研究報告書」[1]によると，産後ケア事業実施市町村の意見としては，下記のようなものがあった。
　　・産後ケア事業の対象者について，国，県，他市町村で明確な基準の設定がなく，利用者可否の判断基準が難しい。
　　・事業がメニュー化していても，全体の対象数のごく一部の母子に限定される状況がある。
　　・保健師が「支援が必要」と考えても，実際の利用につなぐことができない場合がある。
　一方，未実施市町村からも，下記のような意見があった。
　　・事業内容や対象選定が難しい。
　　・支援者側が「利用が望ましい」と考える対象者と，利用を希望する人とが同じとは限らないため，基準を明確にする必要がある。
　　・受け入れ施設が少なく，定員が限られている中で，どう対象者を明らかにし，周知し，利用してもらえばよいかわからない。
　産後ケア事業の実施の有無にかかわらず，その難しさに対する意見が見られる。つまり，産後ケアを活用したいと思っているすべての母子がケアを受けることができない事業にとどまっていたといえる。
　また，同報告書によると，産後ケア事業で「宿泊型」のケアを受けられる対象を「あらかじめ決めている」ところが8割に上っていた。つまり，産後ケア事業を実施しているところであっても，宿泊型を希望しても受けられなかった母子がいたということである。

日本看護協会（以下，本会）では，こうした調査結果や，本会助産師職能委員会での議論，ヒアリングなどによって，産後ケアがメニュー事業であることの限界があることを明確化し，課題を抽出した。

(2) 母子保健法改正に向けた課題の明確化と要望活動

　抽出した課題をもとに，2019 年 5 月 26 日，厚生労働省子ども家庭局長に対し，「すべての妊産婦が，産後に必要な支援を受けられる体制整備の推進」を目標に掲げ，「2020 年度予算等に関する要望書」を提出した。その内容は，下記のとおりである。

① 「産前・産後サポート事業ガイドライン　産後ケア事業ガイドライン」（2017 年）の改訂

　ガイドラインには，「どの市区町村に住んでいても，妊産婦や乳幼児等が安心して健康な生活ができるよう，利用者目線に立った一貫性・整合性のある支援の実現が期待される」と明記されているにもかかわらず，対象者制限により利用できない母子が存在する。また，事業実施者の確保が課題であり，医療機関を活用するなどの工夫が必要であるが，一方で，病院では空床利用のために産後ケアを実施しているため，満床になるとタイムリーに利用できないといった課題がある。必要とするすべての母子が産後ケアを受けられ，また，病院の医療資源を活用して妊娠期からの切れ目ないケアが提供できるようにするには，産後ケア事業を評価し，ガイドラインを改訂する必要があると考えた。

② 「産後ケアセンター」の法的位置づけ

　産後ケア事業は，子育て世代包括支援センターの業務に位置づけられているが，「利用対象者がリスクを持つ母子等，特定の条件に適合していない場合」は，「（希望どおりには）利用できないこともある」とする市町村もある。出産後，すべての人が，順調な育児をスタートさせるために必要な産後ケアが受けられるよう，子育て世代包括支援センターとは別途，母子保健法に位置づける必要があると考えた。

③ 国と地方公共団体の責務としての「安全で安心な出産環境の確保」の明記

　分娩を取り扱う病院では，産科混合病棟が増加し，妊産婦にとって安心で安全な環境とはいいがたい状況であることから，母子保健法第 20 条の 2（医療施設の整備）に，「安全で安心な出産環境の確保」の文言を加筆すべきであると考えた。

　なお，日本助産師会は，厚生労働省子ども家庭局長に対し，2019 年 7 月 2 日に，産前・産後ケアの法的な位置づけが図られるよう，「産前産後のケアに関する要望書」を提出している。

(3) 改正母子保健法となるまでの政策立案過程

　改正母子保健法となるまでの間，「産後ケア事業は，児童福祉法に位置づ

けてはどうか」という識者の意見もあった。しかし，母子を1対としてケアを行うには，母子保健法への位置づけが重要であるということを，関係者間で調整し，その方向で改正を進めていくことを決定した。

① 関係者間での意見調整

　ある目的に向かって政策提案をする場合，関係者のさまざまな意見を調整する必要がある。すべての関係者の意見が一致しなければ，特に法律の場合は改定することはできない。

　根気よく話し合いを重ね，妊産婦の置かれている環境や子育て環境に関する事実（周産期に関するデータ，調査結果など）や統計（行政・団体の調査統計など），さらには，専門家の意見（ヒアリングやインタビューなど）が必要である。こうした客観的に裏づけるデータと政策提言とを論理的に結びつける論拠（理由づけ）が必要である。

　その際，政策ストーリーを論理的に立てることは必須で，そのためには，政策ストーリーをデータで説明できることが必要である。政策に関する要望（要望書の提出，ロビー活動）を行う場合，プレゼンテーションは誰に対するものなのかを明確にすることが必要で，相手によってはプレゼンテーションの方法を変える必要がある。

　特に医療・介護政策の場合，政策決定に関わるステークホルダー（利害対立者）は多く，しかも関係性が複雑である。国民（費用負担の立場），妊産婦（患者，利用者の立場），医療・介護のサービス提供者の立場（その中にも多種多様な職能・団体が存在），保険者の立場などに分かれるが，要望活動を行うときは，ステークホルダーを明確にできることが重要で，その立場に合わせたプレゼンテーションが求められる。そして，そのプレゼンテーションの内容と方法は，「高校生に聞いてもらってもわかるかどうか」を目安とすることが重要である。

② 検討すべき点（評価基準）

　これらの過程で検討すべきことは，まだある。

　まず，その政策で課題がどの程度解決できるのかという「有効性」。

　次に，費用対効果は十分かという「効率性」。

　さらには，費用や効果は公平に分配されているかという「公平性」。他の政策よりも優先的に実施すべきかどうかという「優先性」。公平性には，受益者，負担者は誰かということも含まれる。

　そして，現行法や制度上は実現可能かどうか，法や制度を変える必要があるのかという「実現可能性」。これには，政治的に実現可能かという視点も重要である。行政的には実施可能なのかどうか，公平性，優先性を考慮しなければならない。

　たとえば，「法律や制度は変えなくても，短期間で実現可能」という案であれば，課題解決は部分的にならざるをえない。法律を作ったり改正したりする必要がある場合には，障壁も多く，長期戦になるが，実現すれば，

課題の根本的解決が期待できる。どちらで交渉するのかなど，検討していくことが必要なのである。

（4）政策を動かした現場での気づき

このような政策決定段階を経て，要望活動を行い，利害関係を調整した結果，母子保健法の一部を改正する法律（令和元年法律第69号）が，第200回国会にて成立し，2019年12月6日付けで公布され，産後ケア事業は法制化されたのである（2021年4月1日施行）。

この法律における産後ケア事業とは，産後ケアを必要とする出産後1年を経過しない女性と乳児に対して，心身のケアや育児のサポートなど（産後ケア）を行い，産後も安心して子育てができる支援体制を確保することである。市町村の予算事業として実施していた「産後ケア事業」が母子保健法上に位置づけられ，市町村の努力義務と規定された。つまり，市町村は，出産後1年を経過しない女性と乳児に対し，産後ケア事業を行うよう努めなければならないことになった。

◉ 2024年4月より，こども家庭センター。

なお，産後ケア事業の実施に当たっては，人員，設備，運営に関して，厚生労働省令で定める基準に従って行わなければならない。また，妊娠中から出産後に至る支援を切れ目なく行う観点から，子育て世代包括支援センター（法律上の名称は「母子健康包括支援センター」）その他の関係機関や，母子保健に関する他の事業などとの連携を図ることにより，妊産婦と乳児に対する支援の一体的な実施その他の措置を講ずるよう努めなければならないことが規定された。

産後ケア事業がメニュー事業であって，ケアを受けることができない母子が存在することにいち早く気づくことができたのは，現場の助産師である。先に述べたように，助産政策の必要性は，妊産婦の置かれている環境や子育て環境をよりよくすることにあるが，そのように気づくことができなければ，あるべき姿に近づけられる政策提案はできない。現場の不具合を解決するのは，必要とする誰もが産後ケアを受けてほしいという助産師の気づきや熱意，思いである。

2）母子保健法改正後のフォローアップ

母子保健法が改正され，産後ケア事業が市町村の努力義務として法的に位置づけられたが，切れ目ない支援の一体的な実施に向け，社会的・経済的な状況を問わず安心して子どもを産み育てることができる環境の整備には，医療機関を中心に，地域の実情や医療機能の特徴に応じて支援する体制整備が重要である。本会では，母子保健法が改正された後も，厚生労働省子ども家庭局長に対し，2020年3月23日に，「すべての妊産婦が，産後に必要な支援を受けられる体制整備の推進」を目標に掲げ，「令和3年度予算編成に関する要望書」を提出した。下記のような内容である。

① 国と地方公共団体の責務としての「安全で安心な出産環境の確保」の明記

　これまでにも述べてきたように，分娩を取り扱う病院の8割は，産科と複数の診療科との混合病棟である。分娩進行中に助産師が他科患者からのナースコール対応のためにその場を離れ，産婦が不安になったなどの事例も報告されている。妊産婦にとって安全で安心な出産環境とはいいがたく，助産師としても責務を果たすことが難しい環境でもある。したがって，前述の2019年の要望書に引き続き記載した。

② 産後ケア事業の先駆的事例や動向把握のための調査の実施

　産後ケア事業の実施および未実施の市町村のいずれからも，委託先の確保が困難であり，国や都道府県の支援を求める意見が報告されていた。

　母子保健法を改正したからといって，すぐに産後ケア施設数が増えるわけではない。各市町村が国や都道府県の支援を求めており，それに応えるには，課題解決の方法を提示することが必要である。そのためには，先駆事例を収集するとともに，実施状況などを把握することが必要と考えた。

③ 補助金の増額

　2018年度の産後ケア事業実施市町村は38％（667自治体）と報告されている。実施市町村からは「需要が増えた場合や産後ケア事業を拡大していく際の予算確保が難しい」「財政上の事情により事業継続が困難となる」，未実施市町村からは「利用1回あたりの費用が高く，予算確保が難しい」「継続的な財政支援が必要である」といった意見が報告されている。すべての市町村が努力義務に従って実施できるようにするには，補助金の増額が必要であると考えた。

　政策が実現した状態とは，要望したことがかなうことではなく，これら要望書に記載している必要性に基づいて，産後ケアサービスを希望する母子のすべてに産後ケアが提供できることである。

　母子保健法が改正され，産後ケア事業は全市町村で行われる事業となったが，〈政策 → 施策 → 事業〉と具体化されていく過程で新たな課題が出現することもある。政策を注視し続け，妊産婦の置かれている環境や子育て環境にある課題に介入していくこと（政策提言活動）が必要である。

3）出産の場の環境を改善するための助産政策活動

　産後ケア事業の法制化を，産科混合病棟の課題を解決するための一案としても要望した理由は，前述のとおりであるが，この要望を提出する以前から，産科混合病棟の課題解決に向けて，本会は2013年に「産科混合病棟ユニットマネジメント導入の手引き」[2]を作成し，現場支援を行ってきた。また，2021年には「『母子のための地域包括ケア病棟』推進に向けた手引き」[3]も作成している。

　しかし，このようにさまざまな手段を提案して勤務助産師の支援を行ってきたものの，根本的な解決には至っていない。そこで，母子保健法に位

置づけることも一助になると考え，産科混合病棟問題解決のための要望を2年間連続して行ったのである。

（1）産科混合病棟のマネジメント方式の整備

産科混合病棟の課題を解決するための看護管理者支援として，「産科混合病棟ユニットマネジメント導入の手引き」[2]を作成するに当たっては，少子超高齢化による出産環境への影響について指摘し，本会の実態調査結果をもとにデータで実態を示した。

産科混合病棟を整備することが十分にできないまま，他科患者の緊急入院に応じながら，あるいは他科患者と分娩進行者に対して同時にケアを行っている状況があることや，年間分娩件数が少なくても，産科単科を維持し，分娩入院に備えて，空床を確保している分娩取り扱い施設があることも紹介した。

出産環境提供体制は，産科単科の病棟が望ましいとはいえ，高齢者が増加していく中では，限られた入院ベッドなどの医療資源を有効に活用するには，妊産婦や母子へのケア環境として「産科病棟は単科であるべき」と声高に叫んでも難しい状況にある。

一方で，産科混合病棟であっても，院内助産・助産師外来を機能させている医療機関もある。

このような状況から，産科混合病棟のマネジメント方式を整備し，母子にとって望ましい出産環境を提供する必要があると考えた。産科混合病棟の看護管理者は，「母子のケアに関する不安」や，「業務上生じる問題」を感じている。その不安や問題意識は，婦人科との混合病棟よりも，婦人科以外の診療科との混合病棟の方が高いと報告されている。産科混合病棟ゆえに生じている業務上の問題では，労働環境の悪さ，人手不足から新人助産師への教育が不十分にならざるをえない状況，院内感染のリスクの高さなどがあり，多くの科の患者が1つの病棟に入院している場合のスキルミクスマネジメントの困難さを指摘している。

「産科混合病棟ユニットマネジメント導入の手引き」[2]は，このように，産科混合病棟のマネジメントに苦慮している看護管理者が多数いることから，産科混合病棟をどのような視点でマネジメントしていくことが可能か，看護職員の人員配置も考慮し，本会の実態調査を踏まえた上で作成したのである。

なお，産科混合病棟の問題は，病院経営との関連と切り離せない側面もあるが，地域のお産を守ることに貢献している分娩取り扱い施設として，自らの施設の妊産褥婦と新生児に，どのようなケア環境を提供すべきなのか，そもそもの議論を行うことが必要である。

本来のあるべき姿を議論し，そのあるべき姿に近づけるための対策を講じて，限られた医療資源を有効に活用し，妊産褥婦や新生児に必要なケア

を確実に行えるようにしていきたい。そのために助産師がどのような政策活動をすべきなのか，誰かが解決してくれるのを待つのではなく，自分たちがどうすべきなのかを考えるのである。

(2) 法制度改正への働きかけ

　出生数の減少によって，分娩取り扱い施設は減少し続けている。出産できる施設の減少は，妊産婦の不安を増長させる。生活している地域で出産することがかなわず，遠くの医療機関にまで行かなければならないからである。時に，妊婦健康診査も遠方に赴かねばならないこともある。

　また，分娩取り扱い施設として機能を維持している医療機関が，分娩の減少によって，産科病棟を診療科混合の病棟にせざるをえない状況になっていることはすでに述べた。つまり，妊産婦，また，母子にとって必要なケアを受けることができない状況になっているともいえる。助産師はジレンマを抱えながら，産婦や他科患者のケアを行っているのである。

　分娩環境の整備については，医療法や健康保険法に依拠しているが，明確な定めはない。このような産婦の分娩環境をよりよくするには，法律か制度を変えることになるが，一度に変えることは難しい。

　難しくしている一因に，前述したステークホルダーの存在がある。妊産婦や子どもを中心にしたケア環境を整備するためには，医療制度を変えていくことが必要である。本会は，分娩取り扱い施設は産科特定区域を作るように提案し，成育医療等基本方針への記載がかなった（詳細は，第5章の1に譲る）。

4）助産師がケア対象の状況を改善するためにすべきこと

　このように，政策を提案し，法律や制度を変え，妊産婦の置かれている状況をよりよくするためには，助産師はまず，何をどのように変えていけば現状を改善できるのか，よく観察することである。そして，それはどのように改善することが可能なのか，仲間を作り，話し合う。話し合った結果，方向性が確認できたら，データで示す。方法としては，質問紙調査もあるだろうし，ヒアリングをすることもあろう。文献ももちろん検索してみる。解決したい課題は，現行の法律や制度では解決できないのか，確認することが必要である。

　そして，数か所で解決策を実践してみる，すなわち，モデル事業を行ってみる。その結果をまとめて，学会などで発表し，論文として投稿する。

　繰り返すが，助産師がすべきこと，それは，妊産婦や子どものケア環境をあるべき姿にするための助産政策活動である。

5）最善のケアを行うために必要な助産師の人数

　医療機関における看護職員の人数は医療法に定められているが，実際

は，診療報酬による入院基本料によって「7対1」「10対1」など，ミニマムが示されている。助産師の必要人数には，明確な規定がなく，診療報酬上にわずかな記載があるにすぎない。諸外国では，分娩時の助産師の配置人数が示されているが，日本にはそのような規定がないため，産科混合病棟における助産師の働き方にも影響している。本会が2015年に「助産師必要人数算出に関する提案」[4]を公開しているが，拘束力はない。

このような状況を改善するために，どのような政策提案をしていかなければならないのか，助産師自らの声と現場の状況を示す量的・質的データが必要である。助産師が就業を継続できるよう，環境をよりよくするためにも，助産師自らが活動することが求められているのである。

助産ケアの質に関わるエビデンスは蓄積されているが，よいといわれるケアを提供するためには，どのような能力を持つ助産師が何人いて，どのような技術が行われているのかを明確にする必要がある。

たとえば，糖代謝異常合併妊産婦へのケアに，助産師の伴走によるケアが提供されていけば，重症化予防が可能になることや，母乳栄養率が高率になることが示されている。しかし，妊産婦に伴走して継続ケアを提供するには，どのような構造があれば実現できるだろうか。

妊産婦の個別の背景に対応した支援に関わる課題は山積している。また，近年，合併症やメンタルヘルス障害を抱えた妊産婦，低出生体重児の増加，妊産婦の自殺，貧困による子どもの低栄養，児童虐待といった課題も顕在化している。さらに，不妊治療者の増加などにより，ケアを必要とする人は増加の一途を辿っている。このような課題を仲間と共有し，データにして声を上げていくこと，そして，保健，医療のみならず，福祉の領域にも精通し，状況を改善するための行動を起こすことが期待される。

6）助産師に期待される政策提言活動

日本助産師会が示す「助産師のコア・コンピテンシー」の一つ，〈専門的自律能力〉には，「助産師は，専門職としてのパワーを組織化し，社会に発信する」として，「助産師には，自律性のある専門活動を維持し向上させるために，専門職能団体を組織して社会的な活動を行い，情報を発信するとともに，助産領域の研究に参画し，助産師間やケア対象者，医師，他の専門職との相互交流を通じて，助産ケアの改革や質の向上を目指す能力が必要である。（後略）」と解説されている（下線：筆者）。すなわち，助産政策活動が求められているということである。

また，本会の示す「看護職の倫理綱領」15項には，「看護職は，専門組織に所属し，看護の質を高めるための活動に参画し，よりよい社会づくりに貢献する。看護職は，いつの時代においても質の高い看護の提供を通して社会の福祉に貢献するために，専門職としての質の向上を図る使命を担っている。保健・医療・福祉及び看護にかかわる政策や制度が社会の変

化と人々のニーズに沿ったものとなるよう，看護職は制度の改善や政策決定，新たな社会資源の創出に積極的に取り組む。看護職は看護職能団体に所属し，これらの取り組みをはじめとする看護の質を高めるための活動に参加することを通してよりよい社会づくりに貢献する」とある（下線：筆者）。「制度の改善や政策決定，新たな社会資源の創出に積極的に取り組む」ことが，看護職すなわち助産師に期待される政策活動なのである。

3 保健・医療・福祉制度

助産師が業務に携わる中で，保健・医療・福祉制度との関連は深い。

助産師は正常な妊娠・分娩を取り扱うため，自費診療という意識が強く，医療保険や診療報酬制度への関心が低くなりがちである。また，分娩費用に対する経済的支援は出産育児一時金（健康保険）で支払われるが，妊婦健康診査の費用に対する助成は市町村の公費負担であるなど，財源が異なることも理解を複雑にしている。さらに，地域での助産師活動では，母子保健事業のみに着目しがちだが，児童福祉との関連も整理しておく必要がある。

助産師が活動していくに当たって，互いに関連性の深い事業の背景を俯瞰し，制度の理解を深めていきたい。制度や法的根拠を理解し，助産師がその職能を発揮すれば，妊娠・出産・産後の切れ目ない支援は，より実現しやすくなるであろう。

1）診療報酬制度と助産師のケア

(1) 診療報酬とは

病気や怪我で治療を受けたとき，私たちは健康保険証を提示して支払いをするが，そのときに支払う額は医療費全額ではなく，6歳以上70歳未満であれば3割の自己負担で済む。これは，国民全員が何らかの公的医療保険に加入している国民皆保険によるものである。あらかじめ何らかの医療保険に加入し，保険料を支払っているため，皆で出し合った保険料から残りの7割が支払われているのである。いざというときに助かる仕組みである一方，医療保険は皆で保険料を出し合った貴重な財源であるため，本当に必要な医療にだけ保険が使えるようにするためのルールが厳しく決められている。

医療機関を受診して受けられる診療サービスは「療養の給付」と呼ばれ，医療保険が使える医療機関である「保険医療機関」は診療サービスを提供し，「療養の給付」に合わせて決められた診療報酬を「審査支払機関」に請求し，支払いを受ける。そして，「審査支払機関」は各医療保険の保険者に請求し，支払いを受けるという流れになっている（図4-8）。病院や診療所は「保険医療機関」であるが，現状では助産所は「保険医療機関」では

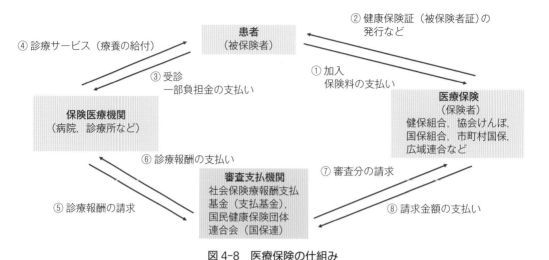

図4-8 医療保険の仕組み

（日本助産学会助産政策委員会助産政策ゼミミニレクチャー（2022年9月4日，市川香織）；文献[5]により作成）

ないため，医療保険は使えない。

この「療養の給付」の中身と値段は診療報酬と呼ばれる。政府が医療費の総額（改定率）を決めた上で，国の審議会において策定された基本方針に基づき，厚生労働大臣の諮問機関である中央社会保険医療協議会（中医協）において，改定する項目などが議論され，2年に1回，改定される。診療報酬は点数で表され，1点＝10円である。

中医協は，保険料を支払う側の全国健康保険協会など保険者と呼ばれる委員，診療側の医師や薬剤師などの委員がいて，それぞれ議論を戦わせる。診療側の委員は，たとえば，「こういう診療行為に点数をつけてほしい」「このような連携を行う医療機関の点数をもっと上げるべきだ」など，支払いを増やすべきという意見を出し，支払い側の委員は，「医療費が増えすぎているので，この点数は引き下げるべきだ」など，抑制的な意見を出す。それぞれの立場からの意見は対立しやすいため，大学教員や患者会代表などで構成される公益委員がいて，両者の意見を調整するなどの役割をとって，議論が集約されていく。

診療報酬は膨大な項目となるため，会議はあらかじめテーマが決められており，テーマに応じて専門委員が呼ばれ，意見を聴取される。たとえば，周産期医療に関することであれば，その専門家が招集され，現在の周産期医療の現状や課題を述べる。診療報酬改定の議論のポイントは，「社会的要請が反映された診療報酬なのか」，診療報酬によって「あるべき姿に誘導する」という点である。すなわち，医療政策の流れや働き方改革など社会全体の方向性が診療報酬にも反映されていくのである。

(2) 周産期関連の診療報酬

周産期関連での診療報酬については，妊娠・出産は生理的な現象であるため，正常な経過を辿る場合，「療養の給付」の対象とはならない。ほかにも，予防接種，健康診断，保険適用外の先進治療，労災保険の適用になるもの，故意の犯罪行為，故意の事故は対象とならない。

また，これまで不妊治療も一部を除いて保険適用外であったが，2022年4月より保険適用範囲が拡大され，人工授精等の一般不妊治療，体外受精・顕微授精などの生殖補助医療が保険適用されることとなった。高額な生殖補助医療費の助成は，少子化対策の一環として経済的負担の軽減を図るため実施されていたが，適応症と効果が明らかな治療に広く医療保険の適用を検討し，支援を拡充することが「少子化社会対策大綱」に盛り込まれ，政府の基本方針としても閣議決定されたためである[6]。社会の要請に応えた形である。具体的にはp.202〜を参照されたい。

(3) 助産ケアと診療報酬

助産師として注目すべきは，2018年度の診療報酬改定で新設された「乳腺炎重症化予防ケア・指導料」である。この指導料は，「入院中以外の乳腺炎の患者であって，乳腺炎が原因となり母乳育児に困難がある患者に対して，医師がケア及び指導の必要性があると認めた場合で，乳腺炎の重症化及び再発予防に係る指導並びに乳房に係る疾患を有する患者の診療について経験を有する医師又は乳腺炎及び母乳育児に関するケア・指導に係る経験を有する助産師が，当該患者に対して乳房のマッサージや搾乳等の乳腺炎に係るケア，授乳や生活に関する指導，心理的支援等の乳腺炎の早期回復，重症化及び再発予防に向けた包括的なケア及び指導を行った場合に，分娩1回につき4回に限り算定」できる[7]。そして，この診療報酬が受けられる医療機関には，「乳腺炎の重症化及び再発予防並びに母乳育児に係るケア及び指導に従事した経験を5年以上有し，助産に関する専門の知識や技術を有することについて医療関係団体等から認証された専任の助産師が，1名以上配置されていること」が要件となっており[7]，この要件に該当する助産師は，助産実践能力習熟段階（クリニカルラダー：CLoCMiP®）のレベルIIIを認証された「アドバンス助産師」が該当することが，厚生労働省の疑義解釈で示された[8]。

外来で「アドバンス助産師」が乳腺炎の重症化予防として行うケアや指導が診療報酬で認められたということは，社会で助産師のケアの有効性が認められたということである。この指導料によって，乳腺炎の際に褥婦は医療保険が使えるため，自己負担少なく助産師のケアを受けることができる。また，医療機関にとっては，「アドバンス助産師」を雇用することで，この指導料を受け取ることができる。助産師は母乳外来を開設して，助産師としての技術を提供することができる。今後も助産師のケアが社会に認

められるように，科学的な根拠のもとにケアを行い，その効果を立証していくことが必要である。

また，妊娠・出産に伴う異常は，疾病として「療養の給付」の対象となる。近年，高齢出産の増加に伴い，妊娠中の糖代謝異常などの増加，合併症妊娠など保険適用されるケースも増えてきているため，助産師も診療報酬について何が適用され，改定されているのか関心を持つ必要がある。

2）出産費用の助成―出産育児一時金の変遷―

出産費用は前述のとおり医療保険が適用されず高額であり，退院時に全額を自費で支払うのは負担が大きい。そこで，出産に伴う経済的負担をカバーするために，健康保険法に基づき，公的医療保険制度の被保険者あるいは被扶養者は，出産育児一時金（被扶養者は家族出産育児一時金）が健康保険から支払われることになっている。

医療保険は現物給付であるが，出産育児一時金は現金給付が原則であった。以前はこの原則に基づいて，被保険者が医療機関に分娩費や入院費などをいったん支払い，別途，被保険者が健康保険に出産育児一時金を請求して受け取っていた。一時的に高額な費用を用意する必要があったため，中には分娩・入院費の未払いケースも散見された。妊娠・分娩における経済的なハードルにより，一時的であっても費用を用意できない人もいることなどから，2008年8月，厚生労働大臣が記者会見で，少子化対策の一環として「出産費用を心配しなくて済む仕組みを工夫する」と発言し，この大臣発言を機に，同年11月に関係者が招集され，出産育児一時金に関する意見交換会が行われることとなった。厚生労働大臣からは，出産育児一時金の医療機関への直接支払い，出産費用の地域格差を出産育児一時金に反映させることの可否，正常分娩の保険適用についての検討が要請され議論された[9]。そして，この議論を踏まえて，同年12月，社会保障審議会医療保険部会で直接支払い制度の骨格が決定した。

2009年1月には産科医療補償制度も創設され，その掛け金である3万円の支払いも必要になったため，当時の出産育児一時金35万円に産科医療補償制度掛け金3万円を加えた38万円に引き上げられることとなった。しかし，同年3月に報告された分娩費の実勢価格は423,957円であり[10]，35万円では足りないことが判明した。そこで，同年10月からは出産育児一時金の額を4万円引き上げ39万円に，そこに産科医療補償制度の3万円を加えた42万円となった[11]。同時に出産育児一時金は，保険者から医療機関へ直接支払われる仕組みが導入され，被保険者は多額の出産費用を準備しなくても出産に臨むことができるようになった。

その後，産科医療補償制度の掛け金の減額があったが，その分を出産育児一時金に上乗せする形で，42万円が維持された。

出生数の急激な減少でさらに少子化が加速する中，2022年度の社会保

障審議会医療保険部会において，出産育児一時金の引き上げと正常分娩の保険適用が再度議論された[12]。2021年度の研究報告書によれば，近年の出産費用は，分娩全体において年間平均1.0%程度（正常分娩は1.2%以上）で上昇していることが明らかとなった[13]。そのような背景から，出産育児一時金の額は，2022年度の全施設の出産費用の平均額の推計などを勘案し，2023年4月から全国一律で50万円に引き上げられることとなり[10]，実施された。

3）妊婦健康診査公費負担・産婦健康診査事業

(1) 妊娠中の健康診査

　ここまで，医療保険の中で認められている助産師の診療報酬や医療保険で給付される出産育児一時金について概観してきたが，妊娠中の健康診査（健診）については医療保険には含まれない。母子保健法において，市町村は必要に応じて妊産婦に対して健診を行うことが規定されており，妊婦健診費用の助成は市町村が行う事業となっているためである。

　妊婦健診公費負担の歴史は古く，1969年度から都道府県が委託した医療機関において，低所得世帯の妊婦を対象に，公費（国1/3，都道府県2/3）による健診（妊娠前期および後期各1回）が開始され，1974年度にはすべての妊婦が対象となった。その後，1997年度から実施主体は都道府県から市町村へ移り，1998年度からは妊婦健診費用（2回）が地方交付税措置で一般財源化，2007年度からは公費負担回数の拡充が（5回に）なされた[14]。さらに，2008年度，妊娠・出産への経済対策が議論され，妊婦健診は14回すべてがカバーされるようになった。14回分の助成により，妊娠中の健診はほぼ無償化されたといえる。

(2) 産婦健康診査

　そして，最後に残ったのが，産婦健診費用の助成である。これは，産後2週間健診，産後1か月健診の費用助成で，2017年度より始まった補助事業である。

　この産婦健診事業は，「産後うつの予防や新生児への虐待予防を図る観点から，産後2週間，産後1か月など出産後間もない時期の産婦に対する健康診査（母体の身体機能の回復，授乳状況及び精神状態の把握等）を行うものである」とされ，「エジンバラ産後うつ病質問票」などを活用し，支援が必要な産婦を把握する目的がある[15]。産後ケア事業を実施している市町村で産婦健診事業を実施できる仕組みとなっており，全市町村で取り組まれているわけではない。国庫補助事業であるため，産後ケア事業同様，市町村が本事業を実施すると決めて国に申請しなければ補助金が出ない。現在は，国が1/2，市町村が1/2の費用を負担し合って，事業が成り立っている。

4）母子保健活動と児童虐待予防，切れ目ない支援

（1）保健・福祉分野の一体的な法改正

　母子保健分野では近年，法改正がいくつか行われた。2016年，児童福祉法ならびに母子保健法が改正され，母子保健法第22条に，児童虐待のリスクを早期に発見し対応することを含め，妊娠期から子育て期にわたる切れ目ない支援を行う「子育て世代包括支援センター」（法律上の名称は「母子健康包括支援センター」）の設置が規定された。これにより，市町村は同センターを設置するように努めなければならないこととされた。

◉　2024年4月より，こども家庭センター。

　なお，児童福祉法は福祉分野の法律であり，母子保健法は保健分野の法律である。児童福祉法と母子保健法が一体的に改正された背景には，母子保健活動の中に児童虐待対策が取り込まれていった流れがある。

（2）児童虐待対策

　児童虐待対策は，児童福祉分野の最重要課題として現在も取り組まれているが，2000年に母子保健の国民運動計画として「健やか親子21」が策定されるに当たって，母子保健の4つの課題の一つに位置づけられ（課題4：子どもの心の安らかな発達の促進と育児不安の軽減），母子保健分野での対策も求められるようになった。その後，2004年の改正児童虐待の防止等に関する法律（児童虐待防止法）では，虐待の通告先に市町村が位置づけられ，2005年から施行された改正児童福祉法では，市町村が児童家庭相談に応じる一義的な相談窓口となり，要保護児童の通告先として法律上位置づけられた。従来，児童福祉法においては，あらゆる児童家庭相談について児童相談所が対応することとされてきたが，2000年代初頭，児童虐待相談件数の急増などにより，緊急かつより高度な専門的対応を行う児童相談所のみでは対応しきれない状況が生まれてきていた。

　また，乳幼児虐待は死亡につながるケースも多く，これを早期に発見できる母子保健分野や保育所などの果たす役割は大きいため，育児不安などへの対応，孤立などの防止においてきめ細かな対応が求められるようになった。市町村の母子保健活動の中に児童虐待対策が明確に位置づけられると，児童虐待対応件数はさらに増加していった。

（3）訪問事業の一体的実施

　生後4週間までは，母子保健法に基づく新生児訪問指導が実施される期間であり，助産師または保健師の訪問により出生後早期の育児不安への対応などを行う絶好の機会となる。しかし，予算や人材確保などの点から新生児全数に対して専門職による訪問を実施する体制を整えることは難しく，市町村によっては第1子あるいは希望者など対象を限って対応するという実態があった。地域保健・健康増進事業報告によると，2004～2008年度の新生児訪問指導の被指導実人員は約21万～27万人であり[16]，出生

数からすると約20〜25％の実施状況で，新生児訪問指導は，生後早期の支援として十分機能していなかった。

一方で，2004年度より始まった「子ども虐待による死亡事例等の検証」では，虐待を受けた子どもの年齢構成は，0歳児が44％であり，そのうち月齢4か月以下の児が81.8％を占める結果であった[17]。子どもの命を守ることを最優先とするには，生後3〜4か月に実施される乳児健診を待たず，生後4か月までにすべての子どもが安全に養育されているかを確認する必要があることが強調されるようになった。

このような背景のもと，2009年，乳児家庭全戸訪問の実施が児童福祉法に位置づけられ，市町村の努力義務となった。実施に当たっては，新生児訪問指導などと併せて実施してもよいとされ，また，訪問者についても，保健師，助産師，看護師のほか，保育士，母子保健推進員，愛育班員，児童委員，母親クラブ，子育て経験者などから幅広く人材を発掘し，登用して差し支えないともされた。事業の目的として，専門的な支援よりも，子どもの養育環境の把握が優先される[18]。

目的や根拠法が異なる2つの訪問事業であるが，実施主体は市町村であり，人材の限られた中で行うには，これらの背景を理解しつつ一体的に実施していく必要がある。なお，2020年4月1日現在における市町村の乳児家庭全戸訪問実施率は99.1％，訪問率は94.7％である[19]。

(4) 妊娠期から子育て期までの切れ目ない支援

上記のように母子保健活動の中で児童虐待対策が進められる中，少子化はさらに進展し，子育ての環境はより孤独や孤立を深めている。児童虐待防止対策において明確になってきたリスク要因として，若年妊娠，予期せぬ妊娠，母子健康手帳未交付，妊婦健診未受診，経済的困窮などがあり，このような社会的ハイリスク要因があれば妊娠期から出産後も継続的に支援していくことが必要となる。また，母子保健のみで解決できるものではなく，他機関や他職種との連携を図る必要もある。

しかし，そもそも母子保健はハイリスク者を見つけ出して支援を行うハイリスクアプローチに終始するのではなく，その地域の親子すべてが健やかに安心して子育てできるよう，予防的にサービスを提供するポピュレーションアプローチを行うものである。こうした，すべての親子に切れ目ない支援を提供するシステムとして注目されたのが，フィンランドのネウボラである。ネウボラとは，「アドバイスをする場所」という意味で，そのシステムで注目すべきは，同じ担当保健師（ネウボラナース）が妊娠期から育児期を通して継続的に親子を支援する点である。家族との信頼関係が築きやすくなり，問題の早期発見，予防，早期支援につなぎやすいといわれている[20]。フィンランドのネウボラそのものを導入することは難しいが，日本においても妊娠期から育児期までの切れ目ない支援を行い，多職種連

携の要となる機能が必要であるため，これをヒントとして子育て世代包括支援センターの設置に至ったのである。

　子育て世代包括支援センターが法律に位置づけられる前の2014年度に，厚生労働省では妊娠・出産包括支援モデル事業が実施された。母子保健コーディネーターを配置し，すべての妊産婦の状況を把握して，要支援者には支援プランを作成する。また，子育て支援者による相談支援として，産前・産後サポート事業を行うこと，心身のケアや育児支援のため，助産師を中心とした専門家による産後ケア事業を行うことがこの事業の要件であった。

　翌2015年度からは，母子保健コーディネーターを子育て世代包括支援センターに配置することが必須となり，産前・産後サポート事業と産後ケア事業は任意事業となった。

　産後ケア事業は，助産師が地域の中でその職能を発揮する重要な事業である。フィンランドのネウボラナースは，日本で活躍していた「産婆」の役割にほかならない。地域に根差し，家族の状況を把握し，信頼関係の中で何でも相談していたからこそ，安心して出産や子育てができていたといえる。現在の助産は医療機関の中で提供されることがほとんどだが，医療機関での出産環境を理解しているからこそ，地域母子保健との橋渡しができるのが，助産師の産後ケアであり，これからの助産師の役割となっていくであろう。

　産後ケア事業のさらなる推進のため，2019年，母子保健法が改正され，産後ケア事業の実施が市町村の努力義務として位置づけられ，2021年度より施行となった[21]。産後ケア事業は病院や診療所，助産所などを活用して実施されることが多いため，医療としてのケアと混同されやすいが，母子保健の事業であり，実施主体は市町村である。

　助産師活動を地域で進めていくには，児童福祉分野との連携も図りながら，母子保健の要である市町村といかに連携して事業を行っていくか，助産師の職能を活かしていくかがポイントになる。

4 周産期に関わる診療報酬

　妊娠・出産は生理的な現象であり，正常な妊娠・分娩経過を辿る場合は，健康保険法などに基づく「療養の給付」としての保険診療は適用されない。さまざまな母子保健事業および自費診療によって対応されている。

　周産期とは，妊娠22週から出生後7日未満までを指し，さまざまな異常が発生しうる時期である。この期間の前後を含め，正常な経過を逸脱した場合は，医療の対象となる。母子の生命の安全が懸念される場合は，緊急・救急医療として対応される。また，近年では，妊娠前からさまざまな併存疾患を有する妊産婦，あるいは妊娠中にそれらを発症した妊産婦に対

●　正常分娩に関わる費用は，都道府県や出産場所により異なるが，40万〜80万円程度。その負担を軽減するため，健康保険などでは現金給付として出産育児一時金が支給されている。正常分娩，異常分娩，死産，早産，人工妊娠中絶のいずれであっても対象となり，1分娩あたり原則50万円（2023年4月に42万円より引き上げ）。

して，周産期における異常の予防や対応を視野に入れた医療が提供されるようになってきた。高齢妊婦の増加も，医療の必要性を増加させている。

ここでは，日本における医療提供と診療報酬との関係，診療報酬の構造など，周産期を含めた時期における診療報酬について紹介する。

1）医療提供と診療報酬

図 4-9 は，医療提供制度と医療保険制度の両面から，国，都道府県，医療圏，各医療提供施設までの流れの概要を示したものである[22]。医療法は，医師，看護職，薬剤師などのさまざまな職種の免許法と並び，医療の提供体制を定める法律として，日本の衛生法規の根幹をなしている。医療提供の目的，理念，医療提供施設の種類（病院，診療所，助産所）や機能区分（一般病床，療養病床，精神病床，感染症病床，結核病床，特定機能病院，地域医療支援病院等）が規定されている。それぞれについて，必置施設・設備や各職種の配置数が定められている。[*1]

医療法は，人口問題や国民の健康問題などの社会背景を踏まえて適宜，改正されている。医療法は，医療計画制度に反映され，それに基づいて5年ごとに医療計画が見直され，各都道府県では医療圏ごとに求められる医療提供体制が整備されている。

医療保険制度では，健康保険法などにより「療養の給付」として医療が現物給付されている。[*2]現物給付される個々の給付の内容（品目）と価格を定めたものが診療報酬点数表である。診療報酬上の医療機能区分は，医療

◉1　医療法ではほかに，以下について規定している。
・医療に関する選択の支援
・医療の安全の確保
・病院，診療所および助産所の開設・管理・監督など
・医療提供体制の確保
・医療法人

◉2　保険医療機関及び保険医療養担当規則（療養担当規則）（昭和 32 年 4 月 30 日　厚生省令第 15 号）では，現物給付の内容として，以下が示されている。
① 診察
② 薬剤または治療材料の支給
③ 処置，手術その他の治療
④ 居宅における療養上の管理およびその療養に伴う世話その他の看護
⑤ 病院または診療所への入院およびその療養に伴う世話その他の看護

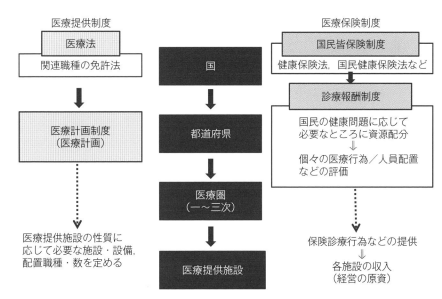

※ほかに，多くの法律（感染症の予防及び感染症の患者に対する医療に関する法律，健康増進法，がん対策基本法，がん対策推進基本計画など）が，診療報酬に反映され，医療提供を支えている。

図 4-9　日本の医療制度の概要
（文献[22]を一部改変）

法による機能区分と連携しているものもあり，相互補完的な関係にある[23]。

　診療報酬は点数で表され，1点は10円である。医科，歯科，調剤に大別され，保険診療の内容と価格は，原則2年ごとに国民の健康問題および医療経済の状況に応じて検討・見直しがなされる。

　保険診療を提供する施設では，医療提供の対価として診療報酬を得，各施設はそれを経営の原資にあてている。診療報酬の支払いの財源は，受療者の一部負担，国民皆保険制度による保険料（税）収入，および公費（国税など）である。

2）診療報酬の構造など
(1) 診療報酬の構造

　医科の診療報酬は，表4-4に示すように，基本診療料と特掲診療料に分けられる。

　基本診療料は，第1部　初・再診料（A000〜A002），第2部　入院料等，となっている。

　第2部の入院料等は，入院基本料（A100〜A109），入院基本料等加算（A200〜A252），特定入院料（A300〜A319），短期滞在手術等基本料（A400）からなっている。

　入院基本料は，一般病棟，療養病棟，有床診療所など，医療施設の種類・性格によって定められている。

　入院基本料等加算は，入院基本料に加えて認められるもので，チーム医療や看護補助者の配置など，救急，乳幼児などの特定の年齢層や特定の感染症の受け入れに対するものなどがある。

　特定入院料は，病棟や病室の持つ機能，特定の疾患等に対応するものである。

表4-4　医科診療報酬の構造

基本診療料

第1部	初・再診料	
	A 000	初診料
	A 001〜	再診料
第2部	入院料等	
	A 100〜	入院基本料
	A 200〜	入院基本料等加算
	A 300〜	特定入院料
	A 400	短期滞在手術等基本料

特掲診療料

第1部	B 000〜	医学管理等
第2部	C 000〜	在宅医療
第3部	D 000〜	検査
第4部	E 000〜	画像診断
第5部	F 000〜	投薬
第6部	G 000〜	注射
第7部	H 000〜	リハビリテーション
第8部	I 000〜	精神科専門療法
第9部	J 000〜	処置
第10部	K 000〜	手術
第11部	L 000〜	麻酔
第12部	M 000〜	放射線治療
第13部	N 000〜	病理診断

特掲診療料は，基本診療料に含まれない個々の技術に対して認められているもので，全部で13部（B〜N）に分かれている。特掲診療料においても，個々の診療報酬に関して加算が認められているものがある。

保険診療では，地域や医療施設による違いおよび担当者の技術による差があってはならない。そこで，診療報酬によっては，算定要件（当該行為の対象，提供する職員の資格など）および施設基準（施設の設備，人員配置，提出書類など）が定められているものがある。各項目の施設基準に関しては，各医療施設は基準を充足していることを所管の厚生局に届け出る必要がある。

(2) 診療報酬の支払い方式

診療報酬の医療提供施設への支払い方式には，「出来高払い方式」と「包括払い方式」がある。

「出来高払い方式」は，個々の患者に対する診療報酬を，基本診療料と，その患者に要したさまざまな特掲診療料を積み上げることで算定する方式で，入院，外来に共通する。この方式では，個々の患者の病態に合わせて必要とされる診療行為が提供されるが，過剰な診療も含まれる可能性があり，医療費の無駄につながる。

近年，それに対応するための方策として，「包括払い方式」が採用されるようになってきた。これはDPC/PDPS方式と呼ばれ，同じ疾病で同じ治療法であれば報酬額を同じにするというもので，1日あたりの報酬点数が定められている。急性期医療に適用され，入院基本料，入院基本料等加算および注射などの点数を含む。個々の特定入院料により，包括される行為，薬剤などは異なっている。手術やリハビリテーション，特殊な処置・検査などは別途，積み上げられる。周産期の特定入院料はこの方式である。

3) 周産期医療と診療報酬
(1) 周産期医療の発展の経緯

日本では，緊急を要する妊婦の「たらい回し」を契機に，1996（平成8）年以降，母子保健法および医療法に基づく周産期医療体制の整備が進み，総合および地域周産期母子医療センターが設置され，診療報酬に反映されてきた。各都道府県では，それぞれの医療計画と併せて周産期医療の体制を整備することが求められている。総合周産期母子医療センターは，都道府県ごとに三次医療圏に1か所以上，地域周産期母子医療センターは，総合周産期母子医療センター1か所に対し数か所整備することとなっている。

一方で，産科医師の不足対策や医師の働き方改革の一環として，2006（平成18）年以降，助産師などによるチーム医療や医療機関間の連携，特に，地域連携に対する診療報酬上の評価が進んできている。

精神疾患のある妊産婦に関しても診療報酬上の評価が進み，その疑いの

ある場合も対象に含むよう，拡大されてきている。それ以外に，近年では，妊娠前からさまざまな併存疾患を有する妊産婦，あるいは妊娠中にそれらを発症した妊産婦への医療の充実が図られてきている。

表4-5に，周産期およびその前後に関わる項目，該当すれば周産期にも適用されるものを含めて示した。

以下，入院医療，外来での併存疾患・合併症の管理，検査・手術に分け，診療報酬設定の背景，適応対象および施設基準等について概要を記す（詳細は，巻末資料3を参照）。

(2) 入 院 医 療

母子のリスク・緊急度に従って，主にローリスクを扱う医療機関（一般病院，診療所，助産所）から，地域周産期母子医療センター，そして総合周産期母子医療センターと階層化されている。

総合周産期母子医療センターへは，母子が救急搬送される。6床以上の母体胎児集中治療室（MFICU），9床以上の新生児集中治療室（NICU）を備え，母体と新生児の常時受け入れ体制を持つ。

① 入院体制整備に関わる診療報酬

〔入院基本料〕

病棟の入院患者数に応じた看護配置，看護師比率などによって異なる。入院患者数には，保険診療外の患者（正常妊産婦，健康な新生児など）を含む。

ローリスクの場合で，帝王切開等産科手術が行われた場合は，**A 100 一般病棟入院基本料**あるいは**A 108 有床診療所入院基本料**が適用され，産婦が著しい「衰弱状態」にあると医師が判断した日数について算定される。

2020（令和2）年度診療報酬改定により，ハイリスク妊産婦のうち，精神病棟への入院を要する患者の適切な分娩管理のために，**A 103 精神病棟入院基本料**と**A 104 特定機能病院入院基本料**（3 精神病棟の場合）が新設された。

〔入院基本料等加算〕

一般病院において，急性期医療を提供する体制，病院勤務医の負担軽減および処遇の改善に対する体制等を評価する項目として，**A 200 総合入院体制加算1，2，3**がある。2020年度改定で，この項目の施設基準に院内助産・助産師外来が開設されていることが追加された。

A 234-4 重症患者初期支援充実加算は，2022（令和4）年度改定で認められた。集中治療領域において，特に重篤な状態の患者およびその家族などに対する支援推進の観点から，患者の治療に直接関わらない専任の担当者（入院時重症患者メディエーター）を配置し，当該患者の診療を担う

◉ 異常分娩で入院，産科手術が療養の給付になると，正常分娩の場合より出産費用が低くなるという不都合が生じる。それを避けるために「分娩介助料」が自費となる。

表 4-5 周産期およびその前後に関係する主な診療報酬（2022 年度改定現在）[24]

名称		評価年度*	点数	算定回数等
第 1 章 基本診療料				
第 2 部 入院料等				
第 1 節 入院基本料				
A 100	一般病棟入院基本料		看護配置，看護師比率などにより異なる	1 日につき
A 103	精神病棟入院基本料(妊産婦へも適用)	2020(令 2)見直し		
A 104	特定機能病院入院基本料(精神病棟)	2020(令 2)見直し		
A 108	有床診療所入院基本料			
第 2 節 入院基本料等加算				
A 200	総合入院体制加算 1，2，3（施設基準要件追加）	2020(令 2)見直し	240点，180点，120点	14 日を限度，1 日につき
A 205-3	妊産婦緊急搬送入院加算	2008（平 20）	7,000 点	入院初日
A 234-4	重症患者初期支援充実加算	2022（令 4）	300 点	3 日を限度，1 日につき
A 236-2	ハイリスク妊娠管理加算	2008（平 20）	1,200 点	20 日を限度，1 日につき
A 237	ハイリスク分娩等管理加算			
	1 ハイリスク分娩管理加算	2006（平 18）	3,200 点	8 日を限度，1 日につき
	2 地域連携分娩管理加算	2022（令 4）	3,200 点	8 日を限度，1 日につき
A 242-2	術後疼痛管理チーム加算	2022（令 4）	100 点	A 303 1 母体・胎児集中治療室管理料に限る
A 246	入退院支援加算 3	2010（平 22）	1,200 点	退院時 1 回
A 252	地域医療体制確保加算	2020（令 2）	620 点	入院初日
第 3 節 特定入院料				
A 302	新生児特定集中治療室管理料	1996（平 8）		A 303 の 2 および A 303-2 と通算して 21 日（体重などにより異なる）
	1 新生児特定集中治療室管理料 1	2010（平 22）	10,539 点	1 日につき
	2 新生児特定集中治療室管理料 2	2010（平 22）	8,434 点	1 日につき
A 303	総合周産期特定集中治療室管理料	1996（平 8）		
	1 母体・胎児集中治療室管理料	1996（平 8）	7,381 点	14 日を限度，1 日につき
	2 新生児集中治療室管理料	1996（平 8）	10,539 点	1 日につき
	成育連携支援加算	2022（令 4）	1,200 点	入院中 1 回
A 303-2	新生児治療回復室入院医療管理料	2010（平 22）	5,697 点	1 日につき
第 2 章 特掲診療料				
第 1 部 医学管理等				
B 001・13	在宅療養指導料	1992（平 4）	170 点	1 月に 1 回(初回月のみ 2 回)
B 001・29	乳腺炎重症化予防ケア・指導料	2018（平 30）		
	イ 初回		500 点	
	ロ 2 回目から 4 回目まで		150 点	
B 005-4	ハイリスク妊産婦共同管理料（Ⅰ）	2006（平 18）	800 点	患者 1 人につき 1 回
B 005-5	ハイリスク妊産婦共同管理料（Ⅱ）	2006（平 18）	500 点	患者 1 人につき 1 回
B 005-10	ハイリスク妊産婦連携指導料 1	2018（平 30）	1,000 点	患者 1 人につき月 1 回
B 005-10-2	ハイリスク妊産婦連携指導料 2	2018（平 30）	750 点	患者 1 人につき月 1 回
B 009	診療情報提供料（Ⅰ）	2008（平 20）	250 点	患者 1 人につき 1 回
	ハイリスク妊婦紹介加算	2008（平 20）	200 点	患者 1 人につき 1 回
B 011	連携強化診療情報提供料	2020（令 2）	150 点	患者 1 人につき 3 月に 1 回（頻回に必要な場合は月 1 回）

表 4-5　（続き）

名称		評価年度*	点数	算定回数等
第 2 部　在宅医療				
C 004	救急搬送診療料 新生児加算・長時間加算	2008（平 20） 2008・2012 （平 20・24）	1,300 点 1,500 点・ 700 点	
C 101	在宅自己注射指導管理料	1981（昭 56）	複雑さ, 回数により点数が異なる	月 1 回
C 101-3	在宅妊娠糖尿病患者指導管理料 1 在宅妊娠糖尿病患者指導管理料 2	2012（平 24） 2020（令 2）	150 点 150 点	月 1 回 分娩後 12 週の間, 1 回
C 102～C 121 で, 該当する場合				
第 3 部　検査**				
D 215	超音波検査 　2　断層撮影法 　　　ロ　その他の場合 　　　　（1）胸腹部 　3　心臓超音波検査 　　　ニ　胎児心エコー法 　　　　胎児心エコー法診断加算 　4　ドプラ法 　　　イ　胎児心音観察, 末梢血管血 　　　　行動態検査	 1994（平 6）以前 2010（平 22） 2018（平 30） 1994（平 6）以前	 530 点 300 点 1,000 点 20 点	 月 1 回
D 219	ノンストレステスト（一連につき）	1994（平 6）以前	210 点	入院：週 3 回, 外来：週 1 回
第 5 部　投薬				
第 9 部　処置***				
第 10 部　手術**				
K 898	帝王切開術 　1　緊急帝王切開 　2　選択帝王切開 　加算（複雑な場合）	 2016（平 28）	 22,200 点 20,140 点 2,000 点	
K 910-2	内視鏡的胎盤吻合血管レーザー焼灼術	2012（平 24）	40,000 点	施設届
K 910-3	胎児胸腔・羊水腔シャント術（一連につき）	2012（平 24）	11,880 点	施設届

本表は, 『医科点数表の解釈』平成 8 年～令和 4 年の各 4 月版（社会保険研究所）をもとに作成した。各項目の算定要件, 施設基準等の詳細は, 同書令和 4 年 4 月版を参照のこと。

* ：評価年度は, 当初のあるいは見直しにより周産期にも適用が拡大された年度。

** ：看護支援の必要性が特に高いと考えられる項目を示した。

*** ：産科特有の処置として以下があるが, 本文では言及していない。
　　J 077 子宮出血止血法 1 分娩時のもの, J 080 子宮頸管拡張及び分娩誘発法 1～4, J 081 分娩時鈍性頸管拡張法,
　　J 083 妊娠子宮嵌頓非観血的整復法, J 084 胎盤圧出法, J 085 クリステル胎児圧出法

　　　　　医師, 看護師などの他職種とともに支援する場合に算定できる。周産期では, 後述の特定入院料を算定している場合に算定できる。

　　　　A 236-2 ハイリスク妊娠管理加算および A 237 ハイリスク分娩等管理加算（1 ハイリスク分娩管理加算, 2 地域連携分娩管理加算）は, 保険診療の対象となる合併症等を有する妊産婦の管理に関する加算である。A 236-2 および A 237　1 では, 常勤の助産師 3 人以上の配置が必要である。これらの加算は, 2020 年度改定で精神病棟にも認められるようになっ

●1 ハイリスク妊娠管理の対象には，妊娠に関わる異常（22週から32週未満の早産，妊娠高血圧症候群重症，前置胎盤，妊娠30週未満の切迫早産，多胎妊娠，子宮内胎児発育遅延），妊婦のさまざまな合併症で治療中のもの（心疾患，糖尿病，甲状腺疾患等の身体疾患，精神疾患）がある。ハイリスク分娩管理の対象は，さらに，40歳以上の初産婦，分娩前BMIが35以上，常位胎盤早期剝離，双胎間輸血症候群の患者が加わる。

●2 退院支援計画作成には，病棟および入退院支援部門の看護師，社会福祉士等の関係職種によるカンファレンスが求められている。

た（上述のA 103，A 104）。A 237　2は2022年度の新設で，地域周産期医療センターなどの専門機関との連携体制を構築し，妊産婦に対して適切な分娩管理を実施した場合である。

A 246 入退院支援加算3は，当初，新生児特定集中治療室退院調整加算として評価されたものが，その後の退院支援加算，続く入退院支援の中に整理統合されたものである。適応は，後述のA 302 新生児特定集中治療室管理料またはA 302　2 新生児特定集中治療室管理料2を算定したことがあるもの，および他施設でA 246 入退院支援加算3を算定した上で転院してきたものである。●2

〔特定入院料〕

A 302 新生児特定集中治療室管理料1，2は，高度先天奇形，低体温，重症黄疸等の新生児が適応となる。

A 302　1は，専任の医師が，常時，新生児特定集中治療室に勤務している場合，A 302　2は，常時，その医療機関内に勤務している場合である。助産師または看護師の配置数は，患者が3またはその端数を増すごとに，1人以上である。

A 303 総合周産期特定集中治療室管理料は，総合周産期母子医療センターまたは地域周産期母子医療センターに適用される。集中治療に必要な医師を常時配置すること，助産師または看護師の配置は，患者が3またはその端数を増すごとに1以上が求められている。この診療報酬には，以下の3項目が含まれる。

A 303　1 母体・胎児集中治療室管理料は，合併症妊娠，妊娠高血圧症候群，多胎妊娠等の場合である。このA 303　1では，A 242-2 術後疼痛管理チーム加算が算定できる。

A 303　2 新生児集中治療室管理料は，高度の先天奇形等の新生児が対象である。

成育連携支援加算は，2022年度改定で認められたもので，胎児が重篤な状態であると診断された，または疑われる妊婦に対し，多職種が共同して必要となる支援を提供した場合に算定できる。

A 303-2 新生児治療回復室入院医療管理料は，集中的な医療が必要な新生児に対して十分な体制を整えた治療室において医療管理を行った場合で，対象は，上述のA 302と同じである。小児科の専任の医師を常時配置することと，助産師または看護師を患者が6またはその端数を増すごとに1以上配置することが求められている。算定できる期間は，上述のA 302およびA 303　2の期間と通算して21日までで，出生体重が少ないほど，また，慢性肺疾患の有無によって90日を限度として，延長される。

② 緊急・救急搬送に関わる診療報酬

妊産婦および新生児の緊急・救急搬送に関しては，入院に至ることを前

提として，以下がある。

A 205-3 妊産婦緊急搬送入院加算は，妊産婦が併存疾患による場合も含め，救急車等で緊急搬送された場合，入院を受け入れた医療機関が初日に算定できる。特定入院料にも適用される。

A 252 地域医療体制確保加算は，2020 年度に評価された加算である。地域の救急医療体制において重要な機能を担う医療機関について，適切な労務管理などを実施することを前提として，一定の実績がある場合に算定できる。入院初日に限り，加算できる。周産期では，上記の特定入院料（A 302，A 303，A 303-2）を算定する医療機関において，該当すれば算定できる。

C 004　救急搬送診療料は，在宅医療に位置づけられ，患者を救急用自動車等で搬送する場合，診療上の必要から医師が同乗して診療を行った場合である。新生児加算と長時間加算（診療が 30 分超過の場合）がある。上述の A 205-3 が受け入れ医療機関に対する評価であるのに対し，同乗した医師に対する評価である。

● 救急用の自動車または救急医療用ヘリコプターによる搬送件数が年間 2,000 件以上。

③ オープンシステム（医療機関間の連携）に関わる診療報酬

B005-4 ハイリスク妊産婦共同管理料（I），B005-5 ハイリスク妊産婦共同管理料（II）は，いわゆるオープンシステムを評価したものである。

妊産婦が対象疾患に関して専門的治療中の患者および妊娠 30 週未満の切迫早産の患者で，A 236-2 ハイリスク妊娠管理加算および A 237　1 ハイリスク分娩管理加算を算定している医療機関に入院した場合，紹介元の医師が紹介先に赴いて，あるいはそこまで付き添って，その病院の医師と共同してハイリスクの妊婦あるいは分娩の医学管理を行った場合に算定される。

B005-4 は紹介元，B005-5 は紹介先の医療機関で算定される。B005-4 の医療機関から B005-5 の医療機関に紹介した際の診療情報提供に対し，B009 診療情報提供料（I）とその加算（ハイリスク妊婦紹介加算）がある。紹介元の医師が救急車等に同乗して管理を行った場合は，上述の C 004 が併算定できる。

(3) 外来での併存疾患・合併症の管理

初診料，再診料のほか，各疾患の治療に関わる特掲診療料がある。

① 身体的併存疾患・合併症管理と看護の技術に関わる診療報酬

妊産婦の併存疾患の管理に適用される主な在宅療養指導管理料には，以下がある。

C 101 在宅自己注射指導管理料は，糖尿病患者などに対するインスリン製剤や慢性リウマチに対する生物学的製剤などの自己注射に関わるものである。C 101-3 在宅妊娠糖尿病患者指導管理料 1 は，妊娠中の糖尿病

患者または妊娠糖尿病の患者に対し，血糖測定器による血糖自己測定値に基づいて適切な指導を行った場合である。糖尿病や妊娠糖尿病妊婦では，周産期の母児の合併症を伴いやすく，その予防・軽減が目的である。C 101-3 在宅妊娠糖尿病患者指導管理料 2 は，分娩後 12 週までの患者が適応で，2020 年度改定で追加された。

B001・13 在宅療養指導料は，在宅療養指導管理料算定患者および器[1]具を装着し，その管理に配慮を要する入院中の患者以外の患者[2]を対象に，医師の指示に基づき，保健師，助産師，または看護師が個別に 30 分以上，プライバシーが確保された場所で指導した場合である。

B001・29 乳腺炎重症化予防ケア・指導料は，乳腺炎により母乳育児に困難をきたしている患者で，医師が指導の必要性を認めたものに対し，医師または助産師が乳腺炎に係る包括的な指導を行った場合である。1 回の分娩につき，4 回まで算定できる。

② 精神疾患等に対する多職種連携，情報共有等に関わる診療報酬

B005-10 ハイリスク妊産婦連携指導料 1 および B005-10-2 ハイリスク妊産婦連携指導料 2 は，精神疾患を合併した妊産婦に対し，産科，精神科または心療内科および市町村等の担当者の多職種が連携して診療を行う場合で，2018（平成 30）年度に認められた。2022（令和 4）年度には，メンタルヘルスのスクリーニング検査により精神疾患が疑われるものについても認められることになった。

B005-10 は，該当する妊婦または出産後 2 か月以内のものに対し，産科または産婦人科を担当する医師または医師の指示を受けた保健師，助産師または看護師が，おおむね月に 1 回，患者の不安対応および療養上の指導を行う。B005-10-2 は，該当する妊婦または出産後 6 か月以内のものに対し，精神科または心療内科の医師が紹介元の産科または産婦人科の医師と連携して対応する場合である。これらのハイリスク妊産婦連携指導料では，ともに関係職種との連携が求められている[3]。

当該患者が入院する場合は，前述の B 005-4，B 005-5 が適用される。

B 011 連携強化診療情報提供料は，妊婦の場合，産科もしくは産婦人科から紹介された患者について，患者の同意を得て，紹介元に情報提供を行った場合である。

(4) 検査・手術

入院，外来を含め，主要なものについて述べる。各項目の点数には必要な器具の費用，実施あるいは補助する職種の人件費が含まれている。

D 215 超音波検査 2 断層撮影法 ロ その他の場合（1）胸腹部は，16 週以降の切迫流産または 35 週未満の切迫早産の患者に対して，医師が行う。なお，D 215 4 ドプラ法 イ 胎児心音観察は，看護師・助産師

●1 在宅療養指導管理料には，上記のほかに，C102〜C121 があり，妊産婦に適用される場合は，同じく在宅療養指導料の対象になる。

●2 人工肛門，人工膀胱などの患者である。妊産婦では，潰瘍性大腸炎，家族性大腸腺腫症で人口肛門を造設している場合などがある。

●3 ① 必要に応じて小児科と適切に連携する体制，② 多職種カンファレンスをおおむね 2 か月に 1 回程度開催し，カンファレンスに市町村等の担当者が不参加の場合，患者の同意を得た上で，文書で情報提供すること，③ 出産後の養育について支援を行う必要が認められる場合，患者の同意を得た上で，市町村等に相談し，情報提供を行うこと，である。

にも行えるが，同日に行った場合は算定できない。

D 215　3 心臓超音波検査　二 胎児心エコー法は，胎児の心疾患が強く疑われる場合，循環器内科，小児科または産婦人科の経験 5 年以上の医師が行う。胎児に異常が発見される可能性があり，事前のインフォームド・コンセントが望まれる。

D 219 ノンストレステスト（一連につき）は，入院では週 3 回まで，外来では週 1 回認められているが，早産傾向や妊娠高血圧症の妊婦，胎児発育不全の可能性がある場合は，時期にかかわらず適宜行われる。

K 898 帝王切開術（1 緊急帝王切開，2 選択帝王切開，加算）は，緊急手術，待機手術を問わず，複雑な場合に対し，認められている。

● 前置胎盤合併，32 週未満の早産，胎児機能不全等。

K 910-2 内視鏡的胎盤吻合血管レーザー焼灼術，K 910-3 胎児胸腔・羊水腔シャント術（一連につき）といった手術は，胎児のリスク軽減目的で行われる。超音波検査法の発達により，胎児の状況が把握できるようになったことがある。どちらも施設基準認定手術であり，届出が必要である。

K 910-2 は，胎盤を共有する双子の胎児で起こる「双胎間輸血症候群」の治療として，産婦人科医師と小児科医師が協力して行う。この手術により一方の児は生存確率が上がるが，1 人は失うことになる。母体へのリスクに加え，児を失うことに対するケアが必須である。

K 910-3 は，胎児胸水などにより胎児水腫になると予後不良であるため，胸水を羊水腔に持続的に排出するように胎児胸水排出用シャントを設置するものである。

周産期医療の特殊性

　冒頭で触れたように，正常妊娠・分娩は，健康保険法などに基づく「療養の給付」としての保険診療が適用されず，自費負担である。異常分娩の場合も，手術に関しては保険診療になるが，母子の状態しだいでは，他の入院等に関する費用が全額あるいは一部自費となる。日本では混合診療が認められていない中，産科のみが特殊な形態をとっているといえよう。

　周産期に関わる自費には，下記がある。
① 分娩料：正常分娩の場合の，医師の技術料および分娩時の看護料
② 分娩介助料：分娩時に異常が発生し，産科手術とそれに伴う処置等が実施され，入院と産科手術等が「療養の給付」になった場合の，助産師による介助およびその他の費用
③ 分娩に関わる入院料：正常分娩の場合は，全入院日数
　※ローリスクで帝王切開等産科手術が行われた場合は，産婦が著しい「衰弱状態」にあると判断される日数に対して入院基本料が適用されるため，その日数以外の日数
④ 新生児管理保育料：健康な新生児の入院

引 用 文 献
1）みずほ情報総研（2018）：産後ケア事業の現状及び今後の課題並びにこれらを踏まえた将来のあり方に関する調査研究報告書～産後ケア事業の在り方の検討に向けた産後ケア事業の実態と課題に関する基礎調査～.
2）日本看護協会（2013）：より充実した母子ケアのために　産科混合病棟ユニットマネジメント導入の手引き.
3）日本看護協会編（2021）：「母子のための地域包括ケア病棟」推進に向けた手引き.

4）日本看護協会（2015）：助産師の必要人数算出に関する提案.

5）福井トシ子，齋藤訓子編（2020）：令和 2 年度改定対応診療報酬・介護報酬のしくみと考え方―改定の意図を知り看護管理に活かす，第 5 版，日本看護協会出版会.

6）厚生労働省（2023）：不妊治療に関する支援について，令和 5 年 4 月 1 日時点版（概要版）.
〈https://www.mhlw.go.jp/content/230401gai.pdf〉

7）2022 年度診療報酬データベース：【2022】B001_29　乳腺炎重症化予防ケア・指導料.
〈https://www.shinryo-hoshu.com/b001_29-2022/〉

8）厚生労働省保険局医療課（2018）：疑義解釈資料の送付について（その 1），平成 30 年 3 月 30 日付事務連絡.
〈https://www.mhlw.go.jp/file/06-Seisakujouhou-12400000-Hokenkyoku/0000202132.pdf〉

9）厚生労働省（2008）：出産育児一時金に関する意見交換会資料.
〈https://www.mhlw.go.jp/shingi/2008/11/dl/s1127-13a.pdf〉

10）可世木成明（研究代表者）（2009）：厚生労働科学研究費補助金行政政策研究分野厚生労働科学特別研究「我が国における分娩にかかる費用等の実態把握に関する研究」.
〈https://mhlw-grants.niph.go.jp/project/14828〉

11）厚生労働省：平成 21 年 10 月 1 日より出産育児一時金の支給額と支払方法が変わりました.
〈https://www.mhlw.go.jp/bunya/iryouhoken/iryouhoken09/07-1.html〉

12）厚生労働省：第 162 回社会保障審議会医療保険部会資料.
〈https://www.mhlw.go.jp/content/12401000/001037735.pdf〉

13）田倉智之（研究分担者）（2022）：令和 3 年度厚生労働科学研究費補助金（成育疾患克服等次世代育成基盤研究事業）「医学的適応による生殖機能維持の支援と普及に向けた総合的研究」分担研究報告書「出産育児一時金（出産費用）に関する研究」.
〈https://mhlw-grants.niph.go.jp/system/files/report_pdf/202107004 A-buntan5.pdf〉

14）厚生労働省：妊婦健康診査の現状について.
〈https://www.mhlw.go.jp/shingi/2009/01/dl/s0108-4b_0022.pdf〉

15）厚生労働省雇用均等・児童家庭局長通知「母子保健医療対策総合支援事業の実施について」，令和 2 年 6 月 17 日　子発 0617 第 2 号.
〈https://www.mhlw.go.jp/content/11920000/000642616.pdf〉

16）厚生労働省（2010）：平成 20 年度地域保健・健康増進事業報告の概況.
〈https://www.mhlw.go.jp/toukei/saikin/hw/c-hoken/08/dl/data.pdf〉

17）厚生労働省（2005）：児童虐待による死亡事例の検証結果等について（「児童虐待等要保護事例の検証に関する専門委員会」第 1 次報告）.
〈https://www.mhlw.go.jp/houdou/2005/04/h0428-2.html〉

18）厚生労働省：乳児家庭全戸訪問事業ガイドライン.
〈https://www.mhlw.go.jp/bunya/kodomo/kosodate12/03.html〉

19）厚生労働省：乳児家庭全戸訪問事業の実施状況調査.
〈https://www.mhlw.go.jp/content/11900000/000987743.pdf〉

20）横山美江，Hakulinen Tuovi 編著（2018）：フィンランドのネウボラに学ぶ母子保健のメソッド子育て世代包括支援センターのこれから，医歯薬出版.

21）厚生労働省子ども家庭局長通知「母子保健法の一部を改正する法律」の施行について（通知）」，令和 2 年 8 月 5 日　子発 0805 第 3 号.
〈https://www.mhlw.go.jp/content/000657398.pdf〉

22）数間恵子（2017）：診療報酬と看護. The 外来看護―時代を超えて求められる患者支援―，日本看護協会出版会，p.76.

23）社会保険研究所（2015）：医療法の解説，社会保険研究所，p.4-13.

24）数間恵子（2022）：周産期関連の診療報酬. 福井トシ子，齋藤訓子，小野田舞編，診療報酬・介護報酬のしくみと考え方，第 6 版，p.256-257.

参 考 文 献
・見藤隆子，石田昌宏，大串正樹，北浦暁子，伊勢田暁子（2017）：看護職者のための政策過程入門，第 2 版，日本看護協会出版会.
・島崎謙治（2020）：日本の医療―制度と政策―，増補改訂版，東京大学出版会，p.1-130.
・福井トシ子，井本寛子（2019）：助産師のための妊娠糖尿病ケア実践ガイド，医歯薬出版；（2023）：第 2 刷.
・社会保険研究所（2022）：医科点数表の解釈，令和 4 年 4 月版，社会保険研究所.

4

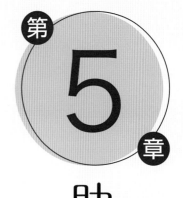

第 5 章

助産政策の実際

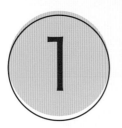

院内助産・助産師外来の推進

　「助産政策とは，妊産婦や子育て環境のあるべき姿（目的）に向かって，現在の妊産婦や子育て環境の問題などを改善するために，助産師などが関係者間で政策を形成，実施し，評価を行う一連の過程である」

　本書においては，このように定義した（第4章の3およびⅠ巻の第6章を参照）。では具体的に，何らかの問題を含んだ環境が，どのようなプロセスを辿って改善へと向かうのか。

　本章では，「院内助産・助産師外来の推進」および「助産師出向事業」を例に，助産政策の実際について述べる。

1 ｜ 院内助産・助産師外来の推進に係る政策の必要性

1）院内助産・助産師外来の意義

　妊産婦への切れ目ない支援とそれを実現する上での課題の解決には，助産師による継続的なケア・支援提供ができる体制整備が重要である。妊産婦の出産に対する満足度の向上や，母子の安全・安心につながるからである。そして，それが実現できる体制こそ，院内助産・助産師外来である。

　日本における院内助産・助産師外来の推進は，厚生労働省「安心と希望の医療確保ビジョン」で，「職種間の協働やチーム医療の充実において，院内助産・助産師外来の推進」が明記され，これを受けて「院内助産ガイドライン」（以下，旧ガイドライン）[1]が作成された2008年に遡り，以来，約15年が経過している。

　近年，国が進める「働き方改革」において，医師の業務負担が課題とされており，特に産婦人科は，他の診療科と比較して医師の勤務時間が長いことが調査により明らかとなっている[2]。その解決策の一つとして，院内助産・助産師外来のさらなる普及が推奨されている。また，ハイリスク妊産婦の増加により，医療介入を必要とする例が増加していることから，助産師が妊産婦の状態を的確に判断する実践能力を身につけてケアに責任を持つ院内助産・助産師外来を推進することは，医師がよりハイリスクな対象に専念することも可能にする。さらに，助産師と医師が，それぞれの専門性を活かしながら役割分担し，連携・協働することで，チーム医療が促進され，効率的な医療提供体制の実現につながるとともに，医師の負担軽減が図られることが期待されるのである。

2）院内助産・助産師外来の実施状況

　しかし，院内助産・助産師外来の開設数は，2017年以降，横這いであり，院内助産については，実施割合が2割にも満たない。

　日本助産師会が示す「助産師の倫理綱領」[3]には，「助産師は，女性と子どもおよび家族とともに，司法・立法・行政の諸機関と連携を図り，女性と子どもおよび家族の健康を増進する保健政策の策定と実施に参画する。その目的は，保健サービスに対する女性と子どもおよび家族のニーズを明確にし，ニーズに合わせて適正にサービスが行きわたるように，公的資源の公正配分を保証することにある」とある。つまり，院内助産・助産師外来も，保健サービスの一つとしてとらえることができるため，院内助産・助産師外来の推進の経緯については，助産師自身が認識を深め，役割発揮をすることが必要なのである。

2 ｜ 国による推進事業での助産活動

1）チーム医療の推進

　日本の分娩は，昭和30年代（1960年ごろ）を境に，それまで主流だった自宅から施設分娩に移行している[4]。この変化は，母児の安全を目指す国の政策であったとされている[5]。一方で，施設分娩が主流になってからも，少数ではあるものの，ヨーロッパ諸国のバースセンターに見るような，助産師による継続的なケアが病院で実施されていた。

　2001年には，「健やか親子21」の主要課題に「妊娠・出産に関する安全性と快適さの確保と不妊への支援」が設定され，2005年の中間評価においては，「助産師の活用によるチーム医療の採用」が提唱された。それ以降は，助産師による継続ケアが重要視され，推進が活発になっていった。

　具体的には，2001年の厚生労働科学研究「助産所における安全で快適な妊娠・出産環境の確保に関する研究」，2004年の日本助産師会「助産所ガイドライン」の策定，同年の厚生労働科学研究「産科領域における安全対策に関する研究」，2006年の日本助産師会「病院・診療所における助産師の働き方」の公表などである。これらには共通して，安全で快適な妊娠・出産に向けた体制作りとして，医師との連携のもとでの，助産師による妊娠期から育児期まで継続したケア提供の必要性が述べられている。

2）国における院内助産・助産師外来の推進の動き

　2007年には，正常経過を辿る妊産婦や母子の分娩・健康管理について助産師の積極的活用の有効性を示した厚生労働省通知[6]が発出され，2008年には，院内助産・助産師外来開設のための施設整備や，助産師などの研修に関する事業が開始された。同通知には，医師と助産師の役割分担について，下記のように記載されている。

1. 役割分担の具体例
（2）医師と助産師との役割分担
　保健師助産師看護師法において，助産師は助産及びじょく婦及び新生児の保健指導を担っているものである。医師との緊密な連携・協力関係の下で，正常の経過をたどる妊婦や母子の健康管理や分娩の管理について助産師を積極的に活用することで，産科医療機関における医師の業務負担を軽減させることが可能となる。
　こうした産科医療機関における医師の業務負担の軽減は，医師が医師でなければ対応できない事案により専念できることにより，医師の専門性がより発揮されることを可能とするとともに，地域のより高次の救急医療を担う医療機関における産科医師の負担の軽減にも資することとなる。
　特に医療機関においては，安全・安心な分娩の確保と効率的な病院内運用を図るため，妊産婦健診や相談及び院内における正常分娩の取扱い等について，病院内で医師・助産師が連携する仕組みの導入も含め，個々の医療機関の事情に応じ，助産師がその専門性を発揮しやすい環境を整えることは，こうした業務分担の導入に際し有効なものである。
　医師と助産師の間で連携する際には，十分な情報の共有と相互理解を構築するとともに，業務に際しては母子の安全の確保に細心の注意を払う必要があることは当然の前提である。

　また，同年には，厚生労働省で「安心と希望の医療確保ビジョン」が取りまとめられ，職種間の協働やチーム医療の充実において，院内助産・助産師外来の推進が明記されたほか，前述の旧ガイドラインが作成された。なお，旧ガイドラインでは，院内助産・助産師外来を合わせて「院内助産システム」と称し，院内助産は助産師が主体的なケアを提供する方法・体制と定義していた。

3) 院内助産・助産師外来の推進に関する職能団体活動

　こうした国の動きを注視しながら，政策過程は展開されていく。

　助産師による継続的なケア・支援提供は，安全で快適な出産環境の整備に資することが示され，院内助産・助産師外来の推進が図られるようになった。

　しかし，「推進」といっても，当時は，院内助産・助産師外来の定義や，助産師の教育など，課題が山積していた。そこで，日本看護協会（以下，本会）は，助産師職能委員会や有識者会議の中で課題をていねいに抽出し，普及に取り組んだ。

　ここでは，本会の事業を例に，Ⅰ巻の第6章の2で紹介した政策過程のステップ，〈問題の確認〉〈課題の設定〉〈政策案の生成〉〈政策案の採択〉〈政策の実施〉〈政策の評価〉に分けて解説する（図5-1）。

(1) 〈問題の確認〉〈課題の設定〉

　本会は，国の動きに先駆けて，2004年より，助産師が自律して助産ケアを行う体制とはどのようなものかについて検討を始め，2008年度からは，本会の重点事業の一つに「安全で満足度の高い出産環境に向けた助産セン

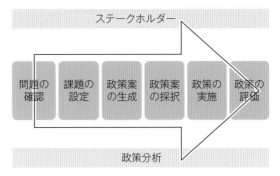

図 5-1　政策策定のプロセス（文献[7]を改変）

ターの設置推進」を掲げた。

　まず，「院内助産システム」という助産師を活用する仕組みの中に「助産外来」と「院内助産」を位置づけ，用語の定義を行い，助産師の主体的な取り組みを実施している施設のヒアリングや，利用者（妊産婦）の意見収集を通して得られた情報をもとに，院内助産システム推進の構想や3か年計画などを策定し，普及を図ってきた。

　国の後押しもあり，「助産外来」の実施施設は2008年時の273施設より2010年の405施設へ（1.48倍），「院内助産」は31施設より2010年の59施設へ（1.90倍）（厚生労働省看護課調べ）と，増加傾向となった。

　しかし，2010年ごろ，全国の助産師職能委員から，分娩件数の減少や産科医師不足に伴う産科と他科診療科との混合病棟化，分娩の取り扱い中止に伴う助産師の院内潜在化（産科以外の領域での勤務）や，助産師の助産実践能力の停滞といった現状などが報告されるようになった。

　さらに，院内助産・助産師外来の普及に重要と考えられる助産師の育成については，助産師に特化したクリニカルラダーがない病院が71％，助産師に特化した教育目標のない病院が47％と，課題が浮き彫りになった。

　他方，医療安全の観点からは，本来助産師が判断すべき妊娠・分娩経過を逐一医師に報告することや，医師の指示を得ることが強化されつつあることも明らかになった。

(2) 〈政策案の生成〉〈政策案の採択〉〈政策の実施〉
① 助産実践能力の強化

　助産師に特化したクリニカルラダーのない病院が多いという実態と，本会の助産師職能委員からの「日本で標準化した助産実践能力を示す必要がある」との意見を受け，2011年より，助産実践能力強化の仕組み（キャリア開発）の検討を開始した。

　2012年には，新卒助産師研修とその後の現任教育を連動させ，全国で活用できる「新卒助産師研修ガイド」を，翌年には，「助産師のキャリアパス」「助産実践能力習熟段階（クリニカルラダー；CLoCMiP®）」を開発し，「助産実践能力習熟段階（クリニカルラダー）活用ガイド」を公表した。

② 院内助産・助産師外来の推進に関する助産師関連団体の協働

　国の動きと連動しながら，助産師の役割発揮を後押しするには，助産師に関連する団体が協働し，方針を共有しつつ政策活動を実施し，人材育成等を進めていく必要がある。

　そこで，日本の助産関連5団体（公益社団法人日本助産師会，公益社団法人日本看護協会，一般社団法人日本助産学会，公益社団法人全国助産師教育協議会，一般財団法人日本助産評価機構）により，下記を目的に，CLoCMiP®を活用した認証制度の検討を開始し，2015年にCLoCMiP®レベルⅢ認証制度を創設した。

　・妊産褥婦・新生児に対し，安全で安心な助産ケアを提供できること
　・助産師が継続的に自己啓発を行い，専門的能力を高められること
　・社会や組織が助産師の実践能力を客観視できること

　CLoCMiP®を基盤に，助産師の継続教育の体制を日本全体で実施するための仕組みであり，第三者機関である日本助産評価機構が認証する。認証を受けた助産師は「アドバンス助産師」（Advanced Midwife）と呼称されるが，他の者と識別し，保護するため，この呼称は登録商標となっている。

　認証においては，下記到達目標にあるように，院内助産・助産師外来の実践をはじめとした実践力が求められる（詳細は，第2章の2を参照）。

CLoCMiP® レベルⅢ到達目標[8]
1. 入院期間を通して，責任をもって妊産褥婦・新生児の助産ケアができる
2. 助産師外来において，個別性を考慮し，自律したケアができる
3. 助産師外来において，指導的な役割ができる
4. 院内助産において，自律してケアができる
5. ハイリスクへの移行を早期に発見し対処できる
6. ウィメンズヘルスケアを自律して実践できる

4) 政策の評価と次なる政策展開
(1) 〈政策の評価〉

　2016年ごろになると，子どもへの虐待や，女性への暴力などの増加により，妊娠期から子育て期における切れ目ない支援や，女性の健康に対する包括的支援が，これまでに増して強く求められるようになった。また，本会が実態調査「助産師の出向システムと助産実習の受け入れ可能性等に関する調査」[9]を実施してから4年が経過し，その間，院内助産・助産師外来は微増していたものの，出生数のさらなる減少，産科医師の減少などによる分娩取り扱い施設の休止，産科混合病棟の増加など，周産期を取り巻く現状が厳しくなっていることを受けて，実態の再把握が必要になった。

　そこで，2016年に，分娩取り扱い施設におけるウィメンズヘルスケアの実施状況も含む助産ケア提供体制の動向を把握することを目的に，分娩取り扱い施設を対象とした実態調査[10]を行った。

　その結果，産科混合病棟を持つ施設数は横這いで，院内助産・助産師外

来は増加していたものの，助産ケア提供状況が悪化していることが明らかになった。一方，助産師出向は増加し，助産実践能力の強化が図られていることも把握できた。ほかに，医療機関において助産師によるウィメンズヘルスケアが提供されていることが把握でき，次なる政策展開の可能性が見えてきた。そして，院内助産・助産師外来のさらなる推進には，推進に関連した一体的な体制整備が必要だと考えられたことから，〈次なる政策展開〉のフェーズに進んだ。

(2)〈次なる政策展開〉
①「院内助産・助産師外来ガイドライン」の改訂

　旧ガイドラインが作成されてから約10年が経過し，作成当時の医療現場とは課題が変化していた。周産期を取り巻く現状を概観すると，2014年の全出生数に対する35歳以上の分娩割合は27.5％で，約10年前の2005年16.4％と比べて約1.7倍となり（2016年人口動態統計による），母体年齢が上がるとともに，妊娠合併症などのリスクも増加することが明らかとなっていた[11]。

　2016年には，厚生労働省に設置された「周産期医療体制のあり方に関する検討会」において，精神疾患合併妊婦の帝王切開率が30％を超え，全分娩における帝王切開率（約19％）より高いと報告された[12]。さらに，東京都23区における妊産婦の自殺率が東京都の妊産婦死亡率の2倍以上であり，自殺した妊婦のうち約4割がうつ病または統合失調症であったこと，産婦の約5割に産後うつ病などの精神疾患があったことから，これらは医療体制の強化で防ぎうる群であると報告された[13]。

　さらには，2017年から国が取り組んでいる働き方改革では，医師については，医師法に基づく応召義務などの特殊性を踏まえつつ，労働基準法改正法の施行期日の5年後を目処に，新たな時間外労働規制を適用することが示された[14]。週あたりの勤務時間が60時間以上の病院常勤医師の診療科別割合では，産婦人科が53.3％と最も高く[15]，助産師などとの連携・協働による負担軽減がより一層求められていた。

　以上のことから，妊娠期から育児期における切れ目ない支援に向けた体制整備や，効率的な役割分担による産科医師との連携・協働体制の整備が課題であり，こうした周産期医療を取り巻く環境や医療機関の機能や特徴を踏まえて，旧ガイドラインの改訂が必要との声が上がり，本会が，旧ガイドラインを約10年ぶりに改訂し，「院内助産・助産師外来ガイドライン2018」（以下，「GL2018」）[16]を作成した。

　「GL 2018」では，院内助産・助産師外来を以下のように定義している。

院内助産・助産師外来の定義[16]
院内助産とは
　緊急時の対応が可能な医療機関において，助産師が妊産褥婦とその家族の意向

を尊重しながら，妊娠から産褥1か月頃まで，正常・異常の判断を行い，助産ケアを提供する体制をいう。

旧ガイドラインでは，院内助産を「分娩を目的に入院する産婦及び産後の母子に対して，助産師が中心となってケア提供を行う方法・体制をいう。殊に，ローリスクの分娩介助は助産師によって行われる」と定義している。また，注釈として，「厚生労働省の事業で使用している"院内助産所"も"院内助産"と同義であり，この場合の"院内助産所"は，医療法でいう"助産所"ではない」としている。

本ガイドラインでは，「院内助産所」という名称が，医療法でいう「助産所」を想起させ，正常分娩のみを扱うイメージや，特別に「場所の確保」が必要ということを思い浮かべるため，「所」を削除し「院内助産」とした。また，今回の定義では，妊産褥婦にケアを提供する期間を示した。

助産師外来とは

緊急時の対応が可能な医療機関において，助産師が産科医師と役割分担をし，妊産褥婦とその家族の意向を尊重しながら，健康診査や保健指導を行うことをいう。ただし，産科医師が健康診査を行い，保健指導・母乳外来等のみを助産師が行う場合はこれに含まない。

旧ガイドラインでは，外来における実践内容を示す標記が望ましいため，「助産師外来」の「師」はあえてつけず「妊婦・褥婦の健康診査並びに保健指導が助産師によって行われる外来をいう」と定義している。

本ガイドラインでは，「助産師」が実施している外来であることが，妊産褥婦等の対象者に明確にわかるよう，「助産師外来」とした。また，対象者を中心に産科医師と助産師が連携・協力することを示した。

折しも，国では医師の働き方改革の議論以外にも，成育過程にある者及びその保護者並びに妊産婦に対し必要な成育医療等を切れ目なく提供するための施策の総合的な推進に関する法律（成育基本法）が制定されたことから，関係する検討会の場[17]において，関係団体で院内助産・助産師外来を推進できるよう，繰り返し提言した。

② 一体的な助産ケア提供体制整備に向けた「母子のための地域包括ケア病棟」の提唱とモデル事業の展開

また，2016年に実施した調査の結果において，助産ケア提供状況が悪化していることが明らかになったことを踏まえ，妊産婦への切れ目ない支援体制の整備に必要な機能を一体的に整備していく必要性も認識した。

そして，① 院内助産・助産師外来，② 産科関連病棟におけるユニットマネジメント，③ 医療機関における産後ケア事業，④ 地域連携の4つの機能を兼ね備えた「母子のための地域包括ケア病棟（仮称）」を構想し，2019年度および2020年度に「母子のための地域包括ケア病棟（仮称）モデル事業」に取り組んだ。2021年には，「『母子のための地域包括ケア病棟』推進に向けた手引き」[18]を作成し，普及を図っている。

③ 成育医療等基本方針に産科区域特定の必要性が明記

2016年の調査では，産科関連病棟の混合病棟化がより進み，

- 新生児に対する感染対策としても必要と考えられる，他科患者の入院に関する基準やルールが，（整備はされていても）十分に守られていない
- 助産師や産科の看護師が他科患者の対応も担い，母子のケアに専念できない

といった課題が生じていることも明らかになった。

　また，別の調査（後述）[19]からも，産科混合病棟は院内助産の推進の障壁となっていることが明らかになった。

　つまり，母子の安全，安寧のためには，産科混合病棟の課題解決を推し進める必要がある。そこで，診療報酬に関する議論や，国の周産期関係の検討会などで，要望や提案を行った。

　その結果，成育基本法に関連して設置された「成育医療協議会」の中で策定された，成育医療等の提供に関する施策の総合的な推進に関する基本的な方針（成育医療等基本方針）に，本会が提案してきた「ユニットマネジメント」に関連して，下記のように「産科区域特定の必要性」が明記された。

> **成育医療等基本的方針（抜粋）**
> 　分娩を取り扱う医療機関について，母子への感染防止及び母子の心身の安定・安全の確保を図る観点から，産科区域の特定などの対応を講ずることが望ましい中，医療機関の実情を踏まえた適切な体制の整備を推進する。

④ タスクシフト／シェアの動きと院内助産・助産師外来の推進

　2018年には，医師の働き方改革を受けて，助産師と産科医師とが連携・協働するチーム医療の推進を図るため，院内助産・助産師外来の開設による効果に関する調査[19]を実施した。その結果，院内助産・助産師外来の実施は，医師の負担軽減に資する結果が得られたことから，「医師の働き方改革を進めるためのタスク・シフト／シェアの推進に関する検討会議論の整理」の中で，現行制度のもとで実施可能な業務のうち，特に推進するものとして「院内助産・助産師外来」が明記された[20]。

⑤ 第8次医療計画と院内助産・助産師外来の推進

　2023年3月に策定された第8次医療計画の「周産期医療の体制構築に係る指針」では，母子に配慮した周産期医療の提供が可能な体制の項において，「分娩を取り扱う医療機関は，母子の心身の安定・安全の確保等を図る観点から，産科区域の特定（院内助産・助産師外来や医療機関における産後ケア事業の実施，また，母子保健や福祉に関する事業と連携する機能を包括的に実施する機能をもつ病棟の概念を含む）や安全な無痛分娩の実施などの対応を講ずることが望ましいなか，当該医療機関の実情を踏まえた適切な対応を推進すること」と追記されたほか，周産期医療の医療体制構築に係る現状把握のための指標例に，「院内助産や助産師外来を行っている周産期母子医療センター数」が追加された。

3 ｜ 今後の展望

　第4章の3において，「ある目的に向かって政策提案をする場合，関係者のさまざまな意見を調整する必要がある。すべての関係者の意見が一致

しなければ，特に法律の場合は改定することはできない」と述べた。そして，「その際，政策ストーリーを論理的に立てることは必須で，そのためには，政策ストーリーをデータで説明できることが必要である」とまとめた。

　われわれ助産師は，保助看法という業務法で「助産」という裁量と業務独占の規制を受けている。したがって，助産に関連する事項や動向を注視し，妊産婦を取り巻く状況の変化に沿った必要な支援が，あるべき姿に近づけられるよう，日ごろから意識し，実践することが求められている。

　「助産師による継続的なケア・支援提供体制としての院内助産・助産師外来」が全国で当たり前の体制になるよう，助産師がその必要性を認識すること，そして，その体制整備にとって障壁となっていることは何か，その課題解決のために何をすればよいかを考えることが，政策過程に寄与するのである。

引 用 文 献

 1）中林正雄（2008）：厚生労働科学研究補助金（特別研究事業）分担研究報告書「院内助産ガイドライン医師と助産師の役割分担と協働」.
 2）厚生労働省医政局（2017）：第2回医師の働き方改革に関する検討会資料3「医師の勤務実態について」，平成29年9月21日.
 3）日本助産師会（2021）：助産師の声明／コアコンピテンシー2021，日本助産師会出版.
 4）伊藤隆子（1988）：わが国の助産師制度の歴史を踏まえてその将来を展望する．日本助産学会誌，2（1）.
 5）中林正雄（2019）：院内助産・助産師外来の意義・歴史．周産期医学，49（3）.
 6）厚生労働省医政局長通知「医師及び医療関係職と事務職員等との間等での役割分担の推進について」，平成19年12月28日　医政発第1228001号.
 7）宮川公男（1994）：政策科学の基礎，東洋経済新報社，p.176.
 8）日本看護協会編（2022）：助産実践能力習熟段階（クリニカルラダー）活用ガイド2022.
 9）日本看護協会（2014）：平成24年度「助産師の出向システムと助産実習の受け入れ可能性等に関する調査」「助産師の出向システムと助産師就業継続意思に関する調査」報告書.
 〈https://www.nurse.or.jp/home/publication/pdf/report/2014/josan_shukko.pdf〉
10）日本看護協会（2017）：平成28年度分娩取扱施設におけるウィメンズヘルスケアと助産ケア提供状況等に関する実態調査報告書.
11）厚生労働省（2013）：不妊に悩む方への特定治療支援事業等のあり方に関する検討会報告書，関係資料（3）「参考資料」，平成25年8月23日.
12）厚生労働省医政局地域医療計画課（2016）：第6回周産期医療体制のあり方に関する検討会，資料2「合併症を有する妊娠と周産期医療体制」，平成28年8月24日.
13）岡井崇（2016）：第6回周産期医療体制のあり方に関する検討会，資料3「うつ病等の精神疾患合併妊産婦の診療と支援について，平成28年8月24日.
14）働き方改革実現会議決定（2017）：働き方改革実行計画，平成29年3月28日.
15）厚生労働省医政局（2017）：第2回医師の働き方改革に関する検討会，資料3「医師の勤務実態について」，平成29年9月21日.
16）日本看護協会（2018）：院内助産・助産師外来ガイドライン2018.
17）井本寛子（2020）：第3回成育医療等協議会，資料2-2「成育医療等基本方針策定について日本看護協会からの提案」，令和2年6月4日.
18）日本看護協会編（2021）：「母子のための地域包括ケア病棟」推進に向けた手引き.
19）日本看護協会（2019）：平成30年度厚生労働省看護職員確保対策特別事業「院内助産・助産師外来の開設による効果に関する調査」報告書.
20）医師の働き方改革を進めるためのタスク・シフト／シェアの推進に関する検討会（2020）：医師の働き方改革を進めるためのタスク・シフト／シェアの推進に関する検討会議論の整理.
 〈https://www.mhlw.go.jp/content/10800000/000720006.pdf〉

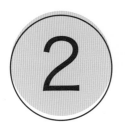

2 助産師出向事業

1 助産師出向の必要性

　これまでにも述べてきたように，産科医師不足や分娩取り扱い施設の減少に伴う周産期医療提供体制の変遷，少子化，ハイリスク妊娠・分娩の増加などを受けて，妊産婦への切れ目ない支援体制の整備が課題となっている。日本看護協会（以下，本会）では，2011年度より「安全・安心な妊娠・出産・育児環境の整備」を目標に掲げ，各種事業に取り組んできた。

　厚生労働省の人口動態統計，衛生行政報告例によると，2020年現在，日本の出産場所別の出生数は，病院が53.9%，診療所が45.6%となっている。一方，就業助産師の割合は，病院に60.9%，診療所24.5%と偏在している。

　また，都道府県により就業助産師数に差があり，人口10万対比の就業助産師数を比較すると，2倍近くの開き（図4-7参照）がある。さらに，同じ都道府県内においても，医療施設間での助産師の偏在があり，安全・安心な出産環境を整備し，すべての妊産婦に助産師のケアを提供できるようにすることが求められている。

　課題解決のための取り組みの中で，現場の工夫で行っている助産師の出向について情報収集する機会があった。助産師の不足を医療機関同士の協働で解決する方法の一つとして，出向が実施されていたのである。また，学会誌などでも，助産師の出向に関する報告が散見された。

　しかし，出向の実態が明らかにされておらず，何より，ニーズがないのであれば，政策としての実現可能性は低い。

　そこで，本会では，「すべての妊産婦へ助産師のケアを提供できる環境」という「あるべき姿」に近づけるために，助産師の出向システムを全国展開することが可能かどうか，現場のニーズ把握を行った。本章の1でも紹介した，2012年実施の「助産師の出向システムと助産実習の受け入れ可能性等に関する調査」[2)]である。

　調査の結果，以下のような状況が明らかになった。

(1) 助産師出向の実施経験のある病院の実態

　調査当時の状況において，回答した497病院中，「現在，助産師が出向している」のは3.4%，「以前，助産師が出向していた」のは12.1%，「出

向の経験はない」のは77.9％，「助産師の出向はないが，看護師の出向経験はある」のは6.6％であった。また，うち494病院中，「現在，助産師の出向を受け入れている」のは3.2％，「以前，助産師の出向を受け入れていた」のは8.1％，「出向の受け入れ経験はない」のは84.4％，「助産師の受け入れ経験はないが，看護師（の受け入れ経験）はある」のは4.3％であった。

(2) 助産師出向の受け入れ経験のある診療所の実態

回答した343診療所のうち，「現在，助産師の出向を受け入れている」のは1.7％，「以前，助産師の出向を受け入れていた」のは2.6％，「出向の受け入れ経験はない」のは95.0％，「助産師の受け入れ経験はないが，看護師（の受け入れ経験）はある」のは0.6％であった。

(3) 助産師出向に関する意向の有無

回答した3,898人の助産師のうち，所属施設で「現在，助産師が出向している」のは5.1％，「以前，助産師が出向していた」のは7.5％，「出向の経験はない」のは83.9％，「助産師の出向経験はないが，看護師の出向経験はある」のは3.4％であった。また，他施設より「現在，助産師の出向を受け入れている」のは3.4％，「以前，助産師の出向を受け入れていた」のは7.7％，「出向受け入れの経験はない」のは85.8％，「助産師の受け入れ経験はないが，看護師（の受け入れ経験）はある」のは3.2％であった。

さらに，助産師として出向した経験が「ある」のは3.3％，「ない」のは96.7％であった。

以上3つの結果から，現場における助産師出向の実態が明らかになった。

2 助産師出向事業の創設に至る過程

Ⅰ巻の第6章の2で紹介した政策過程のステップ，〈問題の確認〉〈課題の設定〉〈政策案の生成〉〈政策案の採択〉〈政策の実施〉〈政策の評価〉に段階を分けて，実態把握からモデル事業を行い，国による助産師出向の事業化へとつながったプロセスを解説する（図5-1参照）。

(1) 〈問題の確認〉〈課題の設定〉

前述の調査[2]により，助産師の出向は全国で実施されており，施設間で助産師の偏在是正の試みがなされていることが明らかとなった。

同調査からは，助産師を出向させる条件として，病院は助産師の給与や身分が保障されることをあげており，病院や診療所は出向助産師を受ける前提として施設の給与規程内や業務形態に合わせた人員であることをあげていた。助産師経験については「3～4年目」が最も多いことから，社会的

背景として，自由な勤務が組みやすく，なおかつ一定の実践能力が備わった人員が出向に適当であると考えられた。

　以上のことから，出向助産師としては，出向元に在職し，その身分が守られながらも，ある程度，出向先の現状に合わせてフレキシブルに働ける助産師が適切であると考えられた。

　また，出向を経験した助産師の約7割が，年間に取り扱う分娩件数が増加しており，助産実践能力も強化されており，約6割が「機会があれば出向したい」と考えていることから，助産師出向は助産師自身にとっても有意義であると考えられた。さらには，約2割の病院と約4割の診療所が出向の受け入れを希望していた。

　助産師出向に対するニーズがあること，また，実際に助産師が出向できる体制にある病院・診療所も多いとわかったことから，助産師出向システムの実現には可能性があると示唆された。助産師出向に関する量的・質的データを収集した結果，助産師出向による条件設定などで問題が散見されるものの，対応可能なものであるため，「助産師の就業先偏在の是正」を課題として設定した。

(2) 〈政策案の生成〉〈政策案の採択〉〈政策の実施〉
モデル事業の実施

　実態調査の結果から，助産師出向システムの必要性と実効性が示唆された。つまり，出向が必要だという臨床現場のニーズがあり，かつ，実際に出向を実施しているという実態が明確になったのである。そして，調査と前後して厚生労働省に対しても助産師出向システムの実現に向けての要望活動[3]を行い，その結果，2013年から2年間，厚生労働省看護職員確保対策特別事業「助産師出向支援モデル事業」を実施することになった。

　データが揃って課題を設定したら，全国展開が可能かどうかモデル事業を行うことは，出向システムを全国展開するためのステップとして必要なことである。また，全国展開するには，ガイドラインがあると有用である。

　モデル事業は1都14県看護協会に委託し，2013年度にはニーズ調査や出向元と出向先施設の選定・マッチング・契約成立について実施してガイドラインの暫定版を，2014年度には出向の開始・出向支援・評価を行い，ガイドラインの決定版を作成した。

(3) 〈政策の評価〉

　2年にわたるモデル事業の評価は，下記のとおりである。
① 助産師出向システム成功のポイント

　助産師の出向が成立するには，都道府県内の周産期医療に関わる団体や行政，医療施設で本事業に直接的・間接的に関わる役職員による理解と協力が欠かせない。また，出向元・出向先施設間の契約（協定）書を締結す

るまでに生じるさまざまな課題を解決する必要があり，出向開始後も，残業や休暇数などの諸問題が生じていた。

1都14県看護協会が本事業に取り組む中で得た出向成功のポイントとしては，「出向助産師，出向先・出向元施設による出向目的の明確化」「関係団体や関係者への事業の周知・説明」「出向助産師，出向先・出向元施設による出向目的の共有」「コーディネーターや適切な人員による施設間訪問，出向助産師のきめ細かい対応や出向の受け入れ準備支援」が抽出された。つまり，関係者間の利害を調整し，合意形成に至ることが欠かせないということである。

② 全国展開に向けた課題

課題としては，「国や県行政による主導や助産師出向予算の確保」「出向システムの関係団体」「医療施設，関係者への周知，理解の促進と事業成果の広報」「施設規模や設置主体が異なる中，協定書へ給与，休日，福利厚生，勤務体制等を盛り込むこと」といったことが明らかになった。また，このような中での財政確保は欠かせない。

3 国による助産師出向事業の推進

モデル事業の評価と，本会から厚生労働省へのさらなる要望により，2015年度の厚生労働省概算要求に看護職員確保対策の総合的推進「助産師出向支援導入事業」が明記され，助産師出向システムが全国で行われることになった。この事業は，現在の「助産師活用推進事業」につながっており，2015年度以降も予算要求が毎年継続され，都道府県における助産師就業の偏在解消，助産実践能力の強化，助産学生等の実習施設確保，助産所と連携する医療機関の確保，院内助産・助産師外来の普及や理解促進などを図ることを目的として実施されている。2021年度の実施都道府県数は27県で，91の医療機関で66人の助産師が本事業を活用している。

また，関連する医療計画や成育医療等基本方針などの中でも，助産師確保のために本事業の活用・推進が明記されている。

4 今後の展望

少子化の影響により，分娩取り扱い医療機関は減少の一途を辿っており，本会の調査[4]からも，病院や診療所に勤務する助産師の偏在のみならず，約2割の助産師が院内潜在（産科以外の領域での勤務）となっていることも明らかとなっている。

本章の1で扱った院内助産・助産師外来の推進にも大きく影響する課題であるが，安全・安心な出産環境を整備する上で，助産師の偏在・潜在の是正は重要である。周産期医療機関の集約化が進む中，妊産婦への切れ目

ない支援がより拡充されるために，助産師がこの事業の重要性を認識し，活用することが求められる。

引用・参考文献
1) 日本看護協会出版会編 (2022)：令和3年看護関係統計資料集，日本看護協会出版会.
2) 日本看護協会 (2018)：平成24年度「助産師の出向システムと助産実習の受け入れ可能性等に関する調査」「「助産師の出向システムと助産師就業継続意思に関する調査」報告書.
3) 日本看護協会 (2015)：平成26年度厚生労働省看護職員確保対策特別事業「助産師出向支援モデル事業」報告.
4) 日本看護協会 (2017)：平成28年度分娩取扱施設におけるウィメンズヘルスケアと助産ケア提供状況等に関する実態調査報告書.

5

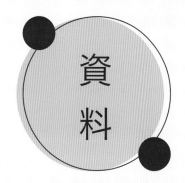

資料

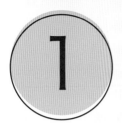

医療機関における助産ケアの質評価
―自己点検のための評価基準―第2版

日本看護協会　2007年12月

評価基準の活用方法

1. 各助産師は，49項目を自己評価する。特にケアリング5項目は，ケアする助産師の姿勢を評価しているため，最近ケア提供した事例を具体的に思い浮かべながら自己評価する。
2. 教育担当者および看護（助産）師長等は，助産ケアの機関・施設の機能21項目（管理者用）を評価する。

【留意点】

1. 回答欄に「該当しない」が存在するが，施設のケア方針が明文化されていない場合，業務基準・手順がない場合，施設の機能上そのケアを実践しない場合のみ使用する。
2. 各助産師の自己評価表の活用については，各施設に一任する。

医療機関における助産ケアの質評価 ―自己点検のための基準― 第2版

レベル1：	助産師があれば意識して関わることができる
レベル2：	意識して関わろうと努力している
レベル3：	おおむね無意識しながら関わっている
レベル4：	常に意識しながら関わっている，無意識に意識的な関わりができる／存在そのものが意識的である

ケアリング

【ねらい】

周産期看護の状況において導き出されたケアリングの定義と5つのカテゴリ。ケアリングは個人的な感覚として，責任と専心を感じるような重要な他者と慈質的（nurturing）に関わることである。
K.M.Swanson(1991)/小林・片田訳(1995)

項目	内容	項目レベルの回答	小項目レベルの回答
001	**知ること：** 妊産褥期・家族と同じように出来事を理解しようと努力する	4 … 3 … 2 … 1 … 該当しない	
001.1	対象者を理解すると言き前提や先入観でみ込いようにする		4 … 3 … 2 … 1 … 該当しない
001.2	ケアされる側を中心におく		4 … 3 … 2 … 1 … 該当しない
001.3	ケアされる側の体験に関するアセスメントを行う		4 … 3 … 2 … 1 … 該当しない
001.3.1	継続的にアセスメントを行う		4 … 3 … 2 … 1 … 該当しない
001.3.2	継続的に手がかりを探しながら行う		4 … 3 … 2 … 1 … 該当しない
001.4	対象者を重要な存在として認めるようとする態度を持つ		4 … 3 … 2 … 1 … 該当しない
001.5	対象者が示す反応を大切にする		4 … 3 … 2 … 1 … 該当しない
002	**共にいること：** 妊産褥期・家族にとって精神的に存在し続ける	4 … 3 … 2 … 1 … 該当しない	
002.1	対象者の元にいる		4 … 3 … 2 … 1 … 該当しない
002.2	対象者に何かあればすぐに何かできる		4 … 3 … 2 … 1 … 該当しない
002.3	対象者と感情を共有できる		4 … 3 … 2 … 1 … 該当しない
002.4	対象者にとって負担にならないように存在する		4 … 3 … 2 … 1 … 該当しない
003	**誰かのために行うこと：** 自分にするように，出来る限り他の人に何かをする	4 … 3 … 2 … 1 … 該当しない	
003.1	対象者の苦しみや悲しみを和らげる		4 … 3 … 2 … 1 … 該当しない
003.2	対象者をなぐさめる		4 … 3 … 2 … 1 … 該当しない
003.3	対象者のニーズを予測する		4 … 3 … 2 … 1 … 該当しない
003.4	自信をもち気に実行する		4 … 3 … 2 … 1 … 該当しない
003.5	対象者を保護する		4 … 3 … 2 … 1 … 該当しない
003.6	尊厳を守る：押し付けがましくなく，すぐに忘れられるように行う		4 … 3 … 2 … 1 … 該当しない

レベル1：	助言のもとにできる ／ 指示のもとにできる
レベル2：	一人でケアを実践できる ／ マニュアルどおりにできる
レベル3：	目標達成のために多様な方法を使って個別的なケアアップできる／学生(後輩)の指導ができる／チーム内のリーダー・コーディネートができる
レベル4：	わずかな手がかりでも状況を総合的に把握できる判断に即時的な込めることができる／より質の高い健康増進に向けて、看護チーム全体を含めたケアの測量ができる

妊娠期の診断とケア

【ねらい】

妊婦とその家族が心身共に安定・快適な生活がおくられるように妊娠期の健康診断を行う。また、親となる準備が整えられるよう、適切な健康教育アップを行う。

101 妊娠ケア方針の理解と対応

項目レベルの選択 4 … 3 … 2 … 1 … 該当しない

	小項目レベルの選択				
101.1. 病態が有する妊婦とその家族に対するケア方針を理解できる	4 …	3 …	2 …	1 …	該当しない
101.2. 妊婦と家族に対して妊娠方針を説明できる	4 …	3 …	2 …	1 …	該当しない
101.3. 妊婦と家族に対してケア方針に沿って、対応できる	4 …	3 …	2 …	1 …	該当しない

102 妊娠期に関する業務基準・手順の活用

項目レベルの選択 4 … 3 … 2 … 1 … 該当しない

	小項目レベルの選択				
102.1. 業務基準・手順を活用したケアができる	4 …	3 …	2 …	1 …	該当しない

103 妊婦のニーズの把握

項目レベルの選択 4 … 3 … 2 … 1 … 該当しない

	小項目レベルの選択				
103.1. 正常な妊娠経過に関する情報を提供できる	4 …	3 …	2 …	1 …	該当しない
103.2. 妊婦のセルフケア能力を把握できる	4 …	3 …	2 …	1 …	該当しない
103.3. 妊婦の主体性を尊重できる	4 …	3 …	2 …	1 …	該当しない
103.4. 妊婦や家族の潜在化しているニーズを引き出すことができる	4 …	3 …	2 …	1 …	該当しない

104 母体の健康診査

項目レベルの選択 4 … 3 … 2 … 1 … 該当しない

	小項目レベルの選択				
104.1. 適切な手技を使って妊娠の診断ができる	4 …	3 …	2 …	1 …	該当しない
104.2. 問診、外診、触診、聴診、視診などから総合的に妊婦の健康診査ができる	4 …	3 …	2 …	1 …	該当しない
104.3. 妊娠経過の正常・異常が判断できる	4 …	3 …	2 …	1 …	該当しない
104.4. 現在および今後の妊娠経過に関する異常を発見または予測できる	4 …	3 …	2 …	1 …	該当しない
104.5. 妊婦や家族が満足する対応ができる	4 …	3 …	2 …	1 …	該当しない

105 胎児の健康診査

項目レベルの選択 4 … 3 … 2 … 1 … 該当しない

	小項目レベルの選択				
105.1. 胎児の成長と健康度を判断するために必要なデータを適切な手技・方法で収集できる	4 …	3 …	2 …	1 …	該当しない
105.2. 胎児の成長と健康度を評価できる	4 …	3 …	2 …	1 …	該当しない
105.3. 胎児の現在および今後の経過に関する異常を発見または予測できる	4 …	3 …	2 …	1 …	該当しない
105.4. 妊婦や家族が満足する対応ができる	4 …	3 …	2 …	1 …	該当しない

レベル1：	助言があれば意識して関わることができる
レベル2：	意識して関わろうと努力している
レベル3：	おおむね無意識に関わっている
レベル4：	常に意識しながら関わっている／無意識に関わっても常に患者に感慨に感慨的のものが継続的のである

004 可能にする力をもたせること：

人生の移行期や未知の出来事を対象者が通っていけるようにすること

項目レベルの選択 4 … 3 … 2 … 1 … 該当しない

	小項目レベルの選択				
004.1. 自分の専門知識を他者の向上のために使用する	4 …	3 …	2 …	1 …	該当しない
004.2. 対象者の感情を許容したり確認している心理的なサポートをする	4 …	3 …	2 …	1 …	該当しない
004.3. 情報を提供したり説明したりする	4 …	3 …	2 …	1 …	該当しない
004.4. 対象者が関心のあることに焦点を当てて、考えることを助ける	4 …	3 …	2 …	1 …	該当しない
004.5. 正しいことを伝えることとフィードバックを与える	4 …	3 …	2 …	1 …	該当しない

005 信念を維持すること：

意味ある行為として将来に目を向けるために、対象者が出来事を終わらせり、移行する能力を信じること

項目レベルの選択 4 … 3 … 2 … 1 … 該当しない

	小項目レベルの選択				
005.1. 妊産褥婦・家族の能力を信じ続けること	4 …	3 …	2 …	1 …	該当しない
005.2. 対象者の自身の力を維持すること	4 …	3 …	2 …	1 …	該当しない
005.3. 自己の希望に満ちた態度を維持する	4 …	3 …	2 …	1 …	該当しない
005.4. 対象者に現実的な楽観性を与えるように関わる	4 …	3 …	2 …	1 …	該当しない
005.5. 長い目でみる	4 …	3 …	2 …	1 …	該当しない

106 妊婦のケア計画

項目レベルの回答：4 … 3 … 2 … 1 … 該当しない／小項目レベルの回答：4 … 3 … 2 … 1 … 該当しない

- 106.1. 妊娠経過にそった計画を立案できる
- 106.2. 個別性に応じた計画を立案できる
- 106.3. 妊婦の主体性を尊重する方向で計画を立案できる
- 106.4. 妊娠経過やニーズに合わせて計画を修正できる

107 ケア計画に基づいたケア、健康教育・相談

- 107.1. 集団を対象とした親準備教育の企画ができる
- 107.2. 集団を対象とした親準備教育の運営・実施ができる
- 107.3. 個別性に応じた相談・ケアが実践できる

108 妊婦に提供したケアの評価

- 108.1. ケアを振り返る姿勢を持つことができる
- 108.2. ケアを評価するために妊婦や家族が示す反応を捉えることができる
- 108.3. 客観的な指標を用いて、ケアの効果を確認することができる
- 108.4. 評価の結果からさらに質の高いケアを創造することができる

109 ケアの連携・継続

- 109.1. 連携を働きかける適切な時期と方法（記録や口頭等）が選択・実施ができる
- 109.2. 妊婦の主体性と自己決定が継続されるように伝達することができる
- 109.3. 適切な相手（医療チームメンバー、医療施設、地域など）を判断し、選択できる
- 109.4. 妊婦や家族が満足できるケアの連携と継続を確立できる

110 バースプランの把握

- 110.1. 妊産婦の出産に関する要望や希望を把握することができる
- 110.2. 要望や希望を把握する過程で、妊産婦の主体性を引き出すことができる
- 110.3. バースプランの実現に向けて適切なアドバイスができる

111 母乳育児に対するニーズの把握

- 111.1. 妊娠中期までにニーズに関する一般的な母乳育児に関する情報を提供できる
- 111.2. 母乳育児に向けた妊婦のセルフケア能力を査定することができる
- 111.3. 妊婦の主体性を尊重できる
- 111.4. 妊婦や家族の潜在化しているニーズを引き出すことができる

112 母乳育児に関するケア、指導

- 112.1. 妊娠各期に応じた手入れの方法が指導できる
- 112.2. 妊婦の個別性に沿った具体的な実行可能な母乳のセルフケアの方法が指導できる
- 112.3. 母乳育児に向けた妊婦のセルフケアを高めることができる
- 112.4. 妊婦や家族の満足度につながるケアの創造ができる

分娩期の診断とケア

【ねらい】 母子共に安全に、また産婦とその家族が納得のいく出産体験ができるよう分娩進行に応じて適切な助産ケアを行う。

各項目の評価尺度： 4 … 3 … 2 … 1 … 該当しない（項目レベルの配置）

113 産婦・家族への分娩方針の理解と対応
- 113.1. 施設が有する産婦とその家族に対する分娩方針を説明できる
- 113.2. 産婦とその家族に対して分娩方針に応じて対応できる
- 113.3. 産婦とその家族に対して分娩方針に沿って対応できる

114 分娩期に関する業務基準・手順の活用
- 114.1. 業務基準・手順を活用したケアができる

115 産婦のニーズ把握
- 115.1. 分娩経過に関する情報を提供できる
- 115.2. 分娩進行に伴うニーズを把握できる
- 115.3. 産婦の主体性を尊重できる
- 115.4. 産婦とその家族の潜在化しているニーズを引き出すことができる

116 分娩経過の診断
- 116.1. 適切な手技・方法を使って的確に産婦の健康診断ができる
- 116.2. 分娩経過を正確に診断できる
- 116.3. 異常の早期発見または予測ができる
- 116.4. 産婦とその家族の意向を尊重する対応ができる

117 助産計画
- 117.1. 分娩経過にそった計画を立案できる
- 117.2. 個別性に応じた計画を立案できる
- 117.3. 産婦の主体性を尊重する方向で計画を立案できる
- 117.4. 産婦の状態やニーズに合わせて計画を修正できる

118 産婦のケア
- 118.1. 産婦に寄り添い、安全・安楽で快適なケアができる
- 118.2. 個別性に応じたケアができる
- 118.2.1. 分娩レビューを助けることができる
- 118.2.2. 状況に応じて早期母子接触（カンガルーケアなど）ができる
- 118.2.3. 早期授乳のケアができる

119 分娩介助
- 119.1. 仰臥位分娩の介助ができる
- 119.2. 様々な分娩体位にそった分娩介助ができる
- 119.3. 安全・安楽な分娩介助ができる

120 ケアの評価
- 120.1. ケアを振り返る姿勢をもつことができる
- 120.2. ケアを評価するために産婦や家族が示す反応をとらえることができる
- 120.3. 客観的な指標を用いてケアの効果を確認できる
- 120.4. 評価の結果から質の高いケアを創造できる

121 ケアの連携・継続
- 121.1. 連携を働きかける適切な時期や方法（記録や口頭など）が選択・実施できる
- 121.2. 産婦の主体性と自己決定が継続されるように伝達できる
- 121.3. 適切な相手（医療チームメンバー、医療施設など）を判断し選択できる
- 121.4. 産婦や家族が満足できる連携継続を確立できる

資料

産褥期の診断とケア

【ねらい】 産褥期の健康診断を行い、適切なケアを行う。また、母親としての自立がはかられるよう家族を含めた母性健康教育・ケアを行う。

評価尺度：項目レベルの照合／小項目レベルの照合　4 …　3 …　2 …　1 …　該当しない

122　褥婦ケア方針の理解と対応

番号	項目
122.1	施設が有する褥婦とその家族に対するケア方針を説明できる
122.2	褥婦とその家族に対してケア方針を説明できる
122.3	褥婦とその家族に対してケア方針に沿って対応できる

123　産褥期に関する業務基準・手順の活用

番号	項目
123.1	業務基準・手順を活用したケアができる

124　褥婦のニーズの把握

番号	項目
124.1	正常な産褥経過に関する情報を提供できる
124.2	褥婦のセルフケア能力を把握できる
124.3	褥婦の主体性を尊重できる
124.4	褥婦や家族の潜在化しているニーズを引き出すことができる

125　褥婦の健康診査

番号	項目
125.1	適切な手技・方法を用いて産褥の診断ができる
125.2	問診・外診・聴診・触診・褥婦などから的確に褥婦の健康診査ができる
125.3	産褥経過の正常・異常の判断ができる
125.3.1	身体的回復の診断ができる
125.3.2	心理・社会的側面の診断ができる
125.4	現在および今後の産褥経過に関する異常を発見・または予測できる
125.5	母子間愛着障害、児の遺伝ハイリスク要因の有無の判断ができる
125.6	褥婦や家族が満足する対応ができる

126　褥婦のケア計画

番号	項目
126.1	産褥経過に沿った計画を立案できる
126.1.1	生理的な復古現象（退行性変化）を促進するための計画を立案できる
126.1.2	母乳育児確立のための計画を立案できる
126.1.3	母乳育児を行わない褥婦への支援計画を立案できる
126.1.4	児の愛着形成と親役割獲得のための計画を立案できる
126.2	個別性に応じた計画を立案できる
126.3	褥婦の主体性を尊重する方向で計画を立案できる
126.4	産褥経過やニーズに合わせて計画を修正できる

127　ケア計画に基づくケア、健康教育・相談

番号	項目
127.1	集団を対象とした産後の生活・家族計画・育児指導の企画ができる
127.2	集団を対象とした産後の生活・家族計画の実施、育児指導の実践ができる
127.3	母乳育児支援のための計画を立案できる
127.3.1	授乳手段（直接授乳・搾乳・補乳・補助員）、抱き方などを選択し正しいケア、指導ができる
127.3.2	頻回授乳のケア・指導ができる
127.3.3	哺乳欲求の見分け方などを選択し正しいケア、指導ができる
127.3.4	乳汁分泌維持方法のケア、指導ができる
127.4	個別性に応じた産後の生活・家族計画・育児相談ができる

128　ケアの評価

番号	項目
128.1	ケアを振り返る姿勢を持つことができる
128.2	ケアを評価するために、褥婦や家族の示す反応を捉えることができる
128.3	客観的な指標を用いて、ケアの効果を確認できる
128.4	評価の結果より、質の高いケアを提供することができる

レベル1：	助言のもとにできる ／ 指示のもとにできる
レベル2：	一人でケアを実践できる ／ マニュアルどおりに一人でできる
レベル3：	目標達成のために多様な方法を使って個別的なケアができる ／ 学生・後輩の指導ができる／チーム内のリーダー業務・コーディネートができる
レベル4：	わずかな手がかりで状況を客観的に把握でき各領域に的確な診療を各々を紹介することができる／看護チーム以外も含めたケアの調整ができる

新生児期の診断とケア

【ねらい】 出生後の母体外生活への適応をはかり経時的・経日的に健康に発育するようケアをする。

130 新生児看護に関する業務基準・手順の活用

		項目レベルの回答				
		4 ……	3 ……	2 ……	1 ……	該当しない
130.1	業務基準・手順を活用したケアができる					

131 母体外生活適応のアセスメント

		項目レベルの回答				
		4 ……	3 ……	2 ……	1 ……	該当しない
131.1	妊娠経過、分娩経過など情報収集ができる					
131.2	出生直後の健康状態を評価できる					
131.3	母体外生活適応をアセスメントし、今後起こりうる問題を予測できる					

132 新生児の健康診査

		項目レベルの回答				
		4 ……	3 ……	2 ……	1 ……	該当しない
132.1	出生直後の児の健康診査ができる					

		小項目レベルの回答				
		4 ……	3 ……	2 ……	1 ……	該当しない
132.1.1	成熟度評価ができる					
132.1.2	反射・運動評価ができる					
132.1.3	身体計測ができる					

		項目レベルの回答				
		4 ……	3 ……	2 ……	1 ……	該当しない
132.2	児の日齢に応じて視診・触診・計測診を行うことができる					

		小項目レベルの回答				
		4 ……	3 ……	2 ……	1 ……	該当しない
132.2.1	バイタルサインの測定ができる					
132.2.2	全身状態の観察ができる					
132.2.3	児の計測ができる					

		項目レベルの回答				
		4 ……	3 ……	2 ……	1 ……	該当しない
132.3	児の健康状態を評価できる					

133 健康診査に基づいたケア計画

		項目レベルの回答				
		4 ……	3 ……	2 ……	1 ……	該当しない
133.1	児の日齢に応じたケア計画を立案できる					
133.2	児の個別性に応じたケア計画の立案ができる					
133.3	児の状態やニーズに合わせて計画を修正できる					

レベル1：	助言のもとにできる ／ 指示のもとにできる
レベル2：	一人でケアを実践できる ／ マニュアルどおりに一人でできる
レベル3：	目標達成のために多様な方法を使って個別的なケアができる ／ 学生・後輩の指導ができる／チーム内のリーダー業務・コーディネートができる
レベル4：	わずかな手がかりで状況を客観的に把握でき各領域に的確な診療を各々を紹介することができる／看護チーム以外も含めたケアの調整ができる

129 ケアの連携・継続

		項目レベルの回答				
		4 ……	3 ……	2 ……	1 ……	該当しない
129.1	連携を働きかける適切な時期と方法（記録・口頭など）が選択できる					
129.2	褥婦の主体性と自己決定が継続されるように伝達できる					
129.3	適切な相手（医療チームメンバー、医療施設、地域など）を判断し、選択できる					
129.4	褥婦や家族が満足できるケアの連携と継続を確立できる					

レベル定義

レベル1：	助言のもとにできる ／ 指示のもとにできる
レベル2：	一人でケアを実践できる ／ マニュアルどおりに一人でできる
レベル3：	目標達成のために多様な方法を使って個別的なケアができる ／ 学生・後輩の指導ができる ／ チーム内のリーダー業務・コーディネートができる
レベル4：	わずかな手がかりでも状況を客観的に把握して問題領域に的を絞ることができる ／ 看護チーム以外も含めたケアの調整ができる

134 新生児のケア

		項目レベルの回答 4 … 3 … 2 … 1 … 該当しない
134.1	胎児循環から新生児循環への移行の援助ができる	4 … 3 … 2 … 1 … 該当しない
134.2	出生直後の母児愛着形成への援助ができる	4 … 3 … 2 … 1 … 該当しない
134.3	環境整備、保温、感染防止への支援ができる	4 … 3 … 2 … 1 … 該当しない
134.4	両親役割獲得を促すケアができる	4 … 3 … 2 … 1 … 該当しない

135 ケアの評価

		項目レベルの回答 4 … 3 … 2 … 1 … 該当しない
135.1	ケアを振り返る姿勢をもつことができる	4 … 3 … 2 … 1 … 該当しない
135.2	ケアを評価するために母や家族が示す反応をとらえることができる	4 … 3 … 2 … 1 … 該当しない
135.3	客観的な指標を用いてケアの効果を確認できる	4 … 3 … 2 … 1 … 該当しない
135.4	評価の結果から質の高いケアを創造できる	4 … 3 … 2 … 1 … 該当しない

136 ケアの連携・継続

		項目レベルの回答 4 … 3 … 2 … 1 … 該当しない
136.1	連携を働きかける適切な時期と方法（記録や口頭など）が選択・実施できる	4 … 3 … 2 … 1 … 該当しない
136.2	新生児の状態に応じたケアが継続されるように伝達できる	4 … 3 … 2 … 1 … 該当しない
136.3	適切な相手（医療チームメンバー、医療施設など）を判断し選択できる	4 … 3 … 2 … 1 … 該当しない
136.4	新生児のすこやかな成長と発達が保障される連携継続を確立できる	4 … 3 … 2 … 1 … 該当しない

母子訪問

レベル定義

レベル1：	助言のもとにできる ／ 指示のもとにできる
レベル2：	一人でケアを実践できる ／ マニュアルどおりに一人でできる
レベル3：	目標達成のために多様な方法を使って個別的なケアができる ／ 学生・後輩の指導ができる ／ チーム内のリーダー業務・コーディネートができる
レベル4：	わずかな手がかりでも状況を客観的に把握して問題領域に的を絞ることができる ／ 看護チーム以外も含めたケアの調整ができる

【ねらい】 施設や地域と連携し、母児が社会生活にスムーズに適応できるようケアをする。

137 母子訪問に関する理解と対応

		項目レベルの回答 4 … 3 … 2 … 1 … 訪問しない
137.1	訪問の方針を理解し他地域に対して方針の意志統一を図ることができる	4 … 3 … 2 … 1 … 該当しない
137.2	助産師間での方針の意志統一を図ることができる	4 … 3 … 2 … 1 … 該当しない
137.3	他者に働きかけるよう、行動できる	4 … 3 … 2 … 1 … 該当しない

138 褥婦・家族への母子訪問の必要性の把握

		項目レベルの回答 4 … 3 … 2 … 1 … 訪問しない
138.1	家庭訪問の必要な母と子・家族を把握できる	4 … 3 … 2 … 1 … 該当しない
138.2	母子訪問の優先順位を考慮した対応ができる	4 … 3 … 2 … 1 … 該当しない

139 訪問基準・手順の活用

		項目レベルの回答 4 … 3 … 2 … 1 … 訪問しない
139.1	訪問基準・手順を理解できる	4 … 3 … 2 … 1 … 該当しない
139.2	対象者に応じて活用できる	4 … 3 … 2 … 1 … 該当しない

140 訪問計画

		項目レベルの回答 4 … 3 … 2 … 1 … 訪問しない
140.1	身体的・家族的・経済的・精神的・社会的に対象把握ができる	4 … 3 … 2 … 1 … 該当しない
140.2	母子の状態やニーズについてアセスメントできる	4 … 3 … 2 … 1 … 該当しない
140.3	適切な計画を立案できる	4 … 3 … 2 … 1 … 該当しない

141 妊産婦と家族への対応

		項目レベルの回答 4 … 3 … 2 … 1 … 訪問しない
141.1	妊産婦と家族の話を傾聴できる	4 … 3 … 2 … 1 … 該当しない
141.2	共感的に接することができる	4 … 3 … 2 … 1 … 該当しない
141.3	努力をねぎらうことができる	4 … 3 … 2 … 1 … 該当しない
141.4	児に対して丁寧に接することができる	4 … 3 … 2 … 1 … 該当しない
141.5	褒めたり認めたりして意欲の向上につながるように接することができる	4 … 3 … 2 … 1 … 該当しない

助産ケアの機関・施設の機能（管理者用）

【ねらい】 助産ケアの質向上につながる看護体制を確立し、組織の管理を行う。

レベルの定義

レベル1：	適切でない ／ 存在しない ／ 行われていない
レベル2：	適切さにやや欠ける ／ 存在するが適切さに欠ける ／ 消極的にしか行われていない
レベル3：	適切に行われている ／ 適切な形で存在する ／ 積極的に行われている
レベル4：	極めて適切に行われている ／ 極めて適切な形で存在する ／ 他の施設の模範となると自負できる

妊産褥婦・家族への支援

201 妊産褥婦・家族へのケア方針の周知

項目レベルの回答 4 … 3 … 2 … 1 … 該当しない

	小項目レベルの回答				
201.1 職員に施設のケアの考え方を明文化している	4	3	2	1	該当しない
201.2 職員に管理方針について周知・意思統一を図っている	4	3	2	1	該当しない
201.3 関わる全ての職員に周知・意思統一を図っている	4	3	2	1	該当しない

202 妊産褥婦・家族に対して、ケア方針の情報提供と対応

項目レベルの回答 4 … 3 … 2 … 1 … 該当しない

	小項目レベルの回答				
202.1 妊産褥婦・家族にケア方針の情報提供を行っている	4	3	2	1	該当しない
202.2 妊産褥婦・家族からの正確な情報を把握しケア提供をしている	4	3	2	1	該当しない
202.3 妊産褥婦・家族に個別対応をしている	4	3	2	1	該当しない

203 妊産褥婦・新生児期・訪問の業務整理・手順の活用

項目レベルの回答 4 … 3 … 2 … 1 … 該当しない

	小項目レベルの回答				
203.1 正常・異常の妊産褥婦のケアに対する基準・手順を文章化を習得し関わるスタッフが理解し活用している	4	3	2	1	該当しない
203.2 正常・異常の新生児のケア基準・手順を文章化し関わるスタッフ理解し、活用している	4	3	2	1	該当しない
203.3 母子の訪問ケア基準・手順を文章化し関わるスタッフ理解し、活用している	4	3	2	1	該当しない

妊産褥婦・家族へのサービス

204 妊産褥婦・家族の権利の尊重

項目レベルの回答 4 … 3 … 2 … 1 … 該当しない

	小項目レベルの回答				
204.1 人権尊重、権利についての知識を職員に教育している	4	3	2	1	該当しない
204.2 職員は個々を尊重した対応をしている	4	3	2	1	該当しない

205 妊産褥婦・家族のニーズと満足度

項目レベルの回答 4 … 3 … 2 … 1 … 該当しない

	小項目レベルの回答				
205.1 妊産褥婦・家族の個々のニーズを把握して対応している	4	3	2	1	該当しない
205.2 妊産褥婦・家族の満足度を重視した対応をしている	4	3	2	1	該当しない
205.3 妊産褥婦・家族から意見や評価を受けて対応している	4	3	2	1	該当しない

レベルの定義

レベル1：	助言のもとにできる ／ 指示のもとにできる
レベル2：	一人でケアを実践できる ／ マニュアルどおりにできる
レベル3：	目標達成のために多様な方法を使って個別的なケアができる ／ 学生・後輩の指導ができる ／ チーム内のリーダー業務・コーディネートができる
レベル4：	わずかな手がかりや状況から対象者的に把握でき問題領域に的を絞ることができる ／ より質の高い目標設定に向けて、看護チーム以外も含めたケアの調整ができる

142 褥婦の健康診査と健康相談

項目レベルの回答 4 … 3 … 2 … 1 … 該当しない

	小項目レベルの回答				
142.1 総合的・個別的に褥婦の健康診査ができる	4	3	2	1	該当しない
142.2 支援計画の立案ができる	4	3	2	1	該当しない
142.3 個別性を考慮した支援ができる	4	3	2	1	該当しない

143 新生児の健康診査と健康教育・相談

項目レベルの回答 4 … 3 … 2 … 1 … 該当しない

	小項目レベルの回答				
143.1 新生児の生理と発育の観察ができる	4	3	2	1	該当しない
143.2 支援計画の立案ができる	4	3	2	1	該当しない
143.3 個別性を考慮した支援ができる	4	3	2	1	該当しない

144 関係機関との連携

項目レベルの回答 4 … 3 … 2 … 1 … 該当しない

	小項目レベルの回答				
144.1 連携する関係機関と適切な連携ができる	4	3	2	1	該当しない
144.2 連絡システムを活用した指導ができる	4	3	2	1	該当しない
144.3 関係機関とのカンファレンスを行い、支援計画を共有できる	4	3	2	1	該当しない

サービスに関する機能

レベル1：	適切でない / 存在しない / 行われていない
レベル2：	適切にやや欠ける / 存在するが適切さに欠ける / 消極的にしか行われていない
レベル3：	適切に行われている / 適切な形で存在する / 積極的に行われている
レベル4：	極めて適切に行われている / 極めて適切な形で存在する / 他の施設の模範となること / 自信できる

206 施設・設備・物品管理と環境整備

項目	4	3	2	1	該当しない
206.1 助産ケアが高められるような施設・設備である	4	3	2	1	該当しない
206.2 ケア提供に必要な医療機器や物品が母子にとって安全・快適な環境を整えている	4	3	2	1	該当しない
206.3 医療機器や物品の点検が定期的に行われ、補修も行われている	4	3	2	1	該当しない
206.4 環境・保安体制の必要性や管理方法は職員に徹底されている	4	3	2	1	該当しない

207 24時間のサービス体制

項目	4	3	2	1	該当しない
207.1 24時間同レベルの医療・ケアが提供されるシステムである	4	3	2	1	該当しない
207.2 サービスの内容が妊産褥婦と家族に提示している	4	3	2	1	該当しない
207.3 職員は24時間の必要性がわかり行動ができるようにできている	4	3	2	1	該当しない

組織の理念・目標

208 理念と目標

項目	4	3	2	1	該当しない
208.1 理念と目標を明確に文化している	4	3	2	1	該当しない
208.2 理念と目標は組織のすべての関係職員に提示している	4	3	2	1	該当しない
208.3 理念と目標を妊産褥婦とその家族に提示している	4	3	2	1	該当しない
208.4 理念は施設・看護単位に沿った内容であり目標は全員に具体化され評価されている	4	3	2	1	該当しない

209 組織と運営

項目	4	3	2	1	該当しない
209.1 助産師が、妊産褥婦・新生児のケア責任を取れるシステムである	4	3	2	1	該当しない
209.2 運営やケア提供について継続的に評価・修正をして質の向上につなげている	4	3	2	1	該当しない
209.3 ケアニーズに基づいた勤務体制である	4	3	2	1	該当しない
209.4 会議やカンファレンスが有効であり記録に残され、現場で活用されている	4	3	2	1	該当しない

210 関係する法律や制度の把握

項目	4	3	2	1	該当しない
210.1 関係する法律のもとに運営している（医療法、保健師助産師看護師法、母体保護法、民法、刑法、結核予防法、災害救助法、労働基準法など）	4	3	2	1	該当しない
210.2 制度の情報を関係者に伝達し利用している	4	3	2	1	該当しない

人事・労務管理

レベル1：	適切でない / 存在しない / 行われていない
レベル2：	適切にやや欠ける / 存在するが適切さに欠ける / 消極的にしか行われていない
レベル3：	適切に行われている / 適切な形で存在する / 積極的に行われている
レベル4：	極めて適切に行われている / 極めて適切な形で存在する / 他の施設の模範となること / 自信できる

211 就業規則

項目	4	3	2	1	該当しない
211.1 職員は就業規則を周知している（勤務に関する規定、業務の範囲）	4	3	2	1	該当しない
211.2 業務の責任・就業状況の評価や質の向上につながる体制が明確である	4	3	2	1	該当しない

212 人員配置・勤務体制

項目	4	3	2	1	該当しない
212.1 患者数・業務量・看護必要量に見合った人員配置である	4	3	2	1	該当しない
212.2 変動勤務体制や繁忙期のケアの質の維持ができる勤務体制である	4	3	2	1	該当しない
212.3 個人及びチームの責任範囲を明示している	4	3	2	1	該当しない
212.4 職員は業務範囲や責任範囲を周知し業務している	4	3	2	1	該当しない

213 職員の健康診断と感染防止

項目	4	3	2	1	該当しない
213.1 職員の健康診断を定期的に実施している	4	3	2	1	該当しない
213.2 母子管理に必要な健康診断を定期的に実施している（定期的な感染症検査と予防接種の実施）	4	3	2	1	該当しない
213.3 感染防止対策を全員的に指導し実践している	4	3	2	1	該当しない

214 助産ケアに関する業務基準

項目	4	3	2	1	該当しない
214.1 助産ケア・検査・処置などに必要な看護基準・手順などをマニュアル（明文化）されている	4	3	2	1	該当しない
214.2 ケア提供時に必要なマニュアルはアセスメント、ケア計画、実施、評価に利用されている	4	3	2	1	該当しない
214.3 看護基準・手順などのマニュアルに、ケアの質を維持する内容である	4	3	2	1	該当しない
214.4 ケアの質の維持・向上させるために必要に応じ随時修正されている	4	3	2	1	該当しない

215 看護方式

項目	4	3	2	1	該当しない
215.1 妊産褥婦のニーズに応じた看護方式である	4	3	2	1	該当しない
215.2 妊産褥婦の自立とセルフケア力を推進し、成長発達できる看護方式である	4	3	2	1	該当しない
215.3 助産師の専門性を発揮できる看護方式である	4	3	2	1	該当しない
215.4 助産ケアについて十分な説明と同意の得られる対象者の声が反映される看護方式である	4	3	2	1	該当しない

216 感染予防対策

	項目レベルの回答				
	4 …	3 …	2 …	1 …	該当しない
216.1 妊産褥婦に関する感染防止対策マニュアルが明文化されている	4 …	3 …	2 …	1 …	該当しない
216.2 ケアに必要な機器・器材などの定期的な消毒・感染防止に基づいたスタンダードプリコーションを実施している	4 …	3 …	2 …	1 …	該当しない
216.3 症状出現時は、面会制限や隔離対策など、共用使用の禁止や早期対策を図っている	4 …	3 …	2 …	1 …	該当しない
216.4 他施設での感染情報提供と注意、感染届け出と早期対策、定期的感染関連（褥婦の徹底と統計など）の教育を行っている	4 …	3 …	2 …	1 …	該当しない

217 事故対策・緊急対策

	項目レベルの回答				
	4 …	3 …	2 …	1 …	該当しない
217.1 安全対策・事故防止マニュアルがある	4 …	3 …	2 …	1 …	該当しない
217.2 事故発生時早期対応ができるシステムを構築している	4 …	3 …	2 …	1 …	該当しない
217.3 安全対策室や事故処理委員会との連携がとれるシステムを構築している	4 …	3 …	2 …	1 …	該当しない
217.4 インシデント、アクシデントの実態から予防措置を講じマニュアル化およびシステム化につなげている	4 …	3 …	2 …	1 …	該当しない
217.5 定期的・必要時に職員に安全対策等の教育を実施している	4 …	3 …	2 …	1 …	該当しない
217.6 安全対策・事故対策マニュアルは必要時見直しをしている	4 …	3 …	2 …	1 …	該当しない

教育・研究

218 専門的知識、倫理規定に基づいたケアの教育

	項目レベルの回答				
	4 …	3 …	2 …	1 …	該当しない
218.1 看護師の倫理規定に基づいたケア教育を実施している	4 …	3 …	2 …	1 …	該当しない
218.2 ICMの倫理規定に基づいたケア教育を実施している	4 …	3 …	2 …	1 …	該当しない

219 助産ケアの質の保証と質を向上させるための評価

	項目レベルの回答				
	4 …	3 …	2 …	1 …	該当しない
219.1 助産ケアの質保証とケアを向上させるための内容を明確に提示している	4 …	3 …	2 …	1 …	該当しない
219.2 助産ケアの質保証とケアを向上させるための評価方法を明確に提示している	4 …	3 …	2 …	1 …	該当しない
219.3 施設機能評価と助産ケアについて自己評価している	4 …	3 …	2 …	1 …	該当しない
219.4 施設機能評価と助産ケアの他者評価をしている	4 …	3 …	2 …	1 …	該当しない

220 人間関係・接遇について

	項目レベルの回答				
	4 …	3 …	2 …	1 …	該当しない
220.1 人間関係・接遇について全職員に教育を実施している	4 …	3 …	2 …	1 …	該当しない
220.2 必要時職員に対して個別教育を実施している	4 …	3 …	2 …	1 …	該当しない
220.3 職員に対して人間関係・接遇を評価しながら専門職能人としての育成に努めている	4 …	3 …	2 …	1 …	該当しない

221 質向上につながる研究

	項目レベルの回答				
	4 …	3 …	2 …	1 …	該当しない
221.1 ケアの質向上と看護研究の関連を理解し、研究の必要性について教育を実施している	4 …	3 …	2 …	1 …	該当しない
221.2 それらをふまえて、助産ケアを通じて、質向上につながる研究を推進している	4 …	3 …	2 …	1 …	該当しない

※本資料は，日本看護協会のホームページよりダウンロードすることができます。

https://www.nurse.or.jp/home/publication/pdf/fukyukeihatsu/josancare_hyouka.pdf

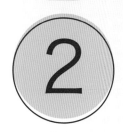

院内助産システム機能評価指標

日本看護協会　2010 年　一部改訂：2017 年 5 月 26 日

（評価指標の使用方法）
院内助産システム担当の看護管理者が，施設の実践に関する下記の内容について評価する。

中項目：　5…極めて適切に行っている　　4…適切に行っている　　3…中間　　2…適切に行っていない　　1…全く行っていない
小項目：　a…適切に行っている　　　b…中間　　　c…適切に行っていない

Ⅰ　院内助産システムにおける管理運営	評価		
1　院内助産システムは病院の組織に位置付けられている	5 … 4 … 3 … 2 … 1		
1）基本方針が明文化されている	a	… b …	c
2）活動目標が明文化されている	a	… b …	c
3）産婦人科医師・小児科医師・助産師・看護師など関連職種へ周知されている	a	… b …	c
2　院内助産システムにおける基本方針や目標が明確である	5 … 4 … 3 … 2 … 1		
1）医師・助産師が共同で設定している	a	… b …	c
2）基本方針と目標に沿った活動や実績がある	a	… b …	c
3）活動計画から達成度評価までの目標管理活動ができている	a	… b …	c
4）対象者へ周知されている	a	… b …	c
◇　基本方針は施設の理念，方針を踏まえて策定されており，院内助産システムにおける課題を解決するような目標を設定し，適切に評価されるような活動の過程を確認する			
3　院内助産システムにおける役割体制が明確である	5 … 4 … 3 … 2 … 1		
1）医師・助産師の役割体制が明文化されている	a	… b …	c
2）医師診察への移行基準が明確にされている	a	… b …	c
3）医師への相談・連携の仕組みが明確にされている	a	… b …	c
4）院内助産システムを運営する仕組みがあり会議が定期的に開催されている	a	… b …	c
5）院内助産システムの運営・実施状況を助産管理者，医師が把握している	a	… b …	c
◇　医療法・保健師助産師看護師法に規定された内容で職務や責任範囲を定め，院内助産システムにおける役割，指導体制，管理体制が明確となっていることが重要であり，その体制のもとに安定した運用が可能である			
4　対象者および家族の倫理的問題や権利を尊重する方針が明確である	5 … 4 … 3 … 2 … 1		
1）院内助産システムで行われる助産ケアに対して，説明についての手順が定められている	a	… b …	c
2）対象者及び新生児の情報について，守秘義務が守られている	a	… b …	c
3）助産師は倫理的に問題となりやすい事柄を把握している	a	… b …	c
4）医師・助産師・看護師が倫理的な問題について共に検討する場があり，検討の内容が記載されている	a	… b …	c
◇　産科特有の倫理問題については，対象者とその家族の権利と医療者としての使命の間で倫理的ジレンマに陥ることもある。それらを表明できる環境があり，検討する仕組みがあることが望ましい			
5　院内助産システムの職員を活かすように組織をつくり運営されている	5 … 4 … 3 … 2 … 1		
1）院内助産システムの機能や役割に見合った人員配置がなされている	a	… b …	c
2）担当助産師の基準を定めて，それに該当する助産師が配置されている	a	… b …	c
3）助産師の労働意欲を高めるための工夫がされている	a	… b …	c
4）担当助産師の精神的支援が行われている	a	… b …	c
◇　助産ケアを行うためにはそれに見合う人員配置を行う ◇　業務負荷のない配置を確認する ◇　担当する助産師は相応の能力を有し，施設での基準を満たしている ◇　能力を高めるような支援として，院内外の研修を実施し，精神的負担に対しては同僚，上司などに相談ができる仕組みを有している			

6	対象者へのサービスの充実を図っている	5 … 4 … 3 … 2 … 1
1）	利便性が図られている	a … b … c
2）	サービス内容がわかりやすく表示されている	a … b … c
3）	情報開示ができる体制が整備されている	a … b … c
4）	利用者の意見や要望を聞くための窓口・意見書箱等が設置されている	a … b … c
◇	外来での予約体制，夜間・休日の受診体制が整えられている	
◇	サービス内容（外来の待ち時間，入院中の生活等について）が表示されている	
◇	提供されるケア料金が明確である	

Ⅱ　院内助産システムにおける安全管理		評価
1	各施設における医療安全管理体制を基本にして院内助産システムに必要な安全管理指針が作成されている	5 … 4 … 3 … 2 … 1
1）	院内助産システムにおけるリスクマネジメント体制が整備されている	a … b … c
2）	事故の報告と対応の仕組みが整備されている	a … b … c
3）	インシデント・アクシデントの共有と対応策が検討されている	a … b … c
4）	助産外来・院内助産で予測しうるインシデント・医療事故と対応について明確化されている	a … b … c
2	各施設における感染管理体制を基本にして院内助産システムに必要な感染管理指針が作成されている	5 … 4 … 3 … 2 … 1
1）	感染経路別予防策に基づいた手順が確立されている	a … b … c
3	医療事故への対応に必要な対策が立てられている	5 … 4 … 3 … 2 … 1
1）	施設が産科医療補償制度に加入している	a … b … c
2）	助産師が看護職賠償責任保険制度に加入している	a … b … c
3）	周産期に関する法律や制度について正確に運用，活用されている	a … b … c
4	保安体制が整備されている	5 … 4 … 3 … 2 … 1
1）	災害発生時の連絡責任体制が明確にされている	a … b … c
2）	対象者の避難方法が整備されている	a … b … c
3）	災害時の避難物品が整備されている	a … b … c
4）	被害を予測の上，教育・訓練が実施されている	a … b … c
5）	保安管理（防犯等）が整備されている	a … b … c

Ⅲ　院内助産システムの環境		評価
1	安全で清潔な環境を保っている	5 … 4 … 3 … 2 … 1
2	プライバシーを保つことが可能な環境である	5 … 4 … 3 … 2 … 1
3	助産ケア提供に必要なスペースとくつろげる空間が確保されている	5 … 4 … 3 … 2 … 1
4	助産ケア提供に必要な器材や備品が適切に管理されている	5 … 4 … 3 … 2 … 1
◇	医療安全と感染管理の視点から，安全で感染対策を講じた環境であることを確認する	
◇	助産師外来であっても医師と同様に独立した診察室で行っていることが望ましく，プライバシーを保つことが可能な環境であることを確認する	
◇	院内助産システムにおいて，正常分娩から緊急処置を要する状態への急変に対応できる体制整備が不可欠のため，マンパワーを確保するために周産期に特化した単科ユニットが望ましい	

Ⅳ　助産ケア提供の基準・手順の明確性		評価
1	助産ケア基準や手順が整備されている	5 … 4 … 3 … 2 … 1
1）	助産ケア基準，手順が明文化されている	a … b … c
2）	定期的に検討，見直しを行っている	a … b … c
3）	作成された基準，手順に則って適切に助産ケアを提供している	a … b … c
◇	助産師の業務規定とともに，助産ケア基準・手順が明文化され，定期的に検討，見直しを行っている	
◇	助産ケアは基準や手順に則って実施されていることを確認する	

Ⅴ　院内助産システムに必要な教育・研修の実施		評価
1	助産師の能力評価が行われている	5 … 4 … 3 … 2 … 1
2	評価に基づいた能力開発プログラムが立案され，教育・研修を実施している	5 … 4 … 3 … 2 … 1
◇	施設内の看護職員能力評価に加え，産科領域に特化した評価ツールを有し，能力評価を行っている	
◇	助産ケアに関する教育・研修計画を策定し，実施，評価を行っている	
◇	医療機関における助産ケアの質評価等の活用を行っている	
◇	院内外の研修に参加する機会をもてるように工夫している	

VI 適切な助産ケアの提供	評価
1 対象者に関する情報が収集され，整理されている	5 … 4 … 3 … 2 … 1
1）対象者の身体的・精神的・社会的な情報が収集されている	a … b … c
2 医師と情報が共有されている	5 … 4 … 3 … 2 … 1
3 対象者の妊娠経過やケア計画についての検討をチームで行っている	5 … 4 … 3 … 2 … 1
4 計画は，対象者の充分な参加の上で立案されている	5 … 4 … 3 … 2 … 1
1）バースプランなどに対象者や家族の意見が反映されている	a … b … c
2）対象者・家族の意見・要望を計画に反映した記録がある	a … b … c
3）クリニカルパスなどを活用している	a … b … c
4）必要時，見直しや修正を行っている	a … b … c
5 実施したケアについて適切に記録されている	5 … 4 … 3 … 2 … 1
1）実施結果や効果について記録されている	a … b … c
6 実施したケアについて適切に評価している	5 … 4 … 3 … 2 … 1
1）実施したケアについて医師等と検討を行い，ケア内容を見直している	a … b … c
2）院内助産システム全体としてケアの評価を行っている	a … b … c
3）評価を活用してケアを提供している	a … b … c
4）定期的に事例検討会を行っている	a … b … c
7 多職種によるケアカンファレンスが実施されている	5 … 4 … 3 … 2 … 1
◇ 対象者のニーズにしたがって必要な情報が収集され，他者がみてもわかりやすい状態で適切に記載されており，医師や対象者と共有されていることが望ましい ◇ 計画は対象者の参加が基本となる。特に対象者や家族の希望を重視し，共に考えていくようにする ◇ 対象者の参加の記録を行う	

VII 助産ケアの質を改善するための仕組み	評価
1 改善のためのデータ収集・分析・活用が行われている	5 … 4 … 3 … 2 … 1
2 対象者の反応が把握されている	5 … 4 … 3 … 2 … 1
3 取り組み結果をまとめている	5 … 4 … 3 … 2 … 1
◇ 産科統計を基本として，助産ケアの質を測る指標を検討し，定期的に評価し，質改善に活用されている ◇ 量・質の両側面からの指標が望ましく，対象者や家族の満足度なども測られており，また，結果を文書としてまとめている	

VIII 院内助産システム機能	

VIII -1 助産外来機能	評価
1 助産外来に必要な人員が適切に配置されている	5 … 4 … 3 … 2 … 1
1）管理責任体制が明確である	a … b … c
2）機能及び業務量に見合った職員が配置されている	a … b … c
2 助産外来に見合った設備と機器が整備され適切に管理されている	5 … 4 … 3 … 2 … 1
1）助産外来に見合った機器が整備されている	a … b … c
2）機器は保守点検されている	a … b … c
3 助産外来の看護基準・手順が適切に整備されている	5 … 4 … 3 … 2 … 1
1）助産外来の看護基準・手順が明確にされている	a … b … c
2）助産外来の看護基準・手順が整備されている	a … b … c
4 助産外来のケアが適切に実施されている	5 … 4 … 3 … 2 … 1
1）助産外来についての説明が行われている	a … b … c
2）医師への診察依頼基準が整備されている	a … b … c
3）適切に情報が収集され記録されている	a … b … c
4）母子健康手帳への記載が適切に行われている	a … b … c
5）ケアの継続性について配慮されている	a … b … c
◇ 事例により，周産期支援において連携を必要とする職種，施設を決めて，確認しておく ◇ 地域の助産師・保健師・MSW・保健福祉事務所・子育て支援センター・専門病院等との連携体制を整えている ◇ 対象者の継続ケアを推進するために，母子を見守るシステムが助産外来に設置されている（母乳外来，電話訪問，育児相談など）	

Ⅷ-2	院内助産機能	評価
1	院内助産ユニットへの入院の必要性の説明がされ同意を得ている	5 … 4 … 3 … 2 … 1
2	入院生活が適切に支援されている	5 … 4 … 3 … 2 … 1
1）	医師管理への移行基準が整備されている	a … b … c
2）	適切な助産ケアが実施されている	a … b … c
3	退院支援が適切に行われている	5 … 4 … 3 … 2 … 1
1）	退院支援の必要性について適切な評価が行われている	a … b … c
2）	必要に応じてケアの継続性について検討されている	a … b … c
3）	ケアの継続のために各連携先に必要な情報を提供されている	a … b … c
◇	事例により，周産期支援において連携を必要とする職種，施設を決めて，確認しておく	
◇	地域の助産師・保健師・MSW・保健福祉事務所・子育て支援センター・専門病院等との連携体制を整えている	
◇	対象者の継続ケアを推進するために，母子を見守るシステムが院内助産ユニットに設置されている（母乳外来，電話訪問，育児相談など）	

※本資料は，日本看護協会のホームページよりダウンロードすることができます。

　https：//www.nurse.or.jp/nursing/josan/innaijosan/pdf/index.pdf

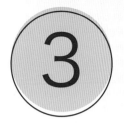

3 周産期に関わる診療報酬

※**編集部注**：2022（令和4）年度診療報酬改定に基づき，周産期に関連するものの中から抜粋して，告示部分のみを紹介する。

A205-3　妊産婦緊急搬送入院加算

妊産婦緊急搬送入院加算（入院初日）　**7,000点**
注　産科又は産婦人科を標榜する保険医療機関であって，別に厚生労働大臣が定める施設基準を満たすものにおいて，入院医療を必要とする異常が疑われ緊急用の自動車等で緊急に搬送された妊産婦を入院させた場合に，当該患者（第1節の入院基本料〔特別入院基本料等を除く。〕又は第3節の特定入院料のうち，妊産婦緊急搬送入院加算を算定できるものを現に算定している患者に限る。）について，入院初日に限り所定点数に加算する。

A236-2　ハイリスク妊娠管理加算

ハイリスク妊娠管理加算（1日につき）　**1,200点**
注　別に厚生労働大臣が定める施設基準に適合しているものとして地方厚生局長等に届け出た保険医療機関が，別に厚生労働大臣が定める患者（第1節の入院基本料〔特別入院基本料等を除く。〕又は第3節の特定入院料のうち，ハイリスク妊娠管理加算を算定できるものを現に算定している患者に限る。）について，入院中にハイリスク妊娠管理を行った場合に，1入院に限り20日を限度として所定点数に加算する。

A237　ハイリスク分娩等管理加算

1　ハイリスク分娩管理加算（1日につき）　**3,200点**
2　地域連携分娩管理加算（1日につき）　**3,200点**
注1　1については，別に厚生労働大臣が定める施設基準に適合しているものとして地方厚生局長等に届け出た保険医療機関が，別に厚生労働大臣が定める患者（第1節の入院基本料〔特別入院基本料等を除く。〕又は第3節の特定入院料のうち，ハイリスク分娩管理加算を算定できるものを現に算定している患者に限る。）について，分娩を伴う入院中にハイリスク分娩管理を行った場合に，1入院に限り8日を限度として所定点数に加算する。

2　2については，別に厚生労働大臣が定める施設基準に適合しているものとして地方厚生局長等に届け出た保険医療機関が，別に厚生労働大臣が定める患者（第1節の入院基本料〔特別入院基本料等を除く。〕のうち，地域連携分娩管理加算を算定できるものを現に算定している患者に限る。）について，分娩を伴う入院中に地域連携分娩管理を行った場合に，1入院に限り8日を限度として所定点数に加算する。
3　ハイリスク分娩管理又は地域連携分娩管理と同一日に行うハイリスク妊娠管理に係る費用は，1又は2に含まれるものとする。

A302　新生児特定集中治療室管理料

新生児特定集中治療室管理料（1日につき）
1　新生児特定集中治療室管理料1　**10,539点**
2　新生児特定集中治療室管理料2　**8,434点**
注1　別に厚生労働大臣が定める施設基準に適合しているものとして地方厚生局長等に届け出た保険医療機関において，必要があって新生児特定集中治療室管理が行われた場合に，当該基準に係る区分に従い，区分番号A303の2に掲げる新生児集中治療室管理料及び区分番号A303-2に掲げる新生児治療回復室入院医療管理料を算定した期間と通算して21日（出生時体重が1,500グラム以上であって，別に厚生労働大臣が定める疾患を主病として入院している新生児にあっては35日，出生時体重が1,000グラム未満の新生児にあっては90日（出生時体重が500グラム以上750グラム未満であって慢性肺疾患の新生児にあっては105日，出生時体重が500グラム未満であって慢性肺疾患の新生児にあっては110日），出生時体重が1,000グラム以上1,500グラム未満の新生児にあっては60日）を限度として，それぞれ所定点数を算定する。
2　第1章基本診療料並びに第2章第3部検査，第6部注射，第9部処置及び第13部病理診断のうち次に掲げるものは，新生児特定集中治療室管理料に含まれるものとする。
　イ　入院基本料
　ロ　入院基本料等加算（臨床研修病院入院診療加算，超急性期脳卒中加算，医師事務作業補助体制加算，地域加算，離島加算，医療安全対策加算，感染対策向上加算，患者サポート体制充実加算，重症患者初期支援充

実加算，報告書管理体制加算，褥瘡ハイリスク患者ケア加算，病棟薬剤業務実施加算 2，データ提出加算，入退院支援加算〔1 のイ及び 3 に限る。〕，排尿自立支援加算及び地域医療体制確保加算を除く。）

ハ　第 2 章第 3 部の各区分の検査（同部第 1 節第 2 款の検体検査判断料を除く。）

ニ　点滴注射

ホ　中心静脈注射

ヘ　酸素吸入（使用した酸素及び窒素の費用を除く。）

ト　インキュベーター（使用した酸素及び窒素の費用を除く。）

チ　第 13 部第 1 節の病理標本作製料

A303　総合周産期特定集中治療室管理料

総合周産期特定集中治療室管理料（1 日につき）

1　母体・胎児集中治療室管理料　**7,381 点**

2　新生児集中治療室管理料　**10,539 点**

注 1　別に厚生労働大臣が定める施設基準に適合しているものとして地方厚生局長等に届け出た保険医療機関において，必要があって総合周産期特定集中治療室管理が行われた場合に，1 については妊産婦である患者に対して 14 日を限度として，2 については新生児である患者に対して区分番号 A302 に掲げる新生児特定集中治療室管理料及び区分番号 A303-2 に掲げる新生児治療回復室入院医療管理料を算定した期間と通算して 21 日（出生時体重が 1,500 グラム以上であって，別に厚生労働大臣が定める疾患を主病として入院している新生児にあっては 35 日，出生時体重が 1,000 グラム未満の新生児にあっては 90 日（出生時体重が 500 グラム以上 750 グラム未満であって慢性肺疾患の新生児にあっては 105 日，出生時体重が 500 グラム未満であって慢性肺疾患の新生児にあっては 110 日），出生時体重が 1,000 グラム以上 1,500 グラム未満の新生児にあっては 60 日）を限度として，それぞれ所定点数を算定する。

2　第 1 章基本診療料並びに第 2 章第 3 部検査，第 6 部注射，第 9 部処置及び第 13 部病理診断のうち次に掲げるものは，総合周産期特定集中治療室管理料（ロに掲げる術後疼痛管理チーム加算及びトにあっては母体・胎児集中治療室管理料に限り，チにあっては新生児集中治療室管理料に限る。）に含まれるものとする。

イ　入院基本料

ロ　入院基本料等加算（臨床研修病院入院診療加算，超急性期脳卒中加算，妊産婦緊急搬送入院加算，医師事務作業補助体制加算，地域加算，離島加算，医療安全対策加算，感染対策向上加算，患者サポート体制充実加算，重症患者初期支援充実加算，報告書管理体制加算，褥瘡ハイリスク患者ケア加算，術後疼痛管理チー

ム加算，病棟薬剤業務実施加算 2，データ提出加算，入退院支援加算〔1 のイ及び 3 に限る。〕，精神疾患診療体制加算，排尿自立支援加算及び地域医療体制確保加算を除く。）

ハ　第 2 章第 3 部の各区分の検査（同部第 1 節第 2 款の検体検査判断料を除く。）

ニ　点滴注射

ホ　中心静脈注射

ヘ　酸素吸入（使用した酸素及び窒素の費用を除く。）

ト　留置カテーテル設置

チ　インキュベーター（使用した酸素及び窒素の費用を除く。）

リ　第 13 部第 1 節の病理標本作製料

A303-2　新生児治療回復室入院医療管理料

新生児治療回復室入院医療管理料（1 日につき）　**5,697 点**

注 1　別に厚生労働大臣が定める施設基準に適合しているものとして地方厚生局長等に届け出た保険医療機関において，必要があって新生児治療回復室入院医療管理が行われた場合に，区分番号 A302 に掲げる新生児特定集中治療室管理料及び区分番号 A303 の 2 に掲げる新生児集中治療室管理料を算定した期間と通算して 30 日（出生時体重が 1,500 グラム以上であって，別に厚生労働大臣が定める疾患を主病として入院している新生児にあっては 50 日，出生時体重が 1,000 グラム未満の新生児にあっては 120 日（出生時体重が 500 グラム以上 750 グラム未満であって慢性肺疾患の新生児にあっては 135 日，出生時体重が 500 グラム未満であって慢性肺疾患の新生児にあっては 140 日），出生時体重が 1,000 グラム以上 1,500 グラム未満の新生児にあっては 90 日）を限度として算定する。

2　第 1 章基本診療料並びに第 2 章第 3 部検査，第 6 部注射，第 9 部処置及び第 13 部病理診断のうち次に掲げるものは，新生児治療回復室入院医療管理料に含まれるものとする。

イ　入院基本料

ロ　入院基本料等加算（臨床研修病院入院診療加算，超急性期脳卒中加算，医師事務作業補助体制加算，地域加算，離島加算，医療安全対策加算，感染対策向上加算，患者サポート体制充実加算，重症患者初期支援充実加算，報告書管理体制加算，褥瘡ハイリスク患者ケア加算，データ提出加算，入退院支援加算〔1 のイ及び 3 に限る。〕，排尿自立支援加算及び地域医療体制確保加算を除く。）

ハ　第 2 章第 3 部の各区分の検査（同部第 1 節第 2 款の検体検査判断料を除く。）

ニ　点滴注射

ホ　中心静脈注射

へ　酸素吸入（使用した酸素及び窒素の費用を除く。）

ト　インキュベーター（使用した酸素及び窒素の費用を除く。）

チ　第13部第1節の病理標本作製料

B005－4　ハイリスク妊産婦共同管理料（Ⅰ）

ハイリスク妊産婦共同管理料（Ⅰ）　800点

注　別に厚生労働大臣が定める施設基準に適合しているものとして地方厚生局長等に届け出た保険医療機関において，診療に基づき紹介した患者（別に厚生労働大臣が定める状態等であるものに限る。）が病院である別の保険医療機関（区分番号A236－2に掲げるハイリスク妊娠管理加算の注又は区分番号A237に掲げるハイリスク分娩管理加算の注1に規定する施設基準に適合しているものとして届け出た保険医療機関に限る。）に入院中である場合において，当該病院に赴いて，当該病院の保険医と共同してハイリスク妊娠又はハイリスク分娩に関する医学管理を共同して行った場合に，当該患者を紹介した保険医療機関において患者1人につき1回算定する。

B005－5　ハイリスク妊産婦共同管理料（Ⅱ）

ハイリスク妊産婦共同管理料（Ⅱ）　500点

注　区分番号A236－2に掲げるハイリスク妊娠管理加算の注又は区分番号A237に掲げるハイリスク分娩管理加算の注1に規定する施設基準に適合するものとして届け出た病院である保険医療機関において，ハイリスク妊娠又はハイリスク分娩に関する医学管理が必要であるとして別に厚生労働大臣が定める施設基準に適合しているものとして地方厚生局長等に届け出た別の保険医療機関から紹介された患者（区分番号B005－4に掲げるハイリスク妊産婦共同管理料（Ⅰ）の注に規定する別に厚生労働大臣が定める状態等であるものに限る。）が当該病院に入院中である場合において，当該患者を紹介した別の保険医療機関の保険医と共同してハイリスク妊娠又はハイリスク分娩に関する医学管理を行った場合に，当該病院において，患者1人につき1回算定する。

C101－3　在宅妊娠糖尿病患者指導管理料

1　在宅妊娠糖尿病患者指導管理料1　150点

2　在宅妊娠糖尿病患者指導管理料2　150点

注1　1については，妊娠中の糖尿病患者又は妊娠糖尿病の患者（別に厚生労働大臣が定める者に限る。）であって入院中の患者以外の患者に対して，周産期における合併症の軽減のために適切な指導管理を行った場合に算定する。

2　2については，1を算定した入院中の患者以外の患者に対して，分娩後も継続して血糖管理のために適切な指導管理を行った場合に，当該分娩後12週の間，1回に限り算定する。

D215　超音波検査（記録に要する費用を含む）

1　Aモード法　150点

2　断層撮影法（心臓超音波検査を除く）

イ　訪問診療時に行った場合　400点

注　訪問診療時に行った場合は，月1回に限り算定する。

ロ　その他の場合

（1）胸腹部　530点

（2）下肢血管　450点

（3）その他（頭頸部，四肢，体表，末梢血管等）
　　　350点

3　心臓超音波検査

イ　経胸壁心エコー法　880点

ロ　Mモード法　500点

ハ　経食道心エコー法　1,500点

ニ　胎児心エコー法　300点

注1　別に厚生労働大臣が定める施設基準に適合するものとして地方厚生局長等に届け出た保険医療機関において行われる場合に，月1回に限り算定する。

2　当該検査に伴って診断を行った場合は，胎児心エコー法診断加算として，1,000点を所定点数に加算する。

ホ　負荷心エコー法　2,010点

4　ドプラ法（1日につき）

イ　胎児心音観察，末梢血管血行動態検査　20点

ロ　脳動脈血流速度連続測定　150点

ハ　脳動脈血流速度マッピング法　400点

5　血管内超音波法　4,290点

注1　2又は3について，造影剤を使用した場合は，造影剤使用加算として，180点を所定点数に加算する。この場合において，造影剤注入手技料及び麻酔料（区分番号L008に掲げるマスク又は気管内挿管による閉鎖循環式全身麻酔に係るものを除く。）は，加算点数に含まれるものとする。

2　2について，パルスドプラ法を行った場合は，パルスドプラ法加算として，150点を所定点数に加算する。

3　心臓超音波検査に伴って同時に記録した心電図，心音図，脈波図及び心機図の検査の費用は，所定点数に含まれるものとする。

4　ドプラ法について，ロ及びハを併せて行った場合は，主たるものの所定点数のみにより算定する。

5　血管内超音波法について，呼吸心拍監視，新生児心拍・呼吸監視，カルジオスコープ（ハートスコープ），カルジオタコスコープ，血液ガス分析，心拍出量測定，脈圧測定，透視，造影剤注入手技，造影剤使用撮影及びエックス線診